思想觀念的帶動者

文化現象的觀察者

本土經驗的整理者

生命故事的關懷者

Psychotherapy

探訪幽微的心靈，如同潛越曲折逶迤的河流
面對無法預期的彎道或風景，時而煙波浩渺，時而萬壑爭流
留下無數廓清、洗滌或抉擇的痕跡
只為尋獲真實自我的洞天福地

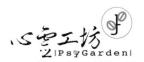

心靈工坊
PsyGarden

不尋常的治療

催眠大師米爾頓‧艾瑞克森的策略療法

UNCOMMON THERAPY

The Psychiatric Techniques of Milton H. Erickson, M.D.

傑‧海利 Jay Haley——著

蘇曉波‧焦玉梅——譯

《不尋常的治療》宣揚了艾瑞克森醫師身為簡短心理治療以及策略取向心理治療之父的地位。海利犀利地點明問題出現在家庭生命週期的過渡階段，諸如孩子的出生、離家獨立以及成婚，並彙整出艾瑞克森醫師處於這些過渡點的案例。極其易讀、深刻睿智，若論心理治療書籍的必讀名著榜，《不尋常的治療》絕對名列其中。

傑弗瑞・薩德 博士

米爾頓・艾瑞克森基金會創辦人兼執行長

Jeffrey K. Zeig, Ph.D.

Founder and Director of the Milton H. Erickson Foundation

獻給伊麗莎白・艾瑞克森夫人

目次

【推薦序】催眠大師音容宛在：
米爾頓‧艾瑞克森的傳奇

此艾瑞克森非彼艾瑞克森

　　這可以說是一個「朝聖」之旅。我們從舊金山「跋涉千哩」，一路開車到亞利桑那州的鳳凰城，來參加這數年一度的艾瑞克森催眠治療大會。這位艾瑞克森，全名為米爾頓‧海藍‧艾瑞克森（Milton Hyland Erickson；1901-1980），與我們或許比較熟知的艾力克‧艾瑞克森（Erik Erikson；1902-1994）全無關聯。後者的父親是一位丹麥人，在他未出生前即遺棄了他的猶太裔母親。艾力克成長於猶太家庭，多年後才知道自己的身世。他原為居無定所的畫家，流浪至維也納後開始結識精神分析圈裡的人，從而自安娜‧佛洛伊德（佛洛伊德的女兒；兒童精神分析始祖）接受完整的精神分析訓練。如同許多那一代的精神分析師（以及科學家、哲學家），他在1933年納粹黨得勢後移居美國，從此開展其一生輝煌的學術生涯。我們目前習見的許多心理學概念，諸如「認同危機」（identity crisis）、八階段的人生成長過程，都是他首先提出的。他的傳世之作，還包括《年輕時代的馬丁路德》（*Young Man Luther: A Study in Psychoanalysis and History*）與《甘地的真理——非暴力抗爭的起源》（*Gandhi's Truth: On The Origin of Militant Nonviolence*）。

　　米爾頓‧艾瑞克森則是一位十足土生土長的美國人。顧名思

義，他的父親自然是北歐人的後裔（他自認是好勇鬥狠、敢於冒險犯難的維京人〔Vikings〕的後代）。他的母親則有美洲印地安人的血統。他出生在內華達州東部一個現已荒棄的礦場臨時搭建的泥地小木屋裡（這小木屋依山壁而建，其實只有三面牆）。到了他五歲的時候，他的父親才終於告別其淘金的夢想，舉家遷回威斯康辛州，在遠離城鎮的荒村野地經營一個小農場。鄉村學校師資不足、圖書匱乏，米爾頓從小色盲、五音不全（tone deaf）、缺乏韻律感、又有閱讀障礙（dyslexia），原本打算中學畢業就跟父親在農場工作，不料在十七歲時生了一場幾乎奪命的大病，從此改變了他的一生。[1]

他患的是當時幾乎每年都會大流行的「小兒麻痺症」（poliomyelitis）。也許因為生長在鄉間，他童年時顯然未受感染。小兒麻痺症病毒雖然對孩童已是嚴重的威脅，但感染者多數能夠康復而終生免疫。僅有少數（但已是可怕的少數）因侵及神經系統而導致殘廢或死亡。年紀愈大，「麻痺」乃至死亡的機率愈高。米爾頓病情險惡，最嚴重時全身上下只剩下眼球的肌肉還聽指揮。有一晚，三位醫師（兩位由芝加哥趕來）共同會診，一致同意，在米爾頓床前告訴他的父母，他不可能活過當晚。米爾頓憤怒可知，卻無從表達。他費盡九牛二虎之力，終於讓他母親明白，他要他們把衣櫃從床前移開。當時他們以為他已神智不清、胡言亂語，許久之後才知道，原來他決心至少要活到次日，看完最後一眼落日。

他的「小兒麻痺症」剝奪了他的肌肉功能，讓他無法以語

1　Sidney Rosen, *My Voice Will Go with You: The Teaching Tales of Milton H. Erickson*. W. W. Norton & Company, 1991.

言、表情或肢體溝通。他唯一能做的「消遣」，就只是「眼觀耳聞」。時日一久，他發現所有人都常不免言行不一致。他們未必有意欺騙隱瞞，而更常是不知道自己要的是什麼，或更有甚之者，可能根本不知道自己在「想」什麼。

在漫長的復原過程中，他逐步「學習」如何運用每一條肌肉、執行每一個動作，這才發現，原來一向想都不想，「輕而易舉」的動作，「舉手投足」、「一顰一笑」，都是如此地複雜、如此地耗盡心力。這個經驗讓他深刻體會，比起意識思考層面，儲藏在潛意識的知識、能力、傾向、喜惡，是如何地豐富與不容忽視。

劫後餘生，艾瑞克森深切體會人生難得、分秒必爭。在剛可以下床，走路還搖搖晃晃的時候，他用他的積蓄買了一艘獨木舟，帶著剩下的幾塊錢，漂流千里。幾個月後倦遊歸來，他不但積蓄稍有增加，也已經可以扶著拐杖走路。但是他當然已經不再是農夫的材料了。既然這一生必須繼續與疾病及其後遺症奮鬥，那麼就去當醫生吧！他大概是懷著這樣的心情進入威斯康辛大學醫學院的。

艾瑞克森醫師如何變成催眠大師

艾瑞克森日後常會提到，他的這一場大病，乃至其他如色盲等的「缺點」，都是「塞翁失馬，焉知非福」。[2]或許這中間難免也有酸葡萄或「打腫臉充胖子」的成分，但是他這場病的確引

2　　Jay Haley, *Jay Haley on Milton H. Erickson.* Brunner/Mazel, 1993.

發了他對個人的行為、動機，以及人際溝通、互動的興趣。所以他一進大學就開始兼修心理學。無巧不巧，克拉克·侯爾（Clark Hull；1884-1952），那個時代研究催眠現象最有成就的心理學家，就在威斯康辛大學。艾瑞克森勤奮學習，不僅很快就掌握了催眠術的訣竅，而且深受乃師科學家精神的影響，細心觀察、實事求是。1927年他從醫學院畢業後，輾轉任職於數家公立精神科療養院，後來又在韋恩州立大學（Wayne State University）兼任教職，直到1948年以教授身分「退休」，舉家搬到氣候宜人的亞利桑那州鳳凰城。二十年間，他利用各種機會，將催眠術應用於各色各樣的無數病患（乃至親朋好友）身上，方法愈來愈得心應手，技巧愈來愈靈活成熟。但是因為醫學界、學術界一般對催眠治療的疑慮與排斥，他基本上保持低調，避免「樹大招風」。

艾瑞克森日後之所以成名，原初來自他與瑪格麗特·米德（Margaret Mead；1901-1978）的關係。1939年，時已名震寰宇的人類學家米德，由峇里島帶回大批島人「神靈附身」、進入恍惚狀態（trance）的影片，風聞艾瑞克森在這方面學有專長，開始與之聯繫。合作計畫雖因二次世界大戰而中斷，艾瑞克森卻因而應邀參與國防部篩選新兵的工作，而與米德其時的丈夫葛雷格里·貝特森（Gregory Bateson；1904-1980）結識。戰後貝特森遷居加州史丹佛，與米德漸行漸遠，終至離異。貝特森其時事業漸至巔峰，研究病患人際關係，首創「兩難處境」（double bind）及「精神分裂症母親」(schizophrenogenic mother)等概念（後者後來被發現是倒因為果的錯誤理論）。為了了解心理治療的療效因素，他物色了一批野心勃勃也極為優秀的年輕學者及研究助理，長期觀察、記錄、分析全美最優秀的幾位心理治療師與病人

的互動。而艾瑞克森正是他鎖定的其中一位。

這些年輕人很快就迷上艾瑞克森。與多數治療師不同，他犀利、明快、風趣，又常捉摸不定、不按牌理出牌。他們更深深佩服艾瑞克森儘管行動不便、不時為身體四處的病痛所糾纏，卻幾乎無時無刻那樣地精神飽滿、笑顏逐開。這些年輕人每個月在美西海岸與沙漠中的人造綠洲（鳳凰城）之間，往返數日，終年不疲。他們未必曾給貝特森的問題找出什麼特別的答案，卻一個個成了艾瑞克森的信徒。他們親眼見證艾瑞克森的魅力，但卻捉摸不定這魅力背後的道理。於是他們各自發展他們的詮釋，時或爭論不休，但更常相互印證。三十年間，他們將艾瑞克森的想法、做法系統化、合理化，但也常將之罩上神祕的光環。藉著三、五年一次的催眠治療大會及心理治療演化大會（Evolution of Psychotherapy Conferences），以及種種訓練課程，艾瑞克森式的心理治療與催眠治療逐漸廣為人知，蔚為風氣。而當年的學生，如今也多已成為成熟的治療師與能言善道的導師，在全美乃至全球各地傳播艾瑞克森的治療方式。艾瑞克森由是而聲名遠播，歷久不衰。

催眠現象與近代精神醫學的源起

然而艾瑞克森的影響，卻一直徘徊於精神醫學主流門牆之外。這當然有種種原因，但是最根本的，其實可以說是精神醫學與催眠術之間錯綜複雜的歷史淵源。[3]近代精神醫學以及臨床心理

3　John C. Hughes, *The Illustrated History of Hypnotism.* National Guild of Hypnotists, 2008.

學原初的發展，與催眠現象關係深厚。但是這些相關學科在力求「科學化」的過程中，卻常不得不試圖與催眠術劃清界線。流風所至，精神醫學家提到催眠術，常陷於「談虎色變」，其實也可以說是矯枉過正。

「催眠術」為近代醫學所注目，始於德裔醫師麥斯莫（Franz Mesmer；1734-1815）。其時西方學者正興起一陣研究電磁現象的熱潮（富蘭克林〔Benjamin Franklin；1705-1790〕，美國開國元勳之一，正是其中的翹楚）。麥斯莫「發現」磁鐵可以治癒種種疑難雜症，包括精神疾病。他由此發展出「動物磁場」（animal magnetism）的理論，主張人與其他動物體內都有循環不息的、「動物性」的電磁流。這電磁流的流動如果不順暢，就成為萬病之源。他隨後發現，他並不需依靠磁鐵。他發展出一套獨特的凝視與觸摸的方法，比磁鐵還有效。他由此名聲遠播，門庭若市，驚動了政要權貴。學界大老輪番調查之後，斷定他是江湖郎中，治療效果純粹是病人的想像。他被奧地利及法國驅逐出境，潦倒餘生，但是他的動物磁場理論卻持續盛行，「麥斯莫現象」（mesmerism）一詞也沿用至今，成為英文中的常用語。

麥斯莫身後百餘年，天才橫溢的沙考（Jean-Martin Charcot；1825-1893），現代神經科學的奠基人之一，長年被日益增多的歇斯底里（hysteria）病患層出不窮的症狀逼得幾乎要發瘋，不得不權且試用類似麥斯莫的治療方法，居然發現百試百驗。不僅如此，他還可以隨時讓她們（多半是一些初到巴黎的鄉下姑娘）的症狀再現，甚或隨他的指令出現其他的症狀：昏倒、肌肉麻痺、眼瞎耳聾、疼痛感消失等等，不一而足。全世界的專家學者蜂湧而至，競觀「奇蹟」。受到這麼多注意，村姑們愈來愈「得心應

手、收放自如」。沙考的目的，原初或不在治療，而是要向學界證明歇斯底里並不源於神經系統的缺損。但是觀眾之中，有人開始思考歇斯底里的心理機轉，其中之一，正是當時正在巴黎留學的佛洛伊德。「潛意識」的概念，也大約自此萌芽。稍早之前，佛洛伊德已知道他的恩師布雷爾（Josef Breuer；1842-1925）也開始在使用類似的方法治療那些在禮教嚴謹、性生活極度壓抑的維多利亞時代中產階級環境裡長大的女孩。精神分析術臨床應用的第一個個案安娜・歐（Anna O.，真名Bertha Pappenheim〔1859-1936〕，後來成為知名的社工師及女性主義推手），原是布雷爾的病人。她多次接受催眠治療，正當這兩位醫師眼看她的症狀一一消除，認為她已完全痊癒的時候，她忽然宣稱她肚子裡懷著布雷爾的小孩。布雷爾震驚之餘，再也不敢碰催眠術與歇斯底里症病人。佛洛伊德反其道而行，把這個病例寫成一本結構嚴謹、文辭優雅的書，探討歇斯底里症病人症狀的潛意識背景，及催眠術背後的暗示作用。

其後數年，佛洛伊德逐漸成為歇斯底里症的權威。他的病人在催眠狀態下異口同聲，描述她們童年時受性侵害的情境（罪魁通常是父親）。佛洛伊德原初相信這就是歇斯底里症的病因，後來發現並非人人如此時，轉而相信這類記憶都是「戀父情結」的表現，而正是催眠術的強烈暗示作用造成了這種誤導的記憶，他從而揚棄催眠術。流風所及，此後精神分析師及心理治療師多視催眠術為旁門左道，敬而遠之。精神醫學者在論及催眠現象時，大抵將之視為疾病（如歇斯底里、人格解離、多重人格）的誘因，鮮少提及其療效。

艾瑞克森的催眠治療術

　　與此相較，艾瑞克森對催眠現象的看法則是非常正面的。遠在「潛能開發」成為常見用語之前數十年，他就已堅信潛意識不是洪水猛獸，而可以、也應該是珍貴的寶藏。催眠現象有其普及性，而暗示作用則應是治療師乃至所有醫療人員必須妥為運用的利器。他也十分強調，病人之所以能改變，其主要源頭並非治療師，而是他本身已具有改變的潛能與意願。治療之目的與教育及子女的養育類似，在於幫助他人體會、開展他原有的良知良能。

　　學理依據之外，他所以會有這樣的信念，自然與他個人的人生經驗息息相關。他從不諱言他從小就常有類似催眠或恍惚狀態的體驗。他常與他的學生提到，從懂事以來他就常在沒有預料到的情況下，靈光一閃，「看到」多年一直困擾他的難題（例如閱讀障礙）的答案。而最鮮明的例子，則是在他十七歲瀕死的那一天，堅持要看最後一次日落。如願之後，他昏迷三天三夜，回魂時問他家人的第一個問題是院子裡的大樹和圍牆哪裡去了。這才發現，他在昏迷之前的最後一刻，魂牽夢繫的只是要看最後一眼日落，把其他的東西都抹殺得乾乾淨淨。他也常說自己看病人的時候，常會「出神」，進入恍惚狀態，而且相信就是在這樣的情況下，他才會是最有效的治療者。

　　但是催眠與心理治療師所在多有，艾瑞克森為何晚近這幾十年在美國特別走紅呢？最有可能的是，他是個土生土長的美國人。他的行事風格，非常符合美國精神。與歐陸的催眠及心理治療學者不同，他看到的、注重的，是催眠與暗示現象的光明面，不是其黑暗面。他無可救藥地、也可能常是不切實際地樂觀。反

15

映美國式的民主及對個人獨立的尊重，他的催眠與暗示，常是「間接」的、漸進的、若隱若現的。與傳統催眠師慣用的命令式語氣不同，他會說諸如「如果你願意，你可以閉上眼睛、你可以舒服地坐在椅子上、你可以放鬆、你可以很容易進入恍惚狀態」，而不是「你的眼皮愈來愈重了，你聽我從十數到一，你就進入催眠狀態了」。

但是間接與委婉，並不表示他沒有說服力、影響力。間接的暗示常是更有效、更「無孔不入」，也可能是更可怕的。因此傑·海利（Jay Haley；1923-2007），他的得意門生，會說類似這樣的話：幸好艾瑞克森是個絕對善良的人，不然他可能會比末代沙皇的妖僧拉斯普京（Grigori Rasputin；1869-1916）更具破壞性。

除此之外，他的善用幽默、愛惡作劇、寧可說故事而不講教條的治療與教學方式，也在在反映出他身上的美國精神。因此有人稱他為精神醫學界的馬克·吐溫（Mark Twain；1836-1910）。他觀察細微，善用病人的語言，也常主動出擊、逆向操作，用出人意表、令人困惑的對話來引導、轉移病人意識上的注意力，從而讓病人的潛意識更不設防，更容易接受暗示。凡此種種，讓他獨樹一格、旗幟鮮明，也對晚近心理治療的理論及臨床應用有莫大的貢獻。

「催眠現象」的普世性

催眠及相關現象及其應用，是否如艾瑞克森所說的，是與生俱來、普遍存在的呢？證諸大量來自人類學、文化精神醫學

的文獻，答案應該是很確定的。「催眠」這個名詞，其實並不確切，因為被催眠的人，並沒有睡著。催眠現象與睡眠無關，而是意識狀態變化（Altered State of Consciousness，簡稱 ASC）的一種特殊形式。英國生物醫學先驅威廉・沙贛（William Sargant；1907-1988）在其名作《心靈爭戰》（*Battle for the Mind*）[4]裡，回憶他在非洲旁觀部落「狂歡」祭神時，聽著延綿不絕的鼓聲，看著族人一個一個「起乩」，差點就「忘了自己」，跳進舞圈，共享那「恍惚狀態」。在同一本書，他也詳述美以美教派（Methodists）創始人衛斯理（John Wesley；1703-1791）「狂熱」的傳教方式（沙贛的父親正是一位美以美教會的牧師），以及專制政權的「洗腦」（brainwashing）技巧，指出他們之間的許多共同點。傑隆・法蘭克（Jerome Frank；1910-2005）在其傳世之作《說服與療癒》（*Persuasion and Healing*）[5]中更詳盡地比較洗腦、宗教療癒（如法國西南小鎮盧德 [Lourdes] 聖水的神奇效果）與心理治療的過程。臺灣的例子，自然就更常見了。幾乎每一間廟宇都會有一個以上的乩童。就如艾瑞克森，他們必須先經由傳統儀式進入恍惚狀態，「神明附身」，才真能為人治病。其他的例子，如牽亡、碟仙、靜坐、冥想、氣功，也都是 ASC 的表現。如文榮光所說，ASC 是人類中樞神經系統正常精神生理機能的一部分；自古以來人類運用與 ASC 有關的儀式來實現社會、宗教與醫療的目的。[6]

4　William Sargant, *Battle for the Mind: A Physiology of Conversion and Brainwashing*. London: Heinemann, 1957.

5　Jerome D. Frank and Julia B. Frank, *Persuasion and Healing: A Comparative Study of Psychotherapy*, 3rd edition. The Johns Hopkins University Press, 1993.

6　文榮光，〈論靈異現象〉（http://www.ios.sinica.edu.tw/ios/seminar/religion/t2-1.htm）retrieved December 18, 2011.

　　如果說 ASC 的確是每個人的「良知良能」，那麼我們為什麼需要這樣的本能呢？或許這也是人類演化的結果。人類開始有清楚的「自我意識」，可能大約在十萬年前。能夠感覺自我的存在，不管這感覺是真是假，對當時才剛出現的「真智人」（Homo sapiens sapiens）是極為重要的。因為感覺「當下」的自己，我們才有可能想像未來、籌畫未來。而這神奇的稟賦，讓我們遠古的先人能在眾多「原人」（hominoids）中脫穎而出，終而成為這個地球的主宰。

　　但是這個「稟賦」不是沒有代價的。在想像未來的同時，我們同時也難逃被未來的不確定性所困擾。天災人禍，隨時有可能發生。當下的存在，包含了未來不再存在（死亡）的意涵。一時的恐懼變成無邊無際的憂慮。我們「無所逃於天地之間」。「自我意識」也帶來了無盡的疏離感。我們時時感覺自己與他人的分隔，不得不永遠不停地猜測周遭的人的動機。我們也不再自然地「與天地混同」。就象徵的意義而言，這其實就是亞當與夏娃的「失樂園」。

　　為了重返伊甸園，或回到「無生老母」身旁，我們需要時或脫離自我、拋開獨立存在的意識。自古以來，人們用種種方法來達到這個目的，沉浸於親情、沉迷於工作或嗜好、爭權奪位、累積財富、甚或以酒及種種藥物來麻醉自己。但是最直接了當、也可能最具成效的，其實應該就是想方設法，使自己能時或進入這奇妙的 ASC 世界。在這個不同的世界裡，個人暫時放開自我、與天地、神明、或「可以依靠」的他人（例如催眠師）融合。這麼說來，雖然我們還不知道，在人類的演化過程中，這進入 ASC 的能力從何而來（就如我們對自我意識的演化淵源及其神經系統

機轉也所知有限），但是這種現象的重要性與普世性，則應是無庸置疑的。

　　艾瑞克森晚年，信徒日增。不幸他的「小兒麻痺後遺症」日益嚴重，終至寸步難行，不得不借重於輪椅。他雖然「誨人不倦，不知老之將至」，或許也會有他的極限吧！他愈來愈常對學生和病人說：「你就先去爬番婦峰（Squaw Peak）吧！」許多人就真的花一、兩個小時爬到山頂。而在這過程中，他們忽然就「頓悟」了。這似乎頗具禪機的一句話，被他的徒子徒孫們反覆引用、反覆詮釋，似乎愈來愈玄了。但是這山峰究竟代表什麼意義，恐怕也只能由每個人去親身體會吧！（本文原刊載於《當代醫學》二〇一二年二月號「受傷的醫者」專欄，經同意轉載）

林克明
UCLA精神科榮譽教授

宋文玲
加州執業臨床心理學博士

譯序

　　關於心理治療，我們常常對於治療師涉入的深度難以判定。淺了，難以產生影響；深了，也許會干擾到來訪者自身的成長，也會對治療師自身的內心造成強烈的影響。而艾瑞克森這位策略派大師，就把涉入的深淺，拿捏得恰到好處。他比一般的治療師涉入得都深，因為他會到病人的家裡做治療，他會指揮家裡人或患者做這做那，甚至幫助來訪者找對象。但是，他又撤離得很快，在恰當的時候，能夠「華麗地轉身」，消失和遠離患者的生活軌跡。在治療中，形式上涉入，而做到了實質上的不捲入；設置上的隨意，隱含著內在設置的嚴密；表面的指導甚至強迫，卻是包含著對個人尊嚴和選擇的根本尊重。其治療藝術的確達到了極致！

　　艾瑞克森另外一個令人嘆為觀止的，是他對於病人個人、生活方式以及文化觀念和防禦機制的尊重。我看，把他對防禦機制的尊重，看做是他治療成功的核心，絕不為過！他巧妙地從尊重對方的防禦機制、對方的觀點、對方生活癖好、甚至對方的病切入，從而，通過尊重，導致對方放棄防禦，選擇合作。

　　艾瑞克森的確應該被稱為大師。但是，他首先是一位人性的大師。他那些匪夷所思的方法，完全來自於他對人性的透徹瞭解；他所做的每一個治療、每一項完美的策略，都源於他對人性的理解，都源於他相信，那是當事者內心所渴望的。他幫助那些人，實現自己深切的夢想和願望。如果把他比作一個中國的武林

高手的話，他應該屬於「以彼之道，還施彼身」的那種。我們也許覺得，似乎書中的艾瑞克森有點理想化，很多患者神奇地轉變了，怎麼可能？我倒是覺得，我們也許有點過於對人缺乏信心。有時候，我們只需要撬動那多米諾骨牌（Domino）一點點，也許就會看到意想不到的蝴蝶效應。但是，怎樣找到撬點，怎樣切入，卻是需要一生學習的藝術。

蘇曉波

前言

本書初版時我寫過一篇後記，裡面有這樣一段話：

> 米爾頓・艾瑞克森正在譜寫他生命的最後篇章。他病得很重，只能靠輪椅行動，偶爾才接診一個病人。在他生命的最後幾年，他對「人的問題」的處理越加簡單有效，常使我們想起許多藝術家晚期的作品。畢卡索（Picasso）在他的畫作中透過更加簡單的方式達到圓滿；波赫斯（Borges）採用更加質樸的方式譜寫自己的故事；而艾瑞克森則創立了一種簡潔的心理治療風格。或許這種風格是對他日漸衰弱身體的一種補償，但那也只是白璧微瑕。他可以異常迅速地掌握一個人處境的基本元素；他的治療性介入簡單又精準，絕不拖泥帶水。隨著年齡的增長，他的智慧也在增加，但與此同時，他個人也漸漸地失去了將這些智慧付諸實行的能力，這也許就是他的命運。

自從艾瑞克森於1980年逝世以後，他的策略療法已經愈來愈普及，並且在許多地方被研究和傳授。他已經從一個在心理治療領域備受爭議的人物，變成受到廣泛讚譽。幾乎每個月都有關於他的書出版；許多人舉辦艾瑞克森療法的工作坊。他正成為人們頂禮膜拜的泰斗，甚至有成千上萬的敬仰者參加以他名字命名的基金會聚會……

　　我想，艾瑞克森會為自己付出多年艱辛努力而創造出的新方法，在如今能形成的影響而備感欣慰。但是，他可能不大喜歡圍繞他而產生的迷信光環，因為他是一個實事求是的人。當然，對於他的工作方法，他還是會喜歡製造一點神祕的氣氛。有時我甚至想把本書的標題改為「魔法與常識」（Sorcery and Common Sense），因為那代表著他生活的兩個方面。

　　1953年一月，我獲得了一個難得的機會，獲邀參加葛雷格里・貝特森（Gregory Bateson）主持的溝通計畫。那時約翰・維克連（John Weakland）恰好也在，貝特森允許我們自由工作，只要對於研究溝通有幫助即可。恰好在那一年，艾瑞克森應邀做了關於催眠的演講，我希望可以參加，貝特森就為我們做了安排。他早就認識艾瑞克森：他與瑪格麗特・米德（Margaret Mead）曾就他們在峇里島製作的有關恍惚狀態（trance）的影片，向艾瑞克森徵詢意見。

　　聽過那次演講之後，我的研究就增加了新內容——即催眠關係中的溝通問題。也就是從這時候起，約翰・維克連加入了我們的研究專案，我們定期去鳳凰城（Phoenix）拜訪在那裡開業的艾瑞克森。我們花了很多時間討論催眠的性質，也觀摩他如何治療患者。一個月有好多次，艾瑞克森要到這個州的其他幾個地方去教學或諮詢，同時還要從事繁忙的私人業務。儘管艾瑞克森曾兩度罹患小兒麻痺，而需要靠拐杖來勉強走動，但他仍顯得精力充沛。他的治療室開在家裡，就在餐廳旁邊的一個小房間，客廳就成了候診室。那時大概是五〇年代吧，他有八個孩子，其中幾個年紀還小，每天待在家裡，所以患者和他的家庭其實是混在一起的。他的家位於一條安靜的街道，是座不顯眼的磚房。我常常在

想，那些從各處來的患者，一定期望這位傑出的精神病學家本該有一間氣度不凡的治療室吧！

我們對艾瑞克森的催眠進行了一次研究後，就把研究興趣轉向了他的治療風格。五〇年代中期，我也開始了私人執業，主要從事短期心理治療。我的目標是協助患者盡快地解決他們的問題。我很快就意識到單靠催眠，患者並不能獲得治癒，我必須做點什麼來引發改變。我希望找到一個短期治療的督導，但是，在那個長期治療或洞察療法盛行的年代，這個願望是不可能實現的。當時，唐・傑克遜（Don D. Jackson）為我們在研究中所進行的精神分裂症治療進行督導，幫助很大，但他在短期治療方面的經驗卻很有限。環顧左右，我發現能給我啟發的人就在這裡……艾瑞克森！透過與他的討論，我發現他已經形成了獨特的風格，一種既含有催眠、但有時又超越催眠的風格。我開始就個案治療中所遇到的問題向他請教。很快我就明顯地感覺到，他的治療風格具有一種原創性，是心理治療領域中前所未見的！我在一篇關於短期心理治療的文章中曾試圖描述這種方法，後來，我把這篇文章做為一個章節，放進了《心理治療的策略》[1]這本書中。又過了幾年，我禁不住想用整本書的形式來全面地介紹艾瑞克森的獨到療法，但是又有點舉棋不定。一方面這樣的一項工作意味著巨大的工作量；另一方面當時也找不到合適的理論框架來介紹他的療法。我們那個研究計畫正透過對於不同流派的治療師進行錄音或錄影，來研究各種治療的形式。唯獨艾瑞克森自成一派，一般的心理學或精神醫學模式都不足以用來描述他。

1　　傑・海利（Jay Haley），《心理治療的策略》（*Strategies of Psychotherapy*, New York: Grune & Statton, 1963）。

在此期間，隨著家族治療取向概念的引進，心理治療領域發生了一次革命性的變化。那些曾經被稱為症狀或個人問題的東西，被重新定義為人際關係的產物。隨著我們的研究計畫對於家庭治療新領域的探索、隨著我們對於夫妻和家庭所開展的治療，艾瑞克森方法的脈絡就變得愈加清晰了。我尋求一種在家族治療取向的框架內理解艾瑞克森的可能性。艾瑞克森的家族取向就隱含在他的工作中，也包含在與他的交談中，更可以透過重溫他所做的個案而得到證實。他的這種家族取向幫助我接近一種新的觀點：家庭才是困境的核心。我開始認識到，人的難題是家庭在隨著時間推移向前發展的過程中所不可避免的，我發現艾瑞克森的療法也主要是基於這個假設。我終於找到了用以描述艾瑞克森工作的框架！

一些不熟悉艾瑞克森、或想對艾瑞克森有更多瞭解的讀者，可以讀《催眠與治療的進階技術》（*Advanced Techniques of Hypnosis and Therapy*）[2]，那是艾瑞克森文集的合訂本，裡面有一些他的傳記材料，也有針對他工作的一般討論。那本書裡附有艾瑞克森著作的完整書目，對想做進一步研究的讀者很有助益。

不過，對於艾瑞克森的職業背景做一個簡單的介紹還是頗有幫助的。他就讀於威斯康辛大學（University of Wisconsin），在科羅拉多綜合醫院（Colorado General Hospital）獲得醫學學位（編按：此處訊息應有誤，艾瑞克森應是在科羅拉多綜合醫院接受臨床訓練），同時還獲得了心理學碩士學位。完成在科羅拉多

2　　傑・海利編，《催眠與治療的進階技術：艾瑞克森醫生論文選集》（*Advanced Techniques of Hypnosis and Therapy: The Selected Papers of Milton H. Erickson, M.D..* New York: Grune & Stratton, 1967）。

精神醫院（Colorado Psychopathic Hospital）的醫學訓練後，艾瑞克森成為羅德島州立醫院（Rhode Island State Hospital）的精神科住院醫師。1930年，他前往麻州的伍斯特州立醫院（Worcester State Hospital）工作，很快就成為了研究中心的精神科主治醫師。四年後，他又前往密西根的愛洛思（Eloise），擔任韋恩郡綜合醫院與診所（Wayne County General Hospital and Infirmary）的精神醫學研究與訓練主任。此外，他在韋恩州立大學（Wayne State University）醫學院的精神科擔任副教授，而且也在研究所裡擔任教授。同時，他還是密西根州立大學（Michigan State University）臨床心理學的客座教授。1948年，由於健康因素，同時也為了私人執業，他定居於亞利桑那州的鳳凰城。艾瑞克森是美國精神醫學會（American Psychiatric Asociation）以及美國心理學會（American Psychological Asociation）會員，也是美國精神病理學學會（American Psychopathological Association）會員。此外，他還是遍布歐洲、拉丁美洲及亞洲的眾多催眠協會的榮譽會員。他是美國臨床催眠協會（American Soiety for Clinical Hypnosis）的首任主席，以及協會專業雜誌的主編。1950年後，他的職業生涯主要集中在鳳凰城的繁忙私人執業，以及在美國及世界各地進行工作坊和頻繁演講。

　　儘管本書已經對諸多觀點進行了精心闡述，但不一定真的就代表了艾瑞克森本人的觀點，我只是用我自己的方式描述艾瑞克森的治療取向。他閱讀並認可了這本書的手稿，但是，他的觀點還是透過自己的著作來進行表達。本書中的個案報告以他的口吻進行描述，許多都來自他的文章，但都經過編輯，以便突顯我所希望強調的觀點。所以，這本書只是對艾瑞克森療法的部分描

寫。艾瑞克森撰寫過百餘篇專業文章，我也有超過一百個小時與他談話的錄音。但本書所採用的個案材料與他的工作比起來，只是鳳毛麟角。他的催眠技術非常豐富，本書無法一一列舉；他針對不同個體或家庭的許多方法，在這裡也不足以進行完全探索。

限於篇幅，本書並不打算加入對於艾瑞克森及其工作的批評性言論，也不打算探討我與艾瑞克森觀點的不同，我只是盡可能清晰地闡述他關於心理治療的觀點。我和他意見相近時，我會引用我用他的方法所做的個案；與他意見相左時，我會展示他的觀點。

一些讀者可能會對文中不斷強調艾瑞克森治療工作的成功表示懷疑，這種強調並不代表艾瑞克森沒有失敗的案例，也不是說他沒有局限性。為了解釋某個觀點，我偶爾也會提及失敗。但本書的主旨是解決人的問題的成功方法，因而所提及的都是他方法有效的案例。那些討論無效治療方法的書已經夠多了，所以作者會強調理論的優美，而不是令人沮喪的結果。

在這個科技年代，如果想要描述工作中的治療師，通常就該展示他與患者的影片，至少要有錄音，以便記載治療歷程中錯綜複雜的涉入。但本書還是比較「老式」的。這是一本基於治療師對工作自我描述的案例集，它有一點點不足，因為它對治療中所發生的事進行的是主觀詮釋。當治療師描述他的工作時，各種偏見都可能出現。無論採用什麼樣的技術展示治療中的遭遇，最終總需要一個環節，讓治療師對自己的工作加以描述。他們有許多方法，比如錄音、錄影、對所錄製的內容加以評論、和實務工作者討論理論等等。但在案例中，治療師如何看待問題、他對此

做了什麼樣的描述，這些對理解他的治療方法仍很有價值。本書採用案例集錦的方式，以求大略描述大量的治療方法，為治療各種人類問題提供技術指導。本書簡要地討論每個個案，以呈現某幾個觀點；但若進行全面展示，每個案例都可以單獨成書。由於這種複雜內在的過分簡化，大家也可以把這部著作當作個案中的逸聞掌故來讀，簡要把握治療中的關鍵情景。艾瑞克森通常會以非常清晰的方式描述他的方法，有時他也會添加一點戲劇色彩，因為他傾向於以這樣的方式看待世界。他經常會表現出「那個問題是不可能解決的」，然後再把答案呈現出來。他所做的似乎是如此合理，人們一下子就可以把握他的觀點，以至於好像即使他不進行這些治療介入，別人也可以完成。多年來我一直在嘗試運用，也有其他人採用他的方法，它們都很有效。大家可以把他的方法納為己用，形成自己的風格。艾瑞克森的風格是與患者強烈涉入，接受他全力關注的患者，也因此體驗到他人格的衝擊力。而其他那些具有不同人格特徵、涉入較少的治療師，也可以使用他的許多其他技術。

　　為了本書的重新出版，我重讀了舊版本，令人欣慰的是，我並不對我曾說過的話感到遺憾，也不打算改變它們。概念和理論依舊是最基本的，案例也是不可替代的——那是艾瑞克森的工作特點，每個案例中都凝聚著精華。我仍樂見自己所創造用於描述艾瑞克森工作的框架，也就是家庭生命週期的循環。這種觀念在今天已被廣泛使用，而「家庭生活是分階段的，且與治療有關」這一觀點也得到了認可。但本書剛剛出版時，上述看法還屬於新觀點。

　　在六〇年代、也就是我開始寫這本書的時候，我很幸運地可

以花一整年的時間在這本書上。我當時認為一年足矣，實際上卻花了將近五年時間。我必須聽錄音，記錄我與艾瑞克森之間橫跨超過七年的對話，對話涵蓋了各種主題……從各種療法到催眠，再到多種與人有關的實驗。[3]當關於療法的傳統觀念不適用於艾瑞克森工作的時候，我也必須以一種有意義的方式來描述他的方法。描述另一個人的觀點或構想總是困難的，因為你無法確定事實是否正確，也無法知道你所表達的是否都得到那個人的認同，尤其是當那些觀念還很新並處於形成過程的時候。我最感欣慰的是，艾瑞克森樂於看到這本呈現他工作的書，他訂購了好多本，贈送給同道和學生們。

在理解艾瑞克森的觀點時，我從約翰・維克連處獲益良多，多年來我們共同分享催眠和心理治療中的樂趣。我也要感謝貝特森，他不僅為本書提供真知灼見，還透過他廣泛的溝通研究計畫為我們的工作提供良好平台。截稿的最後階段，布勞里奧・蒙塔沃（Braulio Montalvo）也提供極大的幫助，使我澄清了許多概念，在此一併致謝。

傑・海利，於1986年

3　這些對話輯錄已出版。參見傑・海利《與艾瑞克森的對話錄》卷一、二和三（*Conversations with Erickson*, volumes 1, 2, and 3. Washington, D.C.: Triangle Press, 1985; distributed by W. W. Norton, 500 Fifth Avenue, New York, N.Y. 10110）。

【第一章】 **策略療法**

如果心理治療中發生的事均由治療師發起，並為每個問題設計特別方法，這樣的治療被稱作策略療法。當治療師與帶著問題的人相遇時，所發生的事由兩個人共同決定。但在策略治療中，由治療師發起絕大部分治療。他必須確認要解決的問題、確定目標、設計介入方案、檢查回饋以修正方法，還要檢驗結果，以便瞭解它是否奏效。策略治療中，治療師對患者及患者的關係場（social field）必須高度敏感且積極回應，但患者怎麼回應則由他們自己決定。

二十世紀上半期，治療師的訓練要求是：在治療中不應由治療師主動策劃或發起「什麼事情」，而是要等著患者去說或做什麼。也就是說，只有條件成熟的時候治療師才會行動。在精神分析、羅傑斯療法（Rogerian theraoy），以及精神動力取向療法的廣泛影響下，已經發展出這種觀點：那個不知所措、正在尋求幫助的患者，應該決定在治療中該發生什麼；治療師則採取被動態度，僅對患者的言行做出詮釋或反映即可。無論患者或他們的問題有何不同，治療師所能提供的解決方法只有這一種。而「確認要解決的問題、確定目標、設計介入方案、檢查回饋以修正方法」被認為是一種「控制」。這種被動療法喪失了許多有效的治療策略，而這些策略早在二十世紀前就發展出來了。

策略療法不是特殊的方法或理論，它只是對某些類型療法的命名。在這類心理治療中，治療師承擔起直接影響患者的責任。

在二十世紀的五〇年代，各種策略療法開始迅速發展。隨著治療師應該設計「該做什麼」此邏輯的盛行，各類家族治療和行為治療得到發展。就治療師是否應該採取行動以引發變化一事，曾激起過爭論，但現在似乎很清楚，有效的治療需要那樣的方法，所不同的只是如何進行而已。

儘管心理治療已由被動轉為主動，但治療師使用催眠術的程序與傳統方法還是存在著連續性。治療中所發生的是由催眠師引發的，這原本就是催眠的特點。催眠術對各種形式療法的影響還沒有得到廣泛重視。你可以爭辯說，各種療法都多少源於催眠藝術。基於條件制約（condictioning）的治療來自於桑代克（Thorndike），再到史金納（Skinner），但源頭還是巴甫洛夫（Pavlov），他是一個對催眠術非常著迷的人。約瑟夫，渥爾普（Joseph Wolpe）所創立以交互抑制形式進行的行為療法，部分源自他做催眠師的體驗。動力心理治療，尤其是以分析為主的精神分析療法，創立於十九世紀末催眠療法實驗的鼎盛時期。儘管佛洛伊德（Freud）從直接誘發恍惚狀態轉向更加間接的方法（編按：即自由聯想），但他的療法還是從催眠取向療法中衍生出來的。某些家族療法可能例外，但治療師試圖改變家庭中的個人，還是從催眠術中借鑒了某些觀點。那些注重兩人或多人之間行為關聯性或過程的家族治療師，則不太受催眠術的影響。唯一的例外就是艾瑞克森，他用從催眠術中直接發展出來的方法改變人們的行為。

艾瑞克森可說是策略療法的大師。他早就被公認為世界頂尖的催眠治療師，他花了很多精力進行科學實驗，並且用各種方法把催眠療法用於治療。較不為人知的是艾瑞克森針對個人、伴侶

或家庭，所發展出不包含常規催眠的策略治療。多年來，艾瑞克森一直從事著繁忙的心理治療，處理各種心理問題以及處於生命各個階段的家庭。即使當他未使用常規的催眠術時，他的治療風格仍是根植於催眠術，那就是他治療藝術的源泉。他的治療中採用了大量的催眠技術，同時他也擴展了催眠術的內涵，使催眠術由一種儀式擴展為一種特殊形式的溝通。

對於艾瑞克森的策略治療，還可以把它看做是催眠技術合乎邏輯的延伸。從催眠術衍生出來的技術有很多，有的強調觀察人類以及其複雜的溝通方式；有的在於如何使人服從指令；還有的探詢如何用語句、語調和肢體動作影響他人。把人看做是可變的——人具有時空性，這種看法也源自催眠術。而指導另一個人變得更加自主的觀念，更是從催眠術脫胎而來。一位催眠師既可以考慮把嚴重症狀緩解或縮短緩解的療程，也可以考慮把人的缺陷轉為益處。與其他治療師比較，接受過催眠訓練的治療師更容易把握患者的主觀性感受，以及關係中知覺的變化。策略性的思考方式是恰當運用催眠的核心，而艾瑞克森已把它用到了極限。他既是實驗性的催眠師，也是實驗性的治療師，做為後者，他把源自催眠的一些理念轉化為其他的治療程序，而人們可能並沒有預期可以發現這些療法。一旦被發現了，它們就可以闡明任何治療師的技術，並使這種技術變得更為有效。

大部分人，包括許多接受過臨床訓練的專業人員，都把催眠看做異於生活情景的特殊狀態。沒接受過催眠訓練的人會把催眠看做是這樣的程序化：催眠師說著「放鬆、放鬆。」催眠對象漸漸「入睡」，且催眠師還會提供暗示，或要求被催眠者看一束光、一個物體，並告訴被催者他的眼皮正變得沉重，他將會很快

人是可變的，具有昭塑性

睡去。有些人天真地認為如果不照這套儀式性程序行事，就算不上催眠。如果把催眠定義為涉及睡眠的一套儀式，就難以看清催眠與某些治療方式存在的關係，在這些治療中，治療師並沒有使用那些儀式性的話語，而且還可能與整個家庭進行交談。

　　在這裡，「催眠」不適於被當做一套儀式來使用，但可以視為是一種人與人之間溝通的形式。艾瑞克森已經探索出無數種誘發恍惚狀態的方法。審視艾瑞克森以及同時代其他催眠師的工作，人們會發現難以對「催眠關係是什麼、不是什麼」做出清晰的描述。艾瑞克森可能用一種儀式性的方式誘導恍惚狀態的出現，但是，他也可以不提到任何「催眠」的字眼，而僅僅是透過與來訪者的交談就達到誘導恍惚狀態的目的。他可以在與一個人講話時，催眠另一個人；他也可以在面對一群人的演講中，透過強調某些詞語，而誘發特定的人進入恍惚狀態，甚至某人被催眠後還渾然不覺。透過這樣的探索，艾瑞克森已經對催眠的恍惚狀態做了新的定義，他不僅把此催眠誘導用於一個人的情境中，也把它用做兩人之間一種特殊形式的交流。一旦把握了這樣的觀點，就有可能對催眠這個詞賦予更豐富的涵義，在更廣的範疇內看待它的存在，尤其是那些涉入比較深的治療中。

　　臨床治療師對於催眠術的先入之見，可能會妨礙他們對催眠治療技術的理解。必須牢記的是，何謂催眠術是因時而異的。當你把心理治療當做宗教體驗時，催眠就是種神祕的儀式。隨著精神動力學的發展，催眠被看做是一種移情現象。（做為派別之爭，催眠也被分析師視為膚淺或支持性的治療而遭到排斥，或被分析師扭曲為一種特殊的精神分析變體──催眠分析。）目前，我們正經歷著對催眠術過度科學化的檢驗階段。大量正在進行的

研究試圖說明催眠狀態是不存在的，更有甚者，聲稱在醒覺狀態與恍惚狀態中所能達成的沒有不同。在一個「科學年代」，催眠成了一種不尋常的狀態。這樣的研究並不符合臨床所見，因為研究中的催眠和治療中的催眠是兩種不同狀況下的現象。即使實驗研究認為根本不存在「催眠」這碼事，做為一種與帶著問題而來的人創造工作關係的方法，催眠術仍將繼續被使用。如果催眠術能延續到宗教時代之後，它也不會因為科學時代而終結。如果條件制約治療能進一步發展並變得更加普及，下一步將是把催眠重新定義為一種條件制約現象。學習理論將被採用，恍惚狀態也將在這個框架內得到解釋。

本書是對催眠中某一領域的特別關注。它把催眠看做是一種特殊類型的人際互動，而不是宗教體驗、不是移情情境、更不是條件制約過程。從這個角度講，催眠就是一個人與另一個人溝通的方式。艾瑞克森的方法使我們能夠從人際溝通的角度觀察這一神祕的過程。

從這個角度來看，心理治療與催眠的關聯性，也可透過對共有元素加以歸納而得到最好的解釋，從而放棄強調催眠師或心理治療師各自的特殊儀式。有效使用催眠的途徑就是策略，而且這些策略與不同治療途徑中所發現的策略是相似的。催眠與心理治療之間的相似性可以被概括為這幾個詞彙：目標、程序以及處理阻抗的技術。

在最普遍的層面上，催眠的目標是改變行為、改變感覺反應、改變對他人的感覺；次要目標是擴展一個人的體驗範圍——為他提供新的思想、感覺和行為模式。很明顯，這些目標也是其他心理療法的目標。催眠師和心理治療師都是透過與一個人的關

係，來改變、擴展人的能力範圍。

　　回顧各種催眠程序以及艾瑞克森的多種誘導方法，人們會發現，儘管它們形式多樣，但都有一些共同的主題和步驟順序：催眠師**命令**另一個人**自發**改變行為。如果跟隨指令的人恰恰不能自發地做出反應，此時催眠就構成了一個矛盾。催眠師同時傳達出兩個層面的資訊：一方面是催眠師下令「照我說的做」；而在自發反應的框架下，催眠師又好像在說「別聽我的話」。人對衝突指令的應對就是承受變化，並以恍惚的行為方式行事。

　　這種矛盾性程序的步驟可以被分為兩類指令：一類是催眠師命令受催眠者做**願意**做的事情，比如，看某個點、專注於一隻手、以某種姿勢坐在那裡、想像某個意象等等；另一類包括催眠師指導受催眠者以「自發」、也就是自主性的行為做出反應，他提示受催眠者主動去感覺：手自發地移動、眼皮的沉重感、肌肉的鬆弛、看到並不存在的事物、不同生理過程的啟動或停止、喚起無意識的反應……這些步驟常常不以正式的催眠儀式來進行，而是先提示「讓自己舒適」，再提示他「擁有一個觀點」、「注意一種新的感覺」、「有不同的思想」，或是某些別的自發性體驗。當醫生對患者說「一天三次，你會好轉」時，他正在暗示某些事的發生，同時也提示一種自發性改變的出現。催眠師不只想看到自願的反應，因為他不希望受催眠者像機器人似地按他所說的去做，他更希望受催眠者不僅跟隨他的指令，而且也透過自發的反應參與其中。

　　各類心理治療的實施過程中，也使用這兩類步驟。治療師會指導患者去做那些他願意做的事情，然後期待自發性變化，或就此變化的體驗進行溝通。不同流派的治療師會強調其中的一個步

驟或這個過程的其他方面。某些治療師會縮減指令的比重，強調自發性；而另一些治療師會削弱自發行為的佔比，強調指令的重要性。

比如在精神分析中，分析師會要求患者按時到達、支付一定的費用、躺在躺椅上，這都是要求患者按照指令做出反應的例證。而進行自由聯想和提供可以分析的夢，則屬於自發反應的範疇。分析師希望患者不僅照指令行事，還要透過自發、獨立的反應來參與治療。精神分析在理念上是強調自主性的，並在治療框架內，盡可能地縮小和隱藏指令性成分。

行為療法也有類似的程序。患者被指導去做一些自願做的事情，如列出會使他焦慮的狀態，分出輕重次序，保持一定坐姿等等。然後，治療師要求他「鬆弛」、「不焦慮」——儘管無法自願出現，但也的確會發生。治療師也要求患者在特定狀況下堅持己見。行為治療師不僅要求來訪者按他要求的做，他還希望患者可以自發變化，以便不再焦慮，並可以毫不費力地堅持自己的主張。

條件制約治療師使用的正增強和負增強程序裡也有這樣的步驟。治療師使用的是治療情境中對患者的校正性增強反應，在這個過程中，最初治療師會對患者的行為發出指令，從而引發患者「自發」產生針對其他情境的行為變化。治療師並不希望他們像機器人那樣機械化地做出反應，這一階段是暫時的，患者隨後就可以獨立地以適當的方式做出反應。在程序上，條件制約治療師比較強調指令性，較少強調自發性改變。有時候他們將這樣的改變隱藏在「學習」這個字裡面。

催眠與其他心理治療還有進一步的相似性。兩者都是基於自

顧關係的基礎之上，這些程序都不會勉強施於人身，而是適用於尋求這種類型關係的人。有時儘管接受心理治療的人是自願的，但他們常常會對指令有所抗拒。兩者最相似的方面就是：鼓勵人們在跟隨指令時全面配合，而當阻抗發生的時候處理好它們。

儘管治療關係是自願的，但在催眠或心理治療開始的時候，還是需要誘導。這有點像賣東西，無論是接受催眠者還是患者，都要取得他們的配合——要強調合作後可能得到什麼，而不合作又會失去什麼。我們還要瞭解的是，即使患者願意合作，阻抗仍會存在。在催眠中主要有兩類阻抗：一類是不太合作；一類是過於合作。

當接受催眠者的回應與其能力不相稱的時候，阻抗可能就發生了。催眠術中有處理這種阻抗的例行方法。艾瑞克森投入了比任何治療師更多的精力，研究使患者放棄阻抗、完成目標的方法。在探索催眠阻抗的同時，艾瑞克森也發展了處理人的問題的方法……用非正式的催眠處理問題，基本上與他處理抗拒催眠的過程相似。一旦掌握了這種相似性，就可以順其自然地效仿艾瑞克森的許多技術。

當一個人出現某種症狀時，通常都無法自行描述，其行為是非自願的，恐懼、強迫、酒精依賴或家庭混亂等痛苦行為，都難以自主地繼續著。同樣地，自願來接受催眠的人也常不聽從指令。他並不是拒絕，僅僅是顯示他無法按指令做；有時他做出相反的反應，以顯示他並非故意如此。例如，如果要求催眠對象把手放在扶手上，然後告訴他，手將變輕並可以舉起，他卻可能不讓自己的手舉起，或者會說「我的手愈來愈重了」。催眠的藝術就在於處理阻抗並使改變發生，心理治療的藝術也在於此。

鼓勵阻抗

如果告訴催眠對象他的手變輕了，他卻回應說「手愈來愈重了」，此時催眠師不會說「那麼把手砍掉吧」，他反而會接受這種反應，甚至鼓勵它。他會說：「好吧，你的手當然可以愈來愈重。」這種接受是催眠的典型方法，也是艾瑞克森解決人的問題的基本方法，無論他是否在使用催眠。當一個人接受催眠對象的阻抗，甚至鼓勵這種阻抗時，會發生什麼事呢？引起阻抗的情景被重新定義為一種合作。患者發現自己無論做什麼，都是在服從催眠師的指令，因為他所做的都被定義為合作。而一旦開始合作，就能採用新的行為。艾瑞克森的方法類似於改變河流的走向：如果以阻斷來逆轉河流，河流會越過阻攔並將其包圍；但如果接受河流的力量，給它新的方向，河流就會形成一條嶄新的河道。

例如，一個人因為無器質性原因的頭痛來尋求幫助，艾瑞克森會像處理催眠時的阻抗一樣「接受」頭痛。他將關注於對頭痛問題的需求，但頭痛的病程、頻率或強度都能改變到頭痛消失的程度。

艾瑞克森的婚姻治療和家族治療案例，都顯示了不同的治療性介入（therapeutic intervention）是如何與其催眠的起源相關聯，尤其是對阻抗的鼓勵。通常在接診夫妻或家庭時，艾瑞克森會採用連續的方法，讓他們先任意做些事（一般是他們已經在做的事），然後要求他們自發改變，或者因為他鼓勵他們做慣常的事而導致了改變。艾瑞克森很少告訴一對夫妻別再做什麼。根

據他這種「接受」療法，如果一對夫妻經常吵架，並拒絕採納建議，他可能會指導他們再吵一架，但他會改變吵架的地點或時間，或者其他方面。這個回應就是行為的「自發」改變。

提供一個錯誤的選擇

一個治療師希望病人用自發的新行為來選擇他的生活方向，然而他又希望病人的改變能發生在治療師認可的重要框架內。治療和催眠中面臨的共同問題，是如何使病人或者催眠對象既沿著一定的治療方向，而又擁有自主性，從而開始自己的選擇，並邁向新的道路。

對於這個問題，艾瑞克森通常使用的方法是指導患者走向某個方向，而實際上患者卻在激勵下選擇了另一個方向。如果希望催眠對象以某種方式做出反應，艾瑞克森會向催眠對象提出一個他不喜歡的反應要求，然後這個對象就可能會選擇另一個反應方式，甚至完全參與其中。比如，如果艾瑞克森希望催眠對象產生失憶反應，他會要求這個對象忘卻他想牢記的一些事；相應地，該對象會完全徹底地忘卻另一件事，因為他自己其實已經選擇了這件事。

討論這個問題時，艾瑞克森說：「使用這種指導，你為病人建立了一組可以做的事情。以『運動』為例，你從中提供了一個他並不太願意參與的項目，實際上你希望他能『自發』地選擇另一個項目。這種方法激勵人尋找並完成對自己有利的事，他不僅樂在其中，更可以獲得成功。」

治療師和催眠師以人為本，他們樂於接手棘手的不合作案

例。有時他們會故意提供讓他厭惡的事物，因此他會另做選擇；有時使用威脅或手段，讓他為了避免更糟糕的處境而有所改變。例如催眠師說：「你願意現在就進入恍惚狀態，還是稍後再進去？」透過這種提問，他避免與催眠對象討論是否想進入恍惚狀態，同時又提供給對方一個簡單的答案。這個催眠對象可以說「稍後」來逃避馬上進入恍惚狀態；同樣地，催眠師也可以說：「你想進入**深度**恍惚狀態還是**淺度**恍惚狀態？」這樣一來，催眠對象可以選擇淺度恍惚狀態來逃避深度恍惚狀態。如果沒有提供更糟的選擇，他可能連淺度恍惚狀態也不會選。

艾瑞克森有各種各樣的方法，使患者感到繼續問題比放棄問題更困難。這些方法甚至包含了善意的折磨，例如在症狀比病人期待的更加嚴重的任何一天，要求病人在凌晨兩點進行運動。另外，艾瑞克森還會結合使用「分神」（distraction）技術，這是一種典型的催眠技術，常伴隨需要產生改變的煎熬感。

透過隱喻交流導致改變

當催眠對象對指令產生抗拒時，處理辦法是透過比喻或隱喻進行交流。如果對象抵抗A，催眠師就討論B，當A和B存在著隱喻相關時，該催眠對象會「自發地」進行連結，並做出適當反應。在複雜的催眠誘導過程中，可以透過口語或非口語的方式進行交流和比喻。當催眠師暗示催眠對象的手愈來愈輕並且抬起時，催眠師會抬起自己的頭並提高音量，隱喻地展現催眠對象的手應該如何移動，催眠對象便會對催眠師的抬頭和聲音的變化做出反應。如果一個催眠對象以前曾被催眠，而催眠師希望他能「自發

地」進入恍惚狀態，催眠師可能會和他討論這間催眠室或情景，與以前他被催眠時有何相似。催眠對象可能會對這些類似產生反應，並出現過去在別的催眠室或其他狀況下曾發生過的相同行為。同樣地，如果一個人被催眠時有他人在場，那麼催眠師可能會與第三者進行隱喻性談話，以誘導催眠對象進入恍惚狀態，雖然表面上他似乎根本沒有關注後者。這種比喻或隱喻式的催眠方法對那些容易阻抗的對象尤其有效，因為要對一個自己根本沒有意識到的暗示產生阻抗，是很困難的。

　　米爾頓·艾瑞克森是一位隱喻大師。當他聆聽和觀察來訪者並做出回應時，他同時也在處理著大量的隱喻資訊，這些隱喻性資訊的交流常常發生在人們內部。他可以像人們用意識和邏輯進行交流一樣輕鬆地使用隱喻。通常他給予病人的指導並不簡單而直接，而是包含了各種比喻，這些比喻適用於各種問題。顯然他在非正式催眠過程中使用的隱喻方法，與他多年來對催眠對象使用意識之外的隱喻性暗示有關。

　　有一個典型的例子，一對夫妻的性生活存在著衝突，但又不願直截了當地進行討論。艾瑞克森採用了隱喻的方法，他會選擇這對夫妻生活中與性比較類似的面向進行暗示，透過改變這些面向來改變性行為。比如艾瑞克森可能會討論他們共進晚餐的事，並按他們的喜好進行引導。他和他們一起探討，妻子多麼希望晚餐前能先來點開胃菜，而丈夫卻寧願直接吃肉和馬鈴薯；也可能妻子希望晚餐有寧靜休閒的氣氛，慣於快速直接的丈夫，卻希望晚餐速戰速決。如果這對夫妻開始把正在談論的話題與性連結起來，艾瑞克森會迅速地隨意轉向其他話題，然後又回到比喻上面。會談結束時，他會直接建議這對夫妻選擇一個特殊的晚

上，安排一頓彼此都會滿意的愉快晚餐。當建議被成功實施時，可能這對夫妻還沒意識到艾瑞克森精心設定的目標——隱喻的方法——已經使他們從享用一頓愉快晚餐轉而獲得愉快的性愛了。

　　艾瑞克森對運用隱喻進行工作情有獨鍾。隱喻不僅適用於口語的交流，甚至有一些人過著隱喻式的生活，精神分裂症就是這種典型。艾瑞克森認為對於精神分裂症而言，最重要的資訊就是隱喻。當他在威斯康辛州醫院任職時，有一個自稱耶穌的年輕病人會像救世主般遊行，身披被單，賣力地向人們宣揚教義。在醫院的操場上，艾瑞克森走到他面前說：「我聽說你以前是木匠？」病人只好回答：「是的。」艾瑞克森讓這個年輕人參與打造書櫃的任務，使他的勞動富有成效。

　　在同家醫院還有一個例子。一名能幹的企業家虧了一大筆錢後開始變得憂鬱。他一直哭泣，手不停地在胸前來回擺動。艾瑞克森對他說：「你歷經沉浮。」並讓他把手的來回擺動變為上下移動。然後艾瑞克森帶他去職能治療師那裡，他指著病人上上下下的動作說：「雙手各拿一張砂紙，牢牢抓緊一塊豎直的粗糙木板，這樣就可以用砂紙擦亮這塊木頭了。」這個人開始做一些有用的事，停止了哭泣。後來他用木頭雕刻西洋棋出售。他很快好轉並出院回家，出院後的第一年就靠房地產賺了一萬美元。

　　儘管艾瑞克森與病人用隱喻進行交流，但他與其他治療師最明顯的區別，就是他不願向病人「解釋」隱喻的涵義。他不會把無意識翻譯成意識。無論病人以隱喻的形式說什麼，艾瑞克森都會以同樣的方式予以回應。透過比喻、人際互動以及指導，他利用隱喻使改變發生。他似乎覺得經過翻譯後的交流，會使人們改變的深度和靈活性受到阻礙。

他不僅避免解釋病人口語性的陳述，也避免解釋病人肢體動作的涵義。艾瑞克森以他對非口語行為的敏銳觀察著稱，但他所接收的資訊同樣是非口語性的。比如一個女病人曾對治療師說：「我喜歡我丈夫。」她邊說邊用手掩住嘴。治療師意識到她可能有所保留，因為她掩住了嘴，於是治療師開始幫助她意識到自己「無意識」的動作。但艾瑞克森會接受這位婦女的姿勢，並將其視為完美有效的交流方式，他絕不會對此進行評論。將她的資訊轉換成另一種形式是混亂和失禮的，更糟的是，這會使非常複雜的陳述過於簡單化。典型情況下，對無意識交流的「洞察性」詮釋必然會丟失一些內容，就像只能試圖用一句話來概括莎士比亞戲劇一樣。

艾瑞克森不僅在治療技巧中使用隱喻，甚至在收集資料時也會使用。有一天艾瑞克森正在與病人交談，正巧他的一個客人也在場。這個病人因為肢體疼痛來向艾瑞克森求助，他已經七十一歲了，因從屋頂摔下，導致手臂嚴重受傷而截肢。幾個月來病人一直感到他那被截去的手臂疼痛難忍，嘗試了各種治療均無法緩解，最後他來到鳳凰城接受艾瑞克森的治療。交談中病人談到了自己的康復情況，並提到自己的兩個兄弟。後來艾瑞克森在和客人交談時說，他只知道病人其中一個兄弟的事，或許還有一些沒談及的親屬。艾瑞克森還說，這個病人含糊其辭地表達過自己可能有不止一次的婚姻。客人很好奇，問艾瑞克森為什麼不直接詢問他的親戚情況。艾瑞克森說：「二十七年來他一直以鋪地板為生，多數人從事這個行業不會超過十五年，他卻做了近兩倍的時間。如果我想瞭解他更多的家庭背景，我會向他描述這樣的畫面：你在沙漠裡開車，路過一片較高處時，眼前突然躍入一棵孤

寂獨聳的鐵木樹。它的一根樹枝已被折斷，也許是肆虐的狂風所致。

因為他的工作經歷，我用『鐵木樹』做隱喻，一根樹枝已被折斷的鐵木樹，可能是因為狂風肆虐那片高地所致。然後談起樹周圍的豆科灌木，我會說『如果我是那棵樹上的最後一片樹葉』，我會想瞭解一下這棵樹的同伴，因為它總不會是孤零零的。」

客人對這種收集資料的方法感到困惑不解，他問艾瑞克森為什麼不簡單直接地問問病人的親人情況。艾瑞克森答道：「因為當我詢問你的兄弟姐妹和父母時，你會根據自己的教育水準，將他們放在一定的社會範疇裡；而我用這種間接的方法詢問時得到的資訊是不一樣的。那根折斷的樹枝無力卻堅韌地垂掛在孤寂的鐵木樹上。」艾瑞克森似乎很喜歡這個比喻，或許在與自己殘酷的身體狀況抗爭時，他也像荒漠裡的那棵鐵木樹。他繼續說：「當我說讓我們再來看看鐵木周圍低矮的樹叢，還有那比樹叢還高的豆科灌木時，病人可能就會開始談論他的孫輩和其他親人了。」

鼓勵復發

當病人正在改善，尤其是改善得太快時，艾瑞克森會指導他復發。這似乎是個不符常規的方法，與很多治療技術都不相同。然而，當人們仔細觀察催眠中的阻抗時，便可以理解這種方法了。

催眠過程中一個典型的問題就是病人過於合作。有時一個

催眠對象會迅速地服從所有指令，而事實上他常常在預測這些指令，所以在這種情況下，分不清誰在掌控正在發生的事。這類對象在某個時間點往往將停止合作，他會說：「我根本不相信這樣會起作用。」在催眠史所發展出的智慧中，對阻抗的處理方法是對其「挑戰」，催眠師會挑戰催眠對象，讓他對催眠師的命令進行抵抗，這是一種要求對象試著不去合作、但發現達不到指令要求的方法。如催眠師說：「我希望你試著睜開你的眼睛，但你卻發現自己做不到。」用這種微妙或直接的方法，挑戰逼迫對象嘗試著去抗拒，然後承認自己無法做到。

對於那些迅速改善的過於合作者，精神動力學取向的治療師會把改善理解成一種阻抗，或者逃入健康中。因為從理論上來說快速改善是不可能的，所以他們誤把快速改善當成過於合作。在其他時候，詮釋也會像挑戰一樣奏效。

在這種情況下，艾瑞克森會運用挑戰的方法，他會直接給指導，而不是進行詮釋。如果病人過於合作，而且似乎康復得太迅速了，那麼他會很容易復發，並可能表達對治療的失望。為了避免這種情況，艾瑞克森會接受病人的改善，但指導病人再一次復發。這時病人能夠抗拒的唯一方法，就是不去復發並繼續改善。艾瑞克森使用這種方法和採用各種解釋，使得復發合情合理。他更棒的做法是對病人說：「我希望你回到過去，並感覺狀況很糟糕，就像你當初帶著問題第一次來我這兒時那樣，因為我想讓你看一下，是否從那時起就有什麼是你渴望恢復和挽救的。」當這些有效地完成時，指導復發便成了預防復發，就像是用挑戰加強了催眠的反應。

透過挫敗某個反應來激勵它

艾瑞克森處理阻抗、激勵反應的發生，並因此產生「自發性」結果的另一項技術，也是他催眠治療及不涉及催眠方法的家族治療之特徵。如果一個催眠對象僅有部分反應，艾瑞克森會建議催眠師阻止這次反應。那意味著，催眠師應該指導催眠對象以某種方式行事，但當該對象開始這麼做時，催眠師會中斷該反應並轉換到其他領域。當催眠師又回到那個指令時，催眠對象的反應會更強，因為他已經蓄勢待發地準備反應，卻被挫敗了。

艾瑞克森把同樣的方法運用到家族治療中。當他會見整個家庭時，家庭中某個成員面對治療師的一再鼓勵還是一言不發。形式上，這和催眠中愈鼓勵催眠對象做出反應，卻愈得不到回應的情況一樣。艾瑞克森的處理方法是索性禁止這個人說話。

如出一轍的方法還有艾瑞克森如何籌畫讓不合作的丈夫「自發」決定和妻子一起參加治療。如果丈夫拒絕會談，艾瑞克森就單獨約見妻子。在治療中他會提及一些事，他知道丈夫肯定不會同意，但他對妻子說：「我猜你丈夫一定會贊同的」或「我想你丈夫對那些並不太理解」。當丈夫從妻子那兒得知治療師竟敢如此誤解自己時，他便開始行使他的自由，堅持讓妻子為自己和治療師預約會談，以便他直接向艾瑞克森澄清。於是丈夫也參與到治療中了。

利用空間和地點

催眠的另一方面與空間定向有關。一個人有能力對時間地點失去定向感，這使催眠師領會到時間空間的主觀性體驗。他會坐在一個房間裡，卻堅信自己身處於另一個房間；他也可能坐在一個地方，卻從房間的對面看見自己坐在那裡；他還可能把眼前這一刻，錯認為是過去或者未來此刻的他；他也可能把催眠師當做別人……根據經驗，催眠師意識到人們是根據視覺和聽覺線索來對自己定位的，那麼一旦改變這些線索，也能改變一個人的定向感。

以此為基礎，會見家庭時，艾瑞克森意識到如果讓家庭中每個成員的空間位置發生改變，那麼對其他家庭成員的行為也會產生一定的影響。比許多家族治療師有過之而無不及的是，在治療室裡，他喜歡讓家庭成員交換坐不同的椅子，並且結成不同的聯盟。就像他所說的那樣：

「會見家庭時，我會視他們為整體，但我也喜歡保留讓他們留在治療室或是離開的自由。當他們在治療室時，我會設定一定的規則，安排父親坐在那張椅子上，當然母親應該坐在那邊的另一張椅子上，姐姐坐在這裡，弟弟坐在旁邊。透過幾次這樣的安排，我為他們定義了彼此的空間位置。當我對他們說話時，我也在對那個特定的空間說話，而其他人聆聽。當一個家庭成員對我說話，其他人同樣聆聽。空間的分隔會阻止談話時其他人插話，它也迫使

其他家庭成員冷靜接納更客觀的建議。

　　如果我請某些人暫時走出治療室——比如請母親和孩子暫時出去——我會慎重地把父親請到母親的座椅上；或者先請孩子出去，讓母親坐在孩子的位置上，至少暫時這樣。有時我會說：『當坐在你兒子的位置上時，我想你會對他的認識更清晰一點。』或者『你坐在你丈夫的位置上，或許這會使你瞭解一些他對我的看法。』對整個家庭進行數次治療後，我對他們進行了重排，所以現在父親坐在最初母親的位置上。家庭內的分組依然存在，然而這些分組被重新排列過了，這就是你為改變一個家庭所能做的事情。」

　　這種空間的定位不僅讓人聯想到催眠的考量，還與艾瑞克森的催眠步驟有特殊的關聯。在家族治療中，第一步便是根據他自己的位置來定義一個人，然後改變自己的位置，讓對方也隨之改變。同樣，當處理抗拒的催眠對象時，他接受阻抗，並標示阻抗就像位於某個地理位置。他會說：「坐在那張椅子上，你發現自己十分抗拒。」然後他讓這個人移到另一張椅子上，這樣就把阻抗留在了以前的位置上，是那個位置產生了阻抗。

強調積極的面向

　　十九世紀末，對「無意識」的思想分化為兩種流派：西格蒙特・佛洛伊德（Sigmund Freud）強調無意識由可怕的力量組成，它們一直在試圖尋求突破以達到意識層面。他的治療方法以對這

讓無意識在生命中自由表達

些意識和理性識別外之思想的不信任為基礎。另一個流派大部分由催眠師組成，他們強調無意識是一種積極的力量，它會讓人們做出對自己最有利的事情。因此催眠師會建議讓無意識可以在生命中自由地表達。艾瑞克森傾向於後者的觀點，並且無論在他的催眠治療還是家族治療中，他都傾向於強調案主行為中的積極面向。這部分以他的假設為基礎，即一個人具有自然成長的訴求；還有一部分是因為他認為如果強調積極的面向，病人會更加合作。不像精神動力學取向的治療師，他們的解析導致了負面的情緒和敵意的行為，艾瑞克森從積極的方面重新定義人們的所作所為，以鼓勵他們改變。他不會把困難最小化，但他會發現困難中某些可以用於改善一個人或家庭功能的面向。他假設了人們的進一步發展，這裡有些積極的力量需要被釋放，而不是假設無意識中存在某些敵意，且這些敵意必須得釋放出來。當進行夫妻或家族治療時，他的重點並非放在他們彼此相處時那些令人遺憾的方式上，而是去發掘他們關係中值得肯定並可以擴大的面向。這種強調積極面的特點，似乎直接出自他催眠的經驗。

為觀念播種

在催眠誘導的過程中，艾瑞克森喜歡「播種」（seeding）或建立某種觀念，並以此做為隨後工作的基礎。在交流一開始，他便會強調某種觀念，這樣一來，如果後來希望獲得某種反應，他已經為那反應做了鋪陳工作。在家族治療中，艾瑞克森收集資料時便會介紹或強調某種觀念，在以後的工作中只要情況允許，他便以此為基礎進行擴展。透過這種方式，他的催眠和治療具有了

連續性，因為儘管會介紹一些新內容，但也總處在與之前觀念相關的框架之內。

擴大變化

艾瑞克森催眠的特點是他力求一個小的反應，然後以此為基礎，擴大這個反應，直至達到目標。他常告誡催眠師，不要試圖一下子獲得太多太快的變化，而是接受已經有的反應，並擴大它。這也是艾瑞克森家族治療的特點，也就是他尋求一個小改變，並在此基礎上擴大它。如果改變發生在關鍵區域，即使看似很小的變化也會改變整個系統。有時他會用河壩上的一個洞來做比喻，不需要很大的洞，便會導致整個大壩的結構發生改變。

人們愈來愈清楚地意識到家族治療的重點是改變一個系統，在這個系統裡，某種模式一直在重複，因此這個系統也十分穩定。有兩種被認為是比較合適的方法：一是引發家庭危機，使系統不再穩定，家庭也因此必須改革而形成不同模式；另一種是選擇系統的一個面向去引起改變，然後鼓勵擴大改變，直到系統失控而必須重組。艾瑞克森希望引入危機以導致改變發生，但與大多數治療師相比，他更喜歡引發小改變，再將之擴展，直至大變化的發生。這種方法與他擴大催眠對象反應的治療特點非常類似。

遺忘及資訊控制

不同流派的家族治療對「是什麼產生了改變」有不同的理論

解釋，他們的治療方法也以此為基礎，這很常見。比如一個治療師相信情感表達及獲得洞察會導致改變，他就會鼓勵家庭成員間表達情感，並幫助他們理解為什麼他們會根據過去的經驗行事。通常家族治療師也會鼓勵開放家庭成員間的交流管道，以便任何人的任何想法都會對其他人表達出來。艾瑞克森的家族治療似乎沒有那種傾向，雖然對某些特殊的病例，他會聚焦於情感表達或彼此理解，並鼓勵開放系統，但一般情況下他不這麼做。他常在單獨會談中瞭解家庭成員，當他把家庭成員聚集在一起時，他喜歡安排應該說什麼，應該怎樣說，這樣才能使導向特定目標的變化產生。有時他約見妻子，給她某些指導；然後約見丈夫，給他不同的指導。他不鼓勵、甚至阻止他們彼此討論發生了什麼。這些指導以後會將這對夫妻帶到一起，那時彼此間才會有開放的交流。他通常會順應家族治療的基本規則，不會始終站在某個家庭成員那邊，或幫家庭的某部分對抗另一部分。然而當他進入家庭系統時，他的投入可能會直達家庭的每個部分，並精心控制新的資訊在家庭成員中被如何分配。

因為艾瑞克森的方法與大多數家族治療師大相逕庭，也許人們想知道它的由來。我想它源於催眠技術。做為催眠師的經歷不僅使艾瑞克森願意掌控並給予指導，而且他像很多催眠師一樣，也是控制對象清醒意識的專家。他傾向於把人定義為兩部分，他控制無意識的思想流向清醒意識。一個明顯的例子是把過去創傷性的經歷帶回意識，這是艾瑞克森早期催眠時採用的方法。他訓練病人遺忘，然後系統化地觀察創傷是怎樣被回憶的。通常過去的經歷都可以再現，但在清醒時，病人的這些記憶卻是被遺忘的。然後，或者是一點點地，或者是透過艾瑞克森的特殊方法，

這些資訊從無意識轉化為意識層面的覺察。有時，這個步驟包括對情勢的洞察力，這些洞察在當下被遺忘了，之後才被喚起。在我看來，這個過程很像艾瑞克森對家庭成員中資訊的控制，在某種情況下，他允許一些資訊交流，但另一些資訊卻不被允許，就這樣一步步地達到他後來的目標。

喚醒和解放

艾瑞克森像其他家族治療師一樣，在重視營造和睦的氛圍的同時，也重視家庭成員獲得自主性。如果是孩子存在問題，而家長過度強烈地干涉孩子，他就會加以介入，為孩子提供更多的獨立空間。如果青少年患了精神分裂症，他會致力於把這個年輕人從他與家庭病理性的強烈糾纏中解放出來，使他邁向自己的生活。這種關心伴有雙方強烈的涉入，他們對彼此的反應是如此強烈，似乎被迫與其他人隔離了。這種情況對催眠師來說很自然，催眠師專注於他的對象，努力使其對自己完全反應，並不受其他刺激的干擾。當催眠師觀察家庭成員間的相處時，他會馬上發現並介入彼此過分強烈的涉入。

另外，我們對於催眠師喚醒催眠對象過程的瞭解，也與一種治療性介入有關，亦即把強烈涉入的人們轉向較輕微的涉入中。我們常以為催眠喚醒是件簡單的事，就像對信號進行反應那樣，如聽到催眠師說「醒來」，或只是數到三。然而同時觀察催眠師和催眠對象時，就會發現這個過程遠比想像的複雜。催眠師不僅給出了提示，還改變了整個行為，他身體的動作在變，語調也變了，他還把興趣轉向其他地方。催眠對象也相應地從恍惚行為變

成社交性行為。當催眠對象不願被喚醒時，他會繼續恍惚行為，這時催眠師會增強非催眠性的社交性行為，要求催眠對象對他做出更自由的社交性回應。我覺得艾瑞克森正是利用了他喚醒催眠對象的豐富經驗，來介入和改變家庭成員彼此過分強烈涉入的行為。

避免自我探索

比起讓人們理解自己為何與對方處於不幸的關係當中，艾瑞克森更樂意去改變這種狀態。他的治療方法最基本的一點，就是並沒有對引起行為的假設性原因進行解釋。同時他傳達了這樣的思想：治療師希望幫助病人瞭解「為什麼」他們的行為方式會是這樣的，其實會阻止真正具治療性的改變。

精神動力學中對於導致改變發生的最基本理論是：如果一個人理解了他自己和自己的動機，便會從痛苦的症狀中康復。這一思想似乎自十九世紀以來就在提倡理性的人群中盛行。佛洛伊德則認為人們是不會如此理性的，但如果他們理解了無意識中的力量，他們就會變得理性了。在佛洛伊德的理論中，潛抑（repression）是精神病理的基本原因，治療的首要關鍵便是透過有意識的內省來解除潛抑。他的方法重點在於詮釋病人的言行，使他們意識到扭曲的移情。

由於心靈愈來愈需要交流，治療的重點也有所轉變。隨著蘇利文（Sullivan）的出現，心理治療開始關注於幫助人們意識到人際關係的困難。如果病人能「明白」他正在做什麼，尤其是將此與過去「連結」起來，他就會發生改變並康復。

　　此後，當治療師會見整個家庭而非個人時，許多治療師不假思索地把同樣的理念運用到工作中——也就是意識層面的覺察會引起改變，不管是經驗上的或情感上的覺察。如果家庭成員能理解他們彼此是如何互動，以及為什麼會這樣，家庭系統就會改變。有時治療師會運用精神動力學進行詮釋，幫助家庭成員發現他們內射（introjected）的過去形象。當家庭成員發現他們人際困難和憤怒的原因時，這些詮釋就更傾向於蘇利文主義了。在一般的情況下，做出詮釋主要是針對家庭成員的挑釁，或其對治療師產生了移情性的關係。

　　過去十年，操作制約取向的治療師提出了改變的另一種理論。交互抑制以及透過有計畫的增強來改變行為的方法，都不是建立在「意識到自己為什麼這麼做，因而使改變發生」的觀點上。而是假設：增強對行為的改變，將會改變這個行為。同樣地，一些家族治療流派以這種觀點為基礎，即治療師對家庭的介入導致了改變的發生，與參與者是否意識到什麼無關。這就是說，在沒有對個人行為的意義和功能有所理解下，就發生了治療性的改變，這樣的觀點是更值得尊重的。這種改變比當被幫助者理解了自己為什麼會如此行事後所發生的改變更持久。

　　不過，現今受過良好培訓的治療師都傾向於進行詮釋，幾乎像是一種反射。他可能會談論人際間的相互行為、系統理論、增強或經驗的產生，但其治療技術主要依靠去描繪人們如何行事，並幫助他們理解自己行為出現的原因。如果不重視理解，許多臨床醫生會產生障礙。他們治療的全部技能都局限在一些不熟悉的狀況和行為改變的步驟上。而其他的選擇，就是本書呈現的艾瑞克森治療方法。

做為精神科醫生，艾瑞克森受過嚴格訓練，他開闢了自己的道路。在他受訓的年代，佛洛伊德對催眠的反對使幾代年輕的精神科醫生都放棄了這門藝術。然而艾瑞克森卻學習了催眠，並把它廣泛地運用在治療中。即使那些使用催眠的醫生，也仍在佛洛伊德的理論框架下工作。他們進行催眠分析，使創傷性往事及無意識的思想在意識層面被認知到。艾瑞克森嘗試後放棄了，並發展出很不一樣的催眠用途。從幫助人們意識到他們為什麼這麼做、究竟做了什麼，轉為考慮如何產生治療性的改變。透過這種轉變，他離開了傳統精神醫學的取向。他並不隨心所欲，而是不斷檢驗這種方法的治療效果，並想出新方法來改善。他目前的治療方法，代表了三十多年來使用不同方法進行臨床實驗、並最終導致治療性改變的成果。

除非是透過提供具體案例，否則評論艾瑞克森在治療裡沒做什麼，要比評說他在治療裡做了什麼更容易。他治療的風格並不以洞察無意識的過程為基礎，不涉及幫助人們理解他們人際交往上的困難。他不做移情的詮釋，不探索人的動機，他也不是僅僅只做修復。他的改變理論更加複雜，似乎是建立在治療師的人際互動影響上，然而病人對此卻沒有意識。他的理論還包括提供指導而導致行為的改變，並強調透過隱喻來進行交流。

家庭生命週期

如果不考慮艾瑞克森治療理念中的「目標」概念，就無法完整理解他緩解病人問題的策略療法。與其他治療師相比，他更常將人們生命歷程中的「正常狀態」或常見過程謹記在心。他對

待新婚夫妻的方法不會與對待已婚二十多年的夫妻相同；他處理有兒童的家庭，與處理家裡有大到可以離家的孩子所用的方法也是不同的。通常他的個案聽起來恰到好處，因為他的目標非常簡單：在求愛階段，婚姻就是成功；在初婚階段，孩子出生就是成功。無論處在家庭生活的哪個階段，向下一個階段過渡，對個人及其家庭的發展都是關鍵的一步。他工作的大綱便是根據家庭生命週期，從求愛直到老年、死亡。隨後的章節裡，會透過個案介紹在這些階段中，艾瑞克森用於解決問題的策略。如果考慮到家庭發展的過程，及在家庭生命週期中人們從一個階段向另一個階段過渡時的危機點，就能更充分地理解艾瑞克森的治療了。

【第二章】 家庭生命週期

　　儘管人類激情的舞臺實際上就是日常家庭生活，但直到最近此脈絡才被實際觀察及認真對待。人們愈來愈明白，隨著歲月流逝，家庭也在經歷發展的過程。當這一過程受阻時，人類的痛苦及精神病性的症狀就會出現。然而對於臨床醫學或社會科學的專家而言，要認真嚴肅地對待這些日常生活瑣事是很困難的。在精神醫學和心理學界，似乎關注認同、妄想的形成、無意識的精神動力、知覺的定律，而非處理男女結合、生兒育女過程中出現的困境。現在，我們開始理解親密社會關係對人類自然本性的巨大影響。我們發現自己面臨一個事實，那就是隨著時間的消逝，我們的社會關係也在發生變化，而且對這個過程我們所瞭解的資訊非常有限。

　　如果要運用策略療法，就意味著必須搞清楚治療中由誰來制定策略。在過去的二十多年裡我們已經取得了進步，對於症狀的功能和其他人類問題有了更加廣泛的瞭解。症狀曾經被認為是個體自外於其社會處境的表達；焦慮發作或憂鬱症是一個人狀態的表達。後來又有另一觀點認為症狀是人與人之間關係的表達，在親密關係中也具有戰術性的作用。焦慮發作對婚姻或家庭、對患者的工作，以及對其與治療師的關係都發揮著一定的作用，具有一定的功能。然而現在有了一個更加開放的觀點，它就蘊含在艾瑞克森的治療當中：當家庭或其他自然群組的生命週期擴展受阻或錯位時，症狀便出現了。症狀是渡過生命週期某一階段時出現

困難的信號。例如，母親生了孩子後出現焦慮，這是家庭在要完成孩子餵養階段時出現了困難的表達。在直接針對症狀的同時，艾瑞克森的治療策略還有更大的目標，即解決家庭的問題，並使其生命週期重新運轉。對艾瑞克森精湛技藝的仰慕，可能會使得人們忽視了指導他策略療法的家庭生命週期相關假設。

久而久之，如果一個人接受家庭發展過程的重要性，他會立即發現關於家庭生命週期的資訊有多麼少。目前還未進行過以觀察家庭為基礎的縱向研究，只有一些自陳式的調查研究。在這些調查裡，往往會詢問家庭成員一些關於生活的事情，不過這些已經被證實是高度不可信的。我們擁有的其他資訊，是以家庭遇到困難而進行治療時為基礎的，所以我們雖然觀察了家庭週期的不同階段，卻並不知道這之前的情況或自然狀態下是怎麼樣的。為了指導治療策略而希望瞭解家庭自然發展情況的臨床醫生，會發現自己處在關於家庭「應該怎樣」而不是「究竟怎樣」的巨大負擔下，對這個家庭自然發展的過程和艱辛實在是一無所知。

另一個問題是，由於文化變遷和新家庭生活形式的出現，我們對家庭發展的理解會很快過時。核心家庭的父母和孩子住在同一屋簷下，而與大家庭分離，這樣的生活形式也是近期出現的。當我們瞭解核心家庭時，會發現公社家庭（communal family）的新形式正在出現。而當治療師面對年輕人的時候，也會發現自己根據既有概念化模式的思考已經過時了。臨床醫生必須容忍已經存在的不同生活方式，同時掌握家庭發展的過程，做為認識危機階段的指南。

對美國中產階級家庭危機階段的簡要概括，對於理解艾瑞克森的策略方法提供了一種背景，儘管這樣還不夠全面，也忽視了

階級和文化的差異。在任何特定時期，家庭都是格外複雜的，更不用說整個一生了，因此我們不可能在本書裡嘗試對此做更多的討論。本章概括了後面章節的基本框架，呈現了艾瑞克森解決不同家庭生命階段問題的方法。

　　不過，在對家庭生命週期進行描述之前，我想先討論一下對這種治療觀點可能存在的異議。比如說，治療的目的是說明人們度過危機，以進入家庭生命的另一個階段，這會使一些臨床醫生認為這種方法就是調節人們去適應他們的家庭，或適應塑造了家庭的社會。這樣的觀點很天真，因為它忽視了以下事實：個人的自由和成長，是由他如何成功參與自己的自然群組及其發展所決定的。人們可能認為社交孤立要比投入愛和工作更加自由，但如果考慮到社交孤立所導致的限制，就不會再這麼想了。

　　這裡有兩種情況會「調節」一個人去適應其環境，但不會導致成長性的改變。一種是使用藥物使其穩定。如果年輕人已經到了一定年齡，家庭卻無法度過放手讓其離開的階段，這個年輕人就會出現症狀。使用藥物會避免麻煩，但同時也阻止了改變，而使這種狀態慢性化。另一種方法是長期的個別心理治療，主要幫助一個人理解其童年的發展和錯誤的認知，而不是幫助他理解目前生活狀態的真實性。比如許多妻子對單調的農村生活不滿，但經過數年深入的心理分析後已經穩定下來。這種治療並沒有鼓勵她們創造更豐富的生活，而是對她們灌輸了這樣的思想：問題出自她們的內心，而不是環境。這種治療就阻止了改變的發生。

　　如果有人認為治療是為一個人的生命導入多樣性和豐富性，那麼治療的目標便是把這個人從處於困境的社會網絡之限制和約束中釋放出來。通常當一個人處於難以忍受的處境並試圖突破它

時，症狀就會出現。曾經有觀點認為，聚焦於症狀時，一個人即使變得適應，也「僅僅」是症狀的緩解。持這種觀點的是那些並不知道如何治療症狀的臨床醫生，所以他們沒有認識到，除了個別案例外，如果造成個人的社會環境沒有產生根本的改變，症狀是不可能被治癒的；正是環境的改變，才使個體解放並得以發展和改變。以焦慮發作為例，它是受限的人際交往環境之產物。除非治療師的介入能幫助病人在生活裡尋找到更多的選擇，否則症狀是不會緩解的。

求愛期

系統地研究人類家庭是最近的事，並且與對其他動物社會系統的研究相一致。從二十世紀五〇年代起，人類以及陸地上的野獸、天空的飛禽，都已在各自的自然環境裡被觀察和研究。人類與其他動物之間既有相似之處，又有著至關重要的差異，這些發現幫助我們澄清人類的自然困境。人類在求愛、婚配、築巢、生兒育女、逐出後代使其獨立生活等方面，與其他生物有著相同之處，但是由於人類社會有著更複雜的社會組織，因此家庭生命週期中出現的一些問題是人類所特有的。

每種學習型的動物在合適的年齡都會經歷求愛儀式，但儀式變化的範圍很大。在一些物種中存在著匿名一族，在合適的季節，個體會與任何一個此時正巧路過的異性成員交配；而另一些物種的交配不會這麼隨意。一些動物會與其配偶在每年的交配季節約會，但在其他季節牠們絕不會聯繫。許多物種也會選擇終生相伴的配偶，在以後的多年裡定期生兒育女。以灰雁為例，牠們

一旦交配便終生相伴，如果其中一隻死去，倖存的那隻會憂傷不已，並可能再也不會交配了。

對擁有複雜能力的人類而言，可能會有類似其他動物的交配習慣。在久遠的年代，男人可以和過路的任何女人交媾，愈隨意愈好；男人也可以有私密的風流韻事，只在有性需求時與特定的女人約會，其他時間絕不見她。人類也曾嘗試過的多夫制或多妻制，並成為某些族群的特色，不過基本上還是一個男人一生只選擇一個配偶，並始終與其相伴，至少這是美國中產階級一夫一妻制的模式，這種形式也是本文討論的重點。

人與其他動物之間關鍵的不同之處，在於人是唯一有姻親的動物。在人類家庭的每一個生命階段，都會涉及到一些大家庭的親戚，但在其他物種中，代與代之間是沒有連續性的：父母養育兒女，兒女長大離家，並在無父母協助的情況下選擇配偶。一隻母熊不會告訴牠的女兒應該去嫁給誰，或監督牠哺育小熊。但人類的父母會為子女篩選合適的配偶，並幫忙撫養自己的孫子、孫女。這樣一來，婚姻不僅僅是兩個人的結合，而是兩個家庭走到了一起。這兩個家庭發揮著作用，並創造了一個複雜的次系統網絡。

人與其他動物的區別，不僅僅在於人類的拇指與其他手指相對而生、協調地使用工具，或者擁有更大的大腦。大家庭親屬的參與是人與其他動物之間更重要的差異。實際上，人類尺寸較大的大腦，可能就是為了應付複雜的社會網絡而發展形成的。人類多代間的相互涉入可能造成了人類心理問題的產生，這在其他動物中並沒有發現過（動物的神經症或精神病似乎是在人類干預後才出現——並非自然存在的）。

　　人類生命中許多大的困境，都出現在年輕人從少年發展為成年人的時期。此時發生的事情對個人在社會階層所處的位置其影響長達終生。這是生命裡的重要時刻之一，這時介入的效果會比其他任何時候都更為持久。

　　人類或任何種類的動物，從青春期邁入成人社群後，<u>開始失去少年時被容忍的部分特權</u>。這是一個特定的時期，幸運的是人類的這個時期相對較長。他們在此期間透過與他人的關係建立身分地位，並選擇配偶。在大多數動物中，那些在關鍵時期無法建立自己的領地者，會淪入所在社群的最低地位，且無法婚配。牠們成為邊緣的動物，徘徊在他人領地的周圍。如果牠們試圖透過戰鬥獲得領土和地位，那意味著牠們得挑戰這樣的規則：當與那些掌控領土的動物爭鬥時，勝利幾乎總是屬於掌控者的。這些被遺棄者發現雌性不喜歡與沒有地位的雄性交配；相反地，那些沒有被選擇交配的雌性也會被邊緣化，被雄性忽視，並被那些有配偶且有地位的雌性視為眼中釘。牠們無人擁護、不被關愛，被大自然所遺棄，並會被當成動物群內的食物，貢獻給獵食者。牠們的生命相對短暫，無法繁衍後代。

　　人類當中，這些處於邊緣地位的「反常者」則會被送到專業的助人部門：慈善團體、社工部門、心理學和精神醫學專業機構，這些部門會為他們提供幫助。專業人員出於天性，是仁慈的助人者，也是社會機器的代理人。從仁慈的角度來看，他們幫助社會中的反常者獲得工作和夥伴，並成為社區中有用的一分子；從控制者的角度看，他們試圖把這些反常者聚集在一個機構裡，在這裡他們就不會對那些已經贏得空間和地位的人造成麻煩了，有時這也被認為是在幫助他們。

　　儘管我們對美國青少年求愛行為的瞭解比其他動物要少（灰雁的求愛行為已經被研究半個世紀了），但我們確實知道其中有時間因素，也有風險因素。在一定的年齡階段，年輕人蜂擁著學習求愛，並投入此活動之中。一個孩子愈是延遲這個過程，就愈容易成為社會網絡的邊緣人。二十多歲還沒約會過的年輕人，在和那些經歷過數年求愛的同齡年輕人相處時會成為**異類**。這不僅僅是因為這個沒有經驗的年輕人沒學會如何與異性相處，或者不能激發適當的身體反應，更是因為他的社會行為是不恰當的；他選擇求愛的對象都已經在進行後期的求婚行為了，而他還在解決早期階段的問題。

　　如果求愛是理智的過程，問題可能會簡單一些，但它顯然不是。年輕人會以結婚為手段來拯救彼此、逃離家庭，僅僅是因為他們墜入愛河，想要一個孩子及許多其他原因。兩個年輕人首次不期而遇，可能會導致難以預料的結果。人類青少年的一個特殊問題在於，他們會受到家庭及同輩們的刺激和干涉。他們自己的家庭模式會阻止其與同齡人間的正常發展。從根本上說，這是一個斷奶的問題，而且這個過程直到孩子離開家、在家庭之外建立親密聯繫後，才算完成。人類發展長期的哺育期，會導致最小的孩子永遠離不開家，並無法為其獨立生活做準備。母熊會把小熊送到樹上然後離開牠們。人類父母可以對子女放手，但他們也可能使子女永遠地深陷並糾纏於家庭組織中。

　　許多成為邊緣人的青少年，永遠不會完全從家庭中分離出來或自發選擇配偶，來完成建立自己家庭的必要階段。在一些文化裡，配偶的選擇被明確定義為父母的權利。即使在那些對婚姻觀念更具浪漫色彩的文化中，孩子也不能完全自由地選擇異性夥

伴。當年輕人勇敢離家並與年輕女性認真交往時，雙方父母都會成為「決策過程」的一部分。即便年輕人選擇配偶是出於叛逆，是因為他們的父母反對這個選擇，父母也仍會捲入其中，因為這個選擇其實並不是獨立的決定，而是一個家庭的決定過程，明顯就像我們曾認為的「精神官能性的伴侶選擇」（neurotic choice of partner）。

對許多青少年而言，來自專業治療師的幫助會成為一種啟蒙儀式，這種幫助提供了家庭以外的一種關係，其目的是協助青少年達到獨立和成熟。文化幫助把年輕人從緊密的家庭組織中解放出來，並走進婚姻殿堂，成立自己的家庭，這是另一種方法。

治療成功時，會使得年輕人轉入一種可以發揮自己最大潛能的生活；不成功時，這個年輕人就會淪為邊緣人，而治療也可能促成這種失敗。治療師介入得愈激烈——例如要求其住院或進行數年的治療——伴隨這個年輕人的「特殊」人類污名感就會愈持久。這時，治療關係本身阻滯而非促進年輕人的改變。長期治療會使年輕人生活的很多方面產生異常的偏倚：它使父母持續進行經濟投入，產生對付費關係的依賴，並以此替代更正常的關係，甚至還會創造出這樣一類青少年——他們的關注集中在自己行事的原因，並以受限的思想意識去做解釋。

當治療師的技巧改進時，治療目標就訂定得更精確，治療技術也更有效。隨著治療師認識到不是所有出問題的青少年都能適應單一療法的時候，許多改變就發生了——每個人都有獨特的背景，治療時必須有足夠的靈活性，以適應特殊情境的需要。當年輕人感到他們無法展開自己期盼的愛情，或無法參與自己希望的工作時，他們會要求治療，所以他們設立的目標是治療師應該幫

助他們獲得這些。臨床中常會出現這樣的情況，治療師和病人都設定了目標，但在治療過程中，第三個目標出現了，而這個目標是雙方以前都沒有想到的。一個專業助人者對一個人的生活進行介入，結果卻是無法預測的。

　　臨床醫生對年輕人進行治療時面臨的問題之一，就是他必須有足夠的智慧成為一個嚮導，同時又不刻板地堅持這個觀點：他必須調節年輕人適應自己該有的生活。例如一般情況下，年輕人應該結婚生子，但很多人並不選擇這條通往滿意生活的道路。如果一個年輕人前來要求治療，因為他希望自己可以結婚或在職業生涯中獲得成功，但做不到，那麼醫生應該知道怎樣去協助他達到目標。但是，如果一個年輕人並沒有選擇這樣的生活道路，治療師卻把這樣的目標強加給他，其理由僅僅是因為這是可以「接受」的行為，這就是不切實際的，並且會阻礙治療效果。幸運的是，美國文化有著充分的多樣性，允許人們以不同的方式生活，不一定要符合城市中產階級核心家庭的生活方式。

　　如果臨床醫生認為治療的目標，就是要向一個人介紹生活的複雜性及豐富性，他們會更主張鼓勵人們以不同的方式生活，而不是去符合社會接受的模式。臨床醫生的問題是，他們需要認識到許多年輕人的生活過於單一狹隘，是由於他們沒有成功地把自己從家庭羈絆當中解放出來。比如，一部分年輕人以非主流的方式生活，因為他們是追求不同生活方式的新興文化一族；另一部分年輕人如此生活，則是因為他們在家庭裡的作用完全失敗。他們如此的反應並不是針對同輩，而是針對一旦選擇較符合常規的道路時，所要面臨的家庭境況。雖然看似他們做了某種選擇，實則為對家庭的束縛羈絆做出的無助反應。和他們談論不同的生活

方式，就好像和囚徒談論怎樣使用自由一樣。治療師的困難在於確定有哪些限制阻止了年輕人獲得更豐富有趣的生活，在這種情況下，不會見整個家庭是不可能的。

就像年輕人因不願離家而拒絕婚姻一樣，他們也會草率成婚，以脫離不幸的家庭網絡。治療師的任務就是阻止年輕人在認識到生活的多樣性之前，過於倉促地進入家庭生活的下一階段。

艾瑞克森醫生解決求愛期問題的方法，會在第三章進行討論。

婚姻及其結果

婚禮儀式不僅對年輕夫妻而言相當重要，甚至對整個家庭而言也是如此，其重要性在於它是一個開端。當愈來愈多的年輕人放棄舉行儀式時，這一點反而更加明顯了。年輕人眼中多餘的儀式，其實是生命不同階段的重要界限，它能幫助相關的每個人都改變彼此連結的方式。在許多文化中，圍繞出生、青春期、婚姻以及死亡的儀式，是做為穩定生活的關鍵因素而被保護著的。

無論婚前的情侶是什麼關係，儀式都會改變那種關係的性質。對許多伴侶而言，從蜜月直到有孩子之前的時光是最美好的。對其他一些人卻不同，他們在婚姻並未順利開展前，就經歷了令人不知所措的壓力，導致婚姻關係破裂，或者產生症狀。

一些婚姻由於目的不同，一開始便有了麻煩。比如那些以逃離家裡為目標的年輕人發現，一旦結婚，他們婚姻的理由便消失了。他們是逃脫了，但卻進入了沒有其他目的的婚姻。如果婚姻要繼續下去，就必須發現其他理由來做為婚姻的基礎。他們對婚

姻的幻想在經歷了真正的婚姻後,便蕩然無存了。

　　儘管對每個個體而言,婚姻的象徵行為有著不同的意義,但無論如何,婚姻主要是年輕人允諾要彼此共度一生的約定。在這個輕言離婚的時代,雖然人們可以有所保留地進入婚姻,只把它當作一次嘗試,但是一旦把婚姻當做一種承諾,年輕人會發現自己將以全新的方式來與對方互動。有時他們感到陷入困境,開始變得反叛,針對關鍵問題爭吵;或者覺得要解放自我以「成為自己」,並用讓配偶難以預料的方式做事。透過婚姻,夫妻雙方不再退縮,但這種勇往直前、毫無保留的親密關係,可能是受歡迎的,也有可能是令人恐懼的。許多保守的年輕人在婚後才發生性關係,同樣地,他們對性探險的不同想法和婚前過高的期望,也會引起失望和困惑。

　　當已婚夫婦開始生活在一起時,他們必須訂定出一些共同生活的必要協議。他們必須接受彼此與原生家庭及同輩相處的方式,適應共同生活和彼此獨居時或大或小的種種差異。或許含蓄、或許坦率,但他們都必須解決大量的問題。其中一些在婚前是無法預測的,包括誰來決定他們住在哪兒,妻子對丈夫職業的影響應該有多大,是否應該評判彼此的朋友,妻子應該工作還是待在家裡……等數百個問題,甚至還包括誰來挑選衣服這種明顯瑣碎的小事。他們對婚姻所獲得的資訊和實際經歷,是兩種完全不同性質的知識。

　　當年輕夫妻磨合出一種新關係時,他們還必須想辦法來處理分歧。在這個早期階段,由於新婚的氛圍以及不願傷害對方的感情,他們常避免公開的矛盾或批評性的言論。而當彼此所避免的矛盾分歧愈來愈大時,他們會發現自己經常處於爭吵和莫名對

另一方動怒的邊緣。有時這些難以解決的問題就成了婚姻的一部分。更為常見的是，一個人挑起了小矛盾，另一個以牙還牙，於是開始了公開的爭吵，使一直以來以間接方式交流的問題公開化了。通常這樣公開的爭鬥是令人恐懼的，因為它會誘發難以預料的情緒變化。雖然他們會和解，並發誓永不再爭吵，但慢慢地問題又繼續積累，直到又一次的突然爆發和又一次的爭吵……在這個過程中，他們磨合出處理分歧與解決問題的方法。有時結果並不盡如人意，這會引起更大的不滿，且在以後的婚姻生活中表現出來。比如，一對夫妻發現只要向另一方屈服了，矛盾就會解決，他或她感到事情是否變得合理根本不重要。在這個早期階段，丈夫或妻子不僅學會了用無助或疾病的力量進行操控，還學會了利用暴力來控制對方。

新婚夫妻的很多決定，不僅受到他們在各自家庭中所學到的經驗影響，還受到目前與父母糾纏關係的影響，這是婚姻不可避免的面向。就個人而言，年輕人必須從依賴父母轉變為與父母像獨立的成年人那樣交往，用與以前不同的方式對待父母。

新婚夫妻的決定很難不受自己父母的影響，例如妻子是否工作，應該住在哪裡等等。年輕人必須建立起獨立於父母影響的領地；同樣地，在孩子婚後，父母也要改變與孩子相處的方式。對年輕夫妻而言，太多善意的幫助會像非建設性的責難一樣有害。當父母繼續提供經濟支持時，就等於含蓄或直接地蘊含著以支配孩子生活方式為回報的要求。隨之而來的問題是：給現金還是送禮物？給妻子還是丈夫，或者送給夫妻倆？再慷慨的贈送也帶著隱含的批評——這其實是不應該的。一段新的婚姻常會在根本還沒意識到是什麼導致不悅感覺的情況下，就由於父母的自然涉入

而產生分裂。當婚姻陷入與親屬間的衝突時，症狀就會出現。比如，當丈夫不能阻止他母親對婚姻的干擾時，某些症狀的發生就成了對付這種干擾的方法。

　　一些夫妻會嘗試切斷與親族的聯繫，以捍衛自己獨立的領土，通常這並不會成功，反過來還會侵蝕婚姻，因為婚姻的藝術不僅包括獲得獨立，還同時需要與親戚之間的情感交流。（在第四章中，將會為讀者闡述處理早期婚姻問題方法的案例。）

孩子的出生和養育

　　婚姻的冒險在於：當一個階段的問題正有待解決時，下一階段已經開始提供新的機會了。在婚姻的早期階段，一對年輕夫妻雖然已經創造出友好和睦的生活，但孩子的出生不僅帶來了新的問題，舊問題也開始浮現。對於許多夫妻來說，共同期待孩子的出生是段美好的時光；但對另一些夫妻來說，這卻是一段以不同形式呈現的痛苦時期。在懷孕期妻子可能格外不安，有奇怪的身體不適感，或在孩子出生後變得行為紊亂怪異。另外，丈夫或大家庭的某些成員，可能恰巧在孩子出生時突然陷入痛苦。

　　當問題出現時，很難輕易確定「原因」，因為家庭系統裡已經建立好的種種安排，因孩子的到來而發生了改變。那些把婚姻當做實驗的年輕夫妻，會發現分開並不容易。其他一些曾經對彼此忠誠的夫妻，隨著孩子的到來卻感覺受到束縛，並第一次意識到他們最初的婚姻契約是多麼單薄脆弱。

　　孩子出生前，夫妻關係是兩個人的親密遊戲。他們已學會彼此相處，並且發現了許多解決問題的方法。隨著孩子的出生，他

們自動進入了三角關係，這不是與外部的三角關係，也不是與大家庭中某個成員的三角關係。當配偶中的一方覺得另一半與孩子的關係比跟自己更加親密時，就產生了一種新的嫉妒。夫妻面臨的很多問題都與孩子有關，從某種角度來說，孩子已經成了代罪羔羊，也是許多新問題和未解決之殘留問題的藉口。處在分離邊緣但還沒有分離的丈夫和妻子，現在必須達成一致：為了孩子，他們必須在一起。不滿的妻子可能認為這是孩子的緣故，而不覺得這是自己和丈夫的老問題。比如，一名母親有個十八歲的精神病女兒，她曾抗議說女兒總是夾在自己和丈夫之間。她引用女兒幾個月大時她寫的一封信做為證據，信裡她指出丈夫總與女兒一起反對她。如果嬰兒成為三角關係的一部分，當她長大到可以離家時，危機就會復發，因為這時夫妻將不得不面對彼此，而不再有孩子在他們中間做緩衝了──孩子出生前的問題又出現了。

很多例子中，婚姻問題因為懷孕而加劇，因年輕夫妻從未經歷過兩人相伴合作的日子。這種婚姻的開始和繼續都存在著三角關係，直到孩子離開家庭為止。不過被迫導向這種型態的婚姻通常問題不大。但在另外的一些例子中，孩子成了婚姻的藉口，同時也成了夫妻雙方甚至是整個大家庭困難的背負者。

一個孩子的出生，代表兩個家庭將走在一起，並且出現了祖父母和叔叔、嬸嬸等親戚。當孫子、孫女出世時，雙方家庭可能會因為孩子該叫什麼、該怎樣餵養和教育、哪一方家庭會影響孩子的發展……等諸如此類的事情發生爭吵。通常大家庭的親屬會以為婚姻是暫時的，直到孩子的出生才進一步推動了婚姻。有潛在或實際缺陷的孩子，會對於家庭所有分支提出潛在的疑問，並會被當做家庭鬥爭的彈藥。

　　孩子的到來使年輕夫妻進一步遠離各自的家庭，同時也進一步地糾纏在家庭系統當中。做為父母，他們應該變得成熟，像成年人那樣獨立，但當舊聯繫改變、新聯繫正在形成時，孩子又使他們深陷於整個親屬的網絡之中。

　　這個時期的痛苦通常以症狀或功能失調的形式表現出來。然而，表現出痛苦的那個人不一定就是最合適的治療焦點。妻子的煩惱不安，可能是因為丈夫由於孩子出生而覺得受到束縛，也可能是受到了大家庭裡某個危機的影響。當年輕夫妻的婚姻順利度過孩子的出世時，他們會在接下來相當長的一段時間裡忙於照料孩子。每個孩子的出生都會改變環境，並產生新的或者引發舊的問題。父母們會持續面對很多複雜的問題，必須靠他們自己處理。時代在變化，他們不願採用父母輩的育兒方法，這種壓力因而抵消了養育孩子過程中的快樂。

　　照料小孩子對於女性來說，是更容易產生特殊問題的階段。擁有孩子是她們渴望自我實現的形式，然而照料孩子卻又是自我挫敗的根源。她們一直被教育著要利用自己特殊的才幹，為成人世界做出貢獻，最終卻發現自己被隔離在成人世界之外，而生活在兒童的世界。相反地，丈夫卻能透過工作參與於成人世界中，同時還能享受到孩子這一新生命帶來的樂趣。妻子發現自己受到很大限制，只能與孩子交談，並感到自己「僅僅」是個家庭主婦和母親。妻子渴望更能參與成人世界，這使她感到不滿，並嫉妒丈夫的活動。當妻子在養育孩子的過程中要求丈夫更多幫助，並想參加更多的成人生活，而丈夫卻因此感到妻子和孩子成了負擔，並阻礙了自己的工作時，此時婚姻便開始變質了。有時母親會透過鼓勵孩子出現情緒症狀來擴大養育的重要性，這樣她就可

以專注於這些問題了。面對這種情況時,治療師的任務是幫助母親把自己從孩子身邊解放出來,尋找她自己更充實的生活。

　　儘管隨著孩子的到來會引發很多問題,但最常見的危機時期是孩子開始上學時。過去當孩子出現不良行為或不願上學時,常見的方法是對孩子進行個別治療,允許他待在家裡,希望他能康復並主動上學。但這樣會讓他愈來愈落後於同齡的孩子。在家族治療中,更常見的是讓孩子繼續去學校,同時治療師分析整個環境,瞭解到問題可能源於家庭,或者源於學校,也可能兩者都有。這個年齡的孩子經常會出現功能紊亂,部分是因為家庭裡發生的一些事情,但也因為他開始更多地參與家庭外的世界。當他們的「愛的結晶」開始對外露面時,父母之間關於孩子養育的衝突變得最為明顯。對父母而言,孩子去學校上學,代表他們首次經歷這樣的事實──孩子最終會離開家庭,而他們又將回到只有兩人的世界。

　　正是在這個階段,由於孩子的問題,家庭結構在治療師眼中變得最為明顯。家庭中交流的模式已經成為習慣,某些結構並不適合孩子涉足家庭外的世界。通常不幸的結構都與家庭中代與代之間的界限不清有關。最常見的問題是父母中的一方──通常是母親──總站在孩子那一邊去反對另一方,也就是父親。當父親抗議母親太溺愛孩子時,母親會反對他的嚴厲。在這個三角關係中,父母雙方都努力從對方那裡挽救孩子,給孩子機會迎合一方、反對另一方。這種三角關係可以用許多方式來描述,一個有效的方式是視父母中的一方與孩子之間「過度涉入」。通常母親對孩子而言既有幫助又令人惱怒,她與孩子互動時常有挫敗感。父親在三角關係中處於更邊緣的位置,如果他幫助母親,她反而

會攻擊他，結果父親變得退縮，讓母親無法有效地處理孩子的問題。這種模式不停重複著，阻礙孩子邁向成熟，也阻礙母親從養育孩子的單調生活中解放出來，獲得屬於她自己的創造性生活。當這種模式延續時，孩子就成了一種手段，每當父母無法直接處理某些問題時，他們就以孩子為藉口進行交流。比如，當父親的男子氣概出了問題，但在婚姻裡無法直接面對，母親便會提出這樣的疑問：兒子是否太女性化了？而丈夫會堅持他們的兒子相當有男人味。爭論中孩子會配合著表現出足夠的女性化來支持母親，也會表現出足夠的男子氣概來支持父親。這給人的感覺，似乎是他不知道該表現出哪種性別特徵，他的表現就像這個三角關係中的一個隱喻。當孩子離家走向外面的世界時，這個已建立的模式受到了威脅，孩子的症狀就是家庭在渡過這一階段時出現困難的信號。

即便父母離異，這種三角關係仍然存在，因為法律上的離婚並不必然會改變這一切。如果獨自撫養孩子的母親認為孩子出現了問題，警覺的治療師會尋找那個仍涉入其中、但又被分離出去的父親。治療師的目的是透過真正解放家庭成員的過程，來幫助這個家庭。

單親家庭中，這個階段的典型結構問題是外婆堅持與孩子為伍，一起反對母親。如果母親很年輕，外婆對待母親和孫子的方式，就像他們是兄弟姐妹一樣，孩子被捲入了母親與外婆之間跨越代系的爭鬥中。這種情況在貧民區的家庭裡尤其明顯。[1]中產階級家庭中，妻子與丈夫針對孩子的問題進行了一番爭鬥後，經常

1　米紐慶等人（Salvador Minuchin et al.），《貧民窟的家庭》（*Families of the Slums: An Exploration of Their Structure and Treatment.* New York: Basic Books, 1967）。

會選擇退出,而祖母／外婆會替代她繼續這場鬥爭。

當孩子到了能參與家庭外社群活動的年齡時,家庭裡的隔代鬥爭會變得更為明顯,這時,勉強正常運行的家庭模式就失效了。治療師應該進行介入,以幫助家庭進入下一個階段。(艾瑞克森對於此類問題的處理方法,我們會在第五章和第七章裡討論。)

中年的婚姻困難

在大多數動物的家庭中,父母和孩子的關係是短期的,通常父母每年都會繁殖後代,而當牠們開始準備養育下一窩後代時,第一窩的子女就會離家生產自己的後代。人類的父母則必須多年來一直對他們的孩子負責,儘管會由像對待孩子,轉成像對待同輩那樣,父母仍必須始終與子女有所聯繫。最後,成長到父母的年齡之後,孩子們開始反過來照顧父母。這種安排是獨特的,它要求家庭成員們都能適應多年來彼此關係的巨大轉變。而當家庭內的關係發生變化時,婚姻關係也在經歷著不斷的變化。

談到婚姻問題,就引出了「婚姻」的整體概念。我們可以由此俯瞰婚姻外所有對其有影響的力量。因討論的不同目的,我們刻劃的界限是任意的,可以包括已婚夫妻、核心家庭,或者整個家族系統。當我們研究社福救濟對貧困家庭的影響,或公司對中產階級行政人員私人生活的侵擾時,就會明顯發現在已婚夫妻的問題中,只有部分以夫妻本人為焦點。如果男人沒有工作,妻子正接受社福救濟補助,他們的「婚姻問題」就包括了政府的介入。同樣地,婚姻也可能有一個主要的困難根源,可能是婆婆或

丈母娘的侵擾、孩子的行為問題，或者其他。重要的是始終都要牢記，家庭是一個前進的群體，會受變化著的外部環境所影響，同時家庭成員擁有同一個歷史和未來，以及發展的不同階段和習慣性的模式。

今天，就我們所知，在已婚十年或十五年的家庭裡，夫妻所面臨的問題，可以從個人角度、夫妻雙方的角度，或整個家庭的角度進行描述。這時，丈夫和妻子正進入他們生命週期的中年，通常這是生命裡更美好的時期。丈夫可能事業有成，他的妻子分享著他們共同努力經營的成果。由於孩子的需求少了，妻子也會更加自由，可以施展她的才華而繼續自己的事業。這對夫妻早期經歷的困難，已隨著時間的變化迎刃而解了，他們處世的方法也成熟了。這是婚姻關係深化擴展的時期，也是與大家庭和朋友圈建立穩定關係的時期。養育幼兒的困難時期已經過去，取而代之的是一起欣喜地看著孩子以驚人的方式成長和發展。

在此階段，臨床醫生所接見的家庭不會是正處於生活順利進行的；他們只會見到正陷入困境之中的家庭。對許多家庭而言，這是一段困難的時期。丈夫處於事業發展的某個點上，在那個當口他意識到也許無法實現年輕時的雄心壯志。他的失望會影響整個家庭，尤其是他在妻子心目中的地位。或者恰恰相反，丈夫可能比自己期待的更為成功，當他享有來自家庭之外的很多尊重時，妻子卻像他仍默默無聞時一樣地對待他，結果就會出現怨恨和衝突。人類難以避免的矛盾之一是：當男人到了中年並獲得一定的身分和地位，他對年輕女性會更具吸引力；妻子卻愈來愈覺得自己的身體和外貌已經失去了對男性的吸引力。

當孩子都入學了，妻子感到她必須改變自己的生活，比如，

空餘的時間變多了，使她開始考慮自己年輕時的事業夢想，但她可能又對自己的能力不太確信。當孩子對母親的需要減少時，成為一個家庭主婦和母親已不能滿足她的需要了。有時她會覺得自己的人生浪費在家庭裡，而且她的地位日漸下降，就像她的丈夫感到自己更重要了一樣。

到了中年，已婚夫妻已經經歷了很多衝突，也磨合出許多僵化重複的互動方法。他們透過複雜的「解決問題—避免解決問題」交替模式，來保持家庭內的穩定。當孩子長大了，家庭經歷改變時，以往的模式被證明不再有效，危機便出現了。有時會出現問題行為的積累，如酗酒或暴力。當這些累積超過忍受限度時，配偶中的一方或雙方會意識到若是希望以後的生活不再這麼痛苦，他們必須馬上——在他們愈來愈老之前——有所行動，以打破固有的局面。

中年迫使一對夫妻去決定他們是要繼續待在一起，還是各行其道。這個階段的孩子常不在家，這也迫使父母意識到孩子最終會完全離開家庭，他們將只有彼此。許多例子裡的夫妻同意待在一起是因為孩子的緣故，當他們看到孩子離家的現實即將來臨，婚姻也陷入了混亂。

中年時期常會出現嚴重的婚姻關係緊張，甚至離婚，即便這些夫妻以前曾度過很多危機也不例外。多數其他家庭關係緊張的時期，是因為有人進入或離開家庭，中年期也是如此，不過從某種意義上來說，也是因為這時孩子正從童年轉變為青年的關係。青春期的騷動，可以被看做是對家庭系統內維持原階級排列的一種鬥爭，比如母親對待女兒的方式可能會像對待孩子，也可能會像對待一個有競爭性的同性；然而當女兒成熟為一個有競爭力的

女性時，母親卻無法用任何一種方式和女兒相處。被拉到母女中間的父親會發現眼前的情況令他不知所措。當兒子成長為一個年輕男人時，也會發生同樣的轉化，父親會像對待孩子一樣對待兒子，也會像對待成年男性那樣對待兒子。做為穩定系統的一種方式，孩子或父母會出現種種症狀，不過在這個階段中出現的問題被公認為是婚姻劫難。

在婚姻的中期解決問題常比在婚姻早期困難，因為那時年輕的夫妻還處於一個不穩定的狀態，會產生新的互動模式。到了婚姻中期，這些模式已經固定成了習慣。夫妻常常已經嘗試過了各種解決方法，最後又回到了舊的模式中。一種穩定婚姻的典型模式是夫妻透過孩子來彼此交流，當孩子離家，夫妻又得直接面對彼此時，危機就會出現了。

父母與孩子如斷奶般的分離

當孩子剛剛離開家庭時，每個家庭似乎都會進入危機期，結局是各式各樣的，常見的是婚姻陷入混亂。而孩子離開之後，父母經過磨合，制定了新的關係模式，婚姻的混亂也就逐漸平息。他們成功地解決了衝突，允許孩子自己尋找伴侶、發展事業，完成了成為祖父母的轉化。在單親家庭裡，孩子的離開，感覺上就像一個人老年獨居生活的開始，但父母必須從孩子的離開中重新適應，尋找新的興趣愛好。父母是否能順利地度過這一階段，在一定程度上取決於孩子的離開對他們的影響有多嚴重；另外一部分原因則取決於在此關鍵時刻，一個幫助者能給予多大的協助。

許多文化會透過典禮來演繹孩子與父母間這種如同斷奶般的

分離。這樣的典禮把孩子定義為新生的成人，給孩子新的身分，要求父母從此以不同的方式對待他們。美國的中產階級沒有這麼明顯的界限，他們的文化缺乏明確宣布青少年現在已經是獨立成人的方式；雖然高中畢業部分發揮了這樣的作用，但這只是通往大學的一步，他們仍需要父母繼續資助，甚至結婚也無法明確地提供一個完全斷奶般的紀念日，因為有一些孩子結婚後，父母仍然會繼續幫助他們。

有時最大的孩子離開家時，父母間便出現了混亂；而另一些家庭則隨著孩子們一個個離開，混亂日趨嚴重；還有一些家庭在最小的孩子離家時才出現混亂。很多案例中，父母對於看著孩子們逐一離開時並沒有困難，直到一個特殊的孩子到了離家的年齡時，父母才出現問題。這個孩子通常對他們的婚姻有著不同的意義，他可能是父母交流的管道，也可能最讓父母有撫養壓力，父母必須聯手關心照料他。

當父母彼此無話可說時，便會出現婚姻的困境。多年來除了孩子，他們沒什麼可以交流的。有時夫妻會為了一些在孩子出生前便爭執的問題爭吵，因為問題根本沒有被解決，只是由於孩子的出生暫時被擱在一邊，現在它們又出現了。衝突會導致分居或離婚，經歷了這麼久的婚姻，這個結局在旁觀者看來就像是一場悲劇。衝突嚴重時，也常會出現謀殺或自殺的傾向。

很多人在青少年晚期以及二十歲出頭時，成了精神分裂症患者。這似乎並非偶然，因為這個年齡是孩子被認為應該離家的時期，家庭也在此時陷入了混亂。青少年精神分裂症以及其他嚴重精神障礙，可以被視為是一種解決這個階段家庭問題的極端方式。當孩子和父母都不能忍受即將來臨的分離時，如果孩子出了

問題，那分離便宣告流產了。透過出現某個症狀而使自己無法勝任社會的要求，孩子就可以留在家庭系統裡了。父母也因此可以繼續將孩子看做是他們關心和意見分歧的根源，他們發現若不是為了孩子，不需要和對方有牽扯。孩子會和父母一起繼續參與三角關係的鬥爭，用他的精神疾病做為自己和父母所有困難的藉口。

　　當父母把青少年當成問題帶到治療師面前，治療師可以把焦點放在孩子身上，對他進行個別治療或者讓他住院。如果這麼做，父母似乎會更正常，也顯得更擔心，而孩子也會表現出更極端的行為。治療師所做的只是透過把孩子視為「病人」，並進行治療和標記，用來具體化家庭在這個階段的發展罷了。父母不必一定要解決彼此的衝突而進入婚姻的下個階段；孩子也不用離開家庭，發展家庭外的親密關係。一旦做了這樣的安排，家庭局勢就會穩定下來，直到孩子的症狀改善。如果孩子變得正常，並認真預示將要結婚或能夠成功地自給自足，家庭將又一次進入孩子即將離家的階段，衝突和糾紛將再度出現。父母們對這個新危機的反應是把孩子帶去治療，或者認為是孩子病情復發，導致其再次入院，這樣家庭就又穩定了。隨著這個過程的重複，孩子變成「慢性」的「病人」了。通常治療師會認為問題在於孩子與父母的對決，會支持身為受害者的孩子，這會給家庭帶來更多的困難。帶著類似的觀點，醫生有時也會建議孩子離開家庭，再也不要去見父母，結果這種方法毫無例外地失敗了，孩子陷入崩潰，並繼續他的慢性病生涯。

　　儘管我們對有關「一個孩子如何與父母分離，並走出原生家庭」的事情所知不多，不過似乎走向這個過程的任何一個極端，

都會讓他迷失自己。如果離開家庭並發誓再也不見父母，他的生活會變得很糟糕；而在現在的文化傳統下，如果他一直與父母在一起，讓他們支配自己的生活，他的生活也會變得很糟。他必須與家庭分離，同時仍與他們保持聯繫，這種平衡是多數家庭想要達到的，也是當代家族治療師所追求的。

家族治療師提供的示範是處理整個家庭的狀態，而不是只把孩子當做問題。他的目標不是導致孩子和家庭之間的理解和團結，而是發揮拉開一個典禮序幕的作用。他引導家庭採用一種模式，從而說明孩子將轉變並加入成人世界，同時也幫助父母學會用不同的方式對待孩子和自己。如果治療師把孩子從家庭中解放出來，並解決了圍繞著分離出現的衝突，孩子就會改善症狀，在自己的道路上自由發展。

當年輕人離開原生家庭並開始建立自己的家庭時，他的父母必須經歷人生中被稱為「成為祖父母」的主要變化。如果孩子沒有經歷合適的結婚儀式，父母則會對這一步缺乏充分準備，或根本毫無準備。他們必須學會怎樣成為好的祖父母，制定好參與孩子生活的規則，在家庭裡努力只對彼此行使職責。通常在這個階段，他們還必須面對自己父母的去世，以及隨之而來的傷痛。

我們需要學習的是，任何家庭都存在著對出現問題進行補救的自然過程，孫輩的出生就是一個例子。一位母親曾經開玩笑說，她不斷地生孩子，這樣就不至於把最小的那個寵壞。通常母親會過度涉入最年幼孩子的生活，而且當他走向獨立時，母親與他的分離會出現困難。如果這時一個較年長的孩子為她生了個孫子或孫女，那麼新孩子的出生就可以把母親解放出來，從而使她進入人生的新階段：成為祖父母。如果用這種方式思考人生的自

然過程，便會意識到各代之間維持聯繫的重要性。如果一個年輕人切斷了與父母的關係，也就剝奪了自己孩子擁有祖父母的機會，也使得父母難以渡過他們的這個階段。當我們觀察到在此變化時刻家庭的混亂時，我們就理解了每一代與另一代之間相互依賴的複雜方式。（關於艾瑞克森對於家庭生活連續性之重要性的理念，在他處理孩子與父母分離和重新聯繫的問題時最為突顯，在第八章會具體向大家介紹。）

退休和老年

當夫妻成功對子女放手，並很少與其糾纏時，他們似乎進入了相對和諧的階段。在這個階段，他們會經歷丈夫的退休，有時退休也會使他們的問題複雜化，因為他們得一天二十四小時彼此面對。丈夫退休時，妻子出現無力症狀的情形並非少見。治療的關鍵應該是促進雙方建立更和諧的關係，而不是認為只有妻子才需要處理。

儘管老年人的個人情感問題有不同的原因，但首要的可能性就是為了保護某人。比如當妻子出現無法睜開眼睛的症狀時，可能會被診斷為歇斯底里，此時治療重點應放在她和她的生命週期階段上。從家庭的觀點來看，她的症狀可被理解為透過危機來支援丈夫，因為問題恰巧出現在丈夫退休時，這時他從積極有用的生活位置，轉為被「束諸高閣」。可是當妻子出現問題時，他便有重要的事情做了——幫助妻子康復。於是，他帶著她從一個醫生到另一個醫生，安排他倆的生活起居，使她即便無法看到也能自由活動，他變得格外有保護欲。當妻子的情況改善，他便開始

憂鬱；妻子復發了，他卻振作起來，這時他在問題中的參與就顯而易見了。很明顯地，透過家庭生活，問題發揮著有用的功能，當夫妻彼此攜手度過暮年時，問題的功能性同樣重要。

當然，當父母中有一位過世、留下另一個獨自生活時，後者往往會尋找某種方式去參與子女們的家庭。有時老人會找到有用的功能；有時，隨著時間的改變，他仍是一個多餘的人，並在更年輕一代的活動中被視為是無關的人。在此階段，家庭得面對該親自照料老人，還是把他送到家庭之外由他人照料的棘手問題。這是個危機時刻，問題也不是那麼容易處理。不過，當家庭週期永無止境地繼續時，年輕人對待老人的模式，也會是他們老了以後被對待的模式。

【第三章】 求愛期：改變年輕成人

當年輕人從少年成長為成人時，就進入了一個充斥各種不同行為的複雜社會網絡。這時的首要任務，是能夠成功進行求愛行為。求愛行為的成功與否涉及很多因素，年輕人必須克服個人的不足，他們必須能夠與同齡人建立關係，在社交圈內獲得一定的地位；他們也必須能夠與原生家庭分離，同時還要有一個足夠穩定的社會環境，來滿足他們走向成熟求愛的步伐。在這個時期，會出現很多阻礙年輕人發展的問題，而治療能解決其中的一些問題。

此時的困難有多種形式，包括過度關注身體上的不足、不合宜的社會行為、智力發展不夠成功、對變動的恐懼和對異性的恐懼等等，而它們可能發揮著不同的功能。如果一個年輕人被寄望留在自己的原生家庭，那麼這些問題會迫使他們在工作和戀愛上都失敗，甚至可能崩潰。與此問題相關的概念會在第八章進行討論。有時問題不是原生家庭的責任，而與同儕有關。無論這些問題發揮了什麼樣的功能，治療目標都可被視為是幫助年輕人度過求愛期，進入婚姻的殿堂。這並不是說每個人都得結婚，或不結婚就不正常，而是很多年輕人在這個階段來尋求治療的時候，內心是以此為治療目的。

本書將向讀者呈現米爾頓·艾瑞克森的一系列案例，以說明解決這個階段某些問題的方法。一般而言，問題年輕人分為兩類：一類是那些正開始脫離主流生活的人；一類是那些已明顯偏

離社會的邊緣人。對這兩類人，艾瑞克森的首要任務是幫助他們轉變，以便獲得工作和戀愛的成功。他一般不會和他們回顧過去，也不會幫助他們理解為什麼自己會出問題。他常用的方法是接受年輕人的行為方式，同時向他們介紹會引起改變的行為和想法。他的具體治療會根據病人的個別情況而有所不同，因此他處理不同年輕人案例時，會以開放的態度採用可能的介入方法。在某一個案例中，他會用催眠提供詳細的想法轉變方案；另一個案例中，他會著重對問題採取反證法；而在第三個案例中，他可能要求一些很特殊的行為。例如：

> 一個患有哮喘並完全依賴母親的年輕人來找艾瑞克森做治療。「他是媽媽的氣喘小男孩，」艾瑞克森說，「而她是可愛的母親，會端茶送水，給他三明治，給他餐巾紙。我說服年輕人在銀行找個工作——可是他對銀行工作完全不感興趣。然後我們一週見一次，兩週見一次，三週見一次。每次我都會問一個關於銀行的小問題，是他能力範圍內能回答的，他很高興告訴我這些。每次他在工作中出了錯，我也會很有興趣地瞭解他改正問題的方法，而不是打聽他犯錯的細節。我問他：問題是怎麼改正的？幫助他改正問題的人態度怎樣？後來他變得十分熱情，並認為銀行業是令人愉快的臨時工作，可以幫他掙錢上大學。以前他並沒有計畫去上大學，現在他覺得自己的哮喘發作是很煩人的事。他的熱情已經投入到對大學的夢想中了。

這是艾瑞克森對待年輕人的典型工作方式。他不指出或解

釋他們怕這個或那個，他治療的重點是帶來改變和擴展個人的世界，而不是對年輕人的不足之處進行教育。他的方法中含有導致改變的行動。

一個年輕人能在求愛和工作中取得成功的首要條件，是有能力去不同的地方。如果一個人不能去旅遊或進入某棟建築物，在他們這個年齡，這樣的活動性在社會上是不夠的。定義公共空間為不能去的地方，這似乎是人類所特有的。有時對某一個地方的恐懼被稱為畏懼症，但艾瑞克森並不願意用這種方式描述這樣的問題。比如，一個年輕人正做著一份無足輕重的工作，遠不能顯現他的能力。同時他只敢走後街和小巷，而無法進入公共建築。在談論他時，艾瑞克森說：「為什麼會認為他的問題是對大街和建築物的恐懼？在這個特殊的案例裡，這個年輕人是在精心地迴避女人。有那樣的母親，他有理由覺得難以忍受女人。我不會和他討論這個，我會表現出對他的體格感到興趣，和他一起研究一個擁有如此的肌肉、力量以及大腦的男人，該住在怎樣的公寓裡。後來，他離開母親並搬進了自己的公寓。我們討論他的上臂二頭肌和大腿四頭肌。對他而言，他不可能只為這些驕傲，而不為它們之間的部位驕傲。當他對自己的身體形象改善了，他就會改變自己的行為。難道還需要我告訴他，他是在恐懼女人嗎？不需要。現在他已經結婚了。」

某個年輕人無法穿過某條街或進入某個建築物，甚至一到那裡就會暈厥。這個是關於活動性問題的例子，也是艾瑞克森的介入引發改變的例子。這個年輕人尤其不敢去某間飯店，我們姑且稱它「響亮公雞」飯店吧。他還有很多其他形式的迴避，包括迴避女性。以下是艾瑞克森的報告：

　　我認為可以解決他的問題，讓他進入這間特殊的飯店，這種辦法還可以幫助他克服其他的恐懼，尤其是對異性的恐懼。我問他，如果去「響亮公雞」飯店吃晚餐，他會有什麼感受？他回答說自己肯定會暈過去的。然後我描述了各種女性，有純真的少女、離婚的婦女、寡婦還有老年婦女；她們可能很有魅力，也可能沒有吸引力。我問他哪一類是他最不想看到的。他說，毫無疑問地——他很怕見到女性，而他所能想像最討厭的事，是和一個有魅力的離婚婦女有關係。

　　我告訴這個年輕人，他將帶我妻子和我去「響亮公雞」飯店用晚餐，可能還會有其他人一起去，這個人可能是年輕姑娘、離婚婦女、寡婦或老年婦女。他該在週二晚上七點過來。我說會自己開車，因為我不希望當他要昏過去時待在他的車裡。屆時他依約而至，我讓他在起居室裡神經質地等待，直到其他同伴到來。當然，我已經安排了一個特別有魅力的離婚婦女在七點二十分到達。這位女士既有吸引力又隨和，她進來時，我讓年輕人做了自我介紹，然後我告訴她我們的計畫，於是年輕人就帶我們去「響亮公雞」飯店用餐了。

　　我們上了車，去時我駕駛，並把車停在停車場。下車時我對年輕人說：「停車場是石子路，高度正適合你摔倒昏過去。你有其他覺得不錯的地方嗎？或許沒有哪兒比這裡更合適了。」他說：「恐怕當我踏進那個門的時候會昏過去。」於是我們走向大門，我說：「那是很好看的人行道，如果你倒下，頭會重重地砸在地上。也許過了這個地

方再說？」透過讓他不斷地拒絕我提供給他的暈倒地點，我使他無法自己選擇地點，他也並沒有暈過去。他說：「我們可以坐在裡面正好靠近門的餐桌嗎？」我說：「還是坐我挑選的餐桌吧。」我們穿過餐廳，到了很遠的角落——一塊加高的區域。那個離婚婦女就坐在我旁邊，等著上菜的時候，那個離婚婦女、我妻子和我談論著一些那個年輕人不知道的事情。我們說著深奧的私人笑話，並由衷地開懷大笑。那位離婚婦女有碩士學位，我們談論著那年輕人一無所知的話題以及玄奧的神話。

　　我們三個人很開心，那年輕人不再頭暈，卻感到益發地不幸。後來女服務員來到桌旁，我藉故和她爭吵。這是一場不愉快的大聲爭吵，我要求見經理，又和經理吵了起來。當年輕人極度難堪地坐在一邊時，這場戰爭以我要求看看廚房而告終。在那裡我告訴經理和女服務員，我正在嘲弄我的朋友，於是他們也開始配合。女服務員開始憤怒地把碟子重重地扔在桌上。當年輕人吃晚餐時，我不斷地敦促他把他的盤子清乾淨，那個離婚婦女也和我一樣這麼做，還添油加醋地說：「油膩一點的東西對你是有好處的。」

　　他還是熬過了這些而沒有暈倒，最終把我們帶回了家。我事先給了那位離婚女士一點暗示，於是她說：「你們知道嗎，今晚我真想去跳舞。」這個年輕人只會跳一點舞，在中學幾乎沒有學過。於是她帶著他跳舞。

　　第二晚，年輕人開車去接他的一個朋友，並說：「我們去吃晚飯吧。」他把朋友帶到了「響亮公雞」。經過前

一晚的經歷後，他就再也沒什麼好怕的了，最糟的事情都
已發生，其他一切不過是小小的沮喪。自此之後他就可以
進入其他建築物了，這也為他克服對特定街道的恐懼打下
了基礎。

這個案例闡明了艾瑞克森的方法。他安排畏懼症患者進入他
們害怕的地方，同時阻斷通常與畏懼有所連結的行為。在這個案
例中，艾瑞克森個人親自參與並處理局面，使治療走出辦公室，
帶到引起患者恐懼的地方。他迫使年輕人在他認為自己不行的環
境裡倖存下來。

用另一種不同的方法，艾瑞克森解決了一個年輕人害怕旅行
的問題：

這個年輕人只能駕車在某條街上行駛，而且不能離開
城市的邊界，否則便會噁心嘔吐，然後昏倒。和朋友一起
開車也沒有幫助，因為若他堅持前行的話，他會甦醒然後
再度昏倒。艾瑞克森要求他次日清晨三點駕車前往城鎮的
邊緣，穿上他最好的衣服。那是一條有著寬闊路面卻人跡
罕至的高速公路，沿著路邊是沙質溝渠。艾瑞克森要求這
個年輕人在穿過城市邊界時，把車開到路邊，跳下車來，
衝到路邊的溝渠。他要躺在那裡至少十五分鐘，然後回到
車上，開了一或兩個車身的距離，又去躺十五分鐘。就這
樣重複了一次又一次，直到他可以堅持從一個電線桿開到
下一個時。這個年輕人第一次停止了所有症狀。他後來報
告說：「我認為你讓我做的事愚蠢至極，我愈這麼做就愈

瘋狂。我不幹了，我要去享受開車的樂趣。」十三年過去
了，他開車時再也沒出現過問題。

　　無論艾瑞克森是否使用催眠，他通常會指導人們以特殊的
方式做事。儘管許多治療師不願告訴病人去做什麼，一部分原因
是因為他們怕病人不去做，但艾瑞克森已經發展出各種說服人們
按他所說內容去做的方法。我們曾在一次談話中提到這個問題，
他說：「病人經常會做我要他們去做的事，很大的原因在於我希
望他們去做。一個病人對我說：『你從不針對你要我做的事做爭
論，你只是用某種方式期望，讓我必須這麼做。當我猶豫不決並
試著逃避時，總希望你來迫使我繼續下去，但你卻總是突然就停
止了。於是我會更加努力地讓你迫使我去做它。』用這種方法，
病人會透過完成我希望她做的事，以更加靠近我。

　　「你看，這就是人類的特點。<u>無論何時，當你剝奪任何人或
任何事時，他們就會堅持要你把它還給他們。</u>當我指導病人去做
某件事時，病人會覺得我在命令他們。他們希望我會失敗，因此
他們期望我會積極地命令他們。當我在恰當的時候停止命令時，
他們反而會代替我，而為自己做那些事了，但他們不會意識到他
們正在代替我。」

　　艾瑞克森考慮過這樣做會使人更依賴治療師，不過並沒有過
分憂慮，因為他知道，當把重點放在使一個人與另一個人建立關
係時，患者就不再依賴治療師了。下面的案例闡述了他是如何利
用指導，在短時間內解決了一個特別棘手的問題。

　　　一個二十一歲的女孩來找艾瑞克森，稱自己需要幫

助。她希望有個丈夫、有個家和孩子，但卻從未有過男朋友。她感到自己毫無希望，注定要成為一個老處女。她說：「我想我太差勁了，不該活下去。我沒朋友，總是一個人。我太醜了，所以沒人會娶我。我想我在自殺前應該看看精神科醫生。我給你三個月的時間，如果事情沒有進展，一切就結束了。」

這個年輕女孩在一家建築公司擔任祕書，她沒有社交生活，也從來沒有約會過。每次她去自動飲水機倒水時，總會碰到辦公室裡的一個男孩子，儘管她覺得他很有吸引力，甚至他也主動表示友好，但她還是不予理會，也沒和他說過話。她一個人住，父母已經去世了。

這個女孩很漂亮，但她努力地使自己沒有魅力。她頭髮蓬亂，襯衫和裙子一點也不搭，裙子還破了，鞋子也磨損了，而且很久沒有擦拭。按照她自己所說的，她的主要身體缺陷是門牙間有縫隙，她說話時會用手遮住它們。那個縫隙實際上只有零點三公分左右，並不難看。大致來說，這是一個狀態每況愈下、對自己感到無望且面臨自殺的女孩，她會抗拒任何能夠幫助她達到結婚生子目標的行動。

艾瑞克森用了兩個主要的介入手段來處理這個問題。他向女孩提議，既然她怎麼樣都是在走下坡，或許她可以做最後一次的飛翔。這最後的飛翔包括領出她在銀行的存款，全花在自己身上。她要去一家特定的商店，在那裡有人會幫助她挑選一件有品味的外套；然後去一家特定的美容店，讓人把她的頭髮打理一下。這個女孩很樂意接受這

個主意，因為這不是改變她的方法，而是她走下坡路的一部分，只不過是最後一飛罷了。

　　然後艾瑞克森又給了她一個任務：回家在浴室裡練習從門牙的縫隙裡往外噴水，直到她能準確噴出一百八十公分的距離。她想這簡直太愚蠢了，不過有一部分也正是由於這個要求的荒謬，才使她回家認認真真地練起了噴水。

　　當這個女孩穿著得體，看起來充滿魅力，並熟練地從門牙縫隙往外噴水時，艾瑞克森提議她下週一上班時，開一個玩笑。當她去自動飲水機倒水、男青年也同時出現時，她就喝一口水並噴向他，然後轉身就跑；但不只是逃跑，她得先跑向那個男青年，然後再轉身，並且「要拼命地往走廊那邊飛奔」。

　　女孩覺得這不可能，拒絕了這個主意。後來她又覺得這有點好玩，不過是荒誕的白日夢而已。最後她決心試試，她心裡想，不管怎樣，反正這是最後的一飛了。

　　週一，她穿著新外套，頭髮也修飾得煥然一新地去上班。她去了自動飲水機那裡，男青年出現時，她嘴裡含滿了水向他噴去。男青年說了一句：「妳這個該死的壞蛋！」這使她一邊笑一邊跑，男青年跟在她身後並抓住了她，令她驚愕的是，他吻了她。

　　第二天，女孩子有點擔心地來到自動飲水機處，男青年從電話亭後跳了出來，還用一把水槍噴她。第二天他們就一起出去共進晚餐了。

　　她向艾瑞克森彙報了發生的事情。她說她正在修正對自己的看法，並希望艾瑞克森能夠認真地評價一下她。

艾瑞克森答應了，向她指出了一些她很配合的事，比如，
她以前不修邊幅，但現在穿著得體；以前她認為自己的牙
齒有缺陷，而並未考慮到它的價值。不到幾個月，她寄給
艾瑞克森一份剪報，上面刊登了她和那個男青年的結婚啟
事；一年後，她又送給艾瑞克森一張她孩子的照片。

這個案例顯示了一種不同於傳統流派的治療方法，這也不是
任何治療學派——包括催眠治療——的常規內容，但這就是艾瑞
克森工作的特點。我想這是由催眠治療導向演化而來的，就像催
眠師通常會接受催眠對象的抗拒，甚至鼓勵抗拒，艾瑞克森接受
了這個女孩對待自己的方式，並鼓勵她——不過採用一種會令改
變發生的方式。這個女孩定義自己正走向人生道路的盡頭，艾瑞
克森接受並鼓勵它，只是補充說她應做「最後的飛翔」。這個女
孩對男人有敵意，也不懂得怎樣和男人友好相處，艾瑞克森接受
了這個行為，最重要的是他安排了她向這個男人噴水，然而結果
是女孩沒有預料到的。艾瑞克森促使她主動遵從要求的方法，以
及處理她阻抗的方法，皆是催眠治療的特點。不過，他還把社會
環境也運用到治療中，不是讓她任意地服從指令，導致發生自發
的改變，而是讓她服從指令，然後由於另一個人的反應而使她產
生了改變。

當然，這個案例中還有其他一些艾瑞克森的獨特面向。他
把症狀轉變為有用之處的方法獨具特色，其介入導致了改變的發
生，並且當他透過檢驗，確定病人可以繼續改善後，自己便脫離
開來，使病人可以發展出不依靠他幫助而成長的意願。利用病人
的社會環境中任何可以利用的環節，也是他治療的獨特之處。他

不僅利用了可以運用的時尚顧問和美髮師，還利用了女孩周圍的小夥子——後者隨即成為女孩未來生活的一部分。

　　另一個案例是艾瑞克森怎麼利用指導，幫助年輕女性獲得獨立、渡過戀愛期而進入婚姻的故事。

　　　　附近城市的一位醫生把一個女孩轉介給我，並暗示說我可能會不得不把她送入精神病院。她有著各種恐懼，並因此受到了極大的限制。這些恐懼在近四年裡格外嚴重，這段時間裡她開始與一個空軍男孩戀愛，每年她都會推遲兩人的婚期。她一開始答應他六月結婚，後來推遲到十二月；到了十二月，她又把婚期推遲到次年六月。在這些年裡，她出現了幾乎難以忍受的恐懼：她不敢坐公共汽車、火車、飛機，事實上，她連火車站也不敢去，因為那裡有火車。她也不敢去飛機場附近。她不願乘車，只有在母親和姑媽的幫助下，她才能坐進車裡，開車來我這裡就診。

　　　　這個女孩出生於一個非常體面的西班牙家庭。她告訴我，她愛她的男朋友，他現在已經從空軍退役，住在北達科塔州。她是想嫁給他的，並給我看了他的來信。但是她害怕、害怕、害怕！我要這個男孩寫封信告訴我他對於婚姻的看法，他表示願意娶她。

　　　　我想如果把那些討厭的恐懼糾正後，這個女孩就會痊癒了，但我知道這需要時間。我做的第一件事情是讓她搬到自己的公寓裡，週末時可以回家。她祖母下令不准搬家，但我先一步定了規矩。也不知怎麼地，我的規矩要比她祖母的更有效些。

　　然後我著重在解決她外出的問題。我要她乘坐公車旅行，並閉上眼睛後倒著登上公車，她也這麼做了。看到這個美麗的西班牙女孩閉著眼睛、後退著上公車，我不知道其他乘客是怎麼想的。她對自己不得不後退走上車是如此沮喪，以至於她無法意識到：那只不過是載著她到鳳凰城來見我的交通工具。

　　後來我又讓她後退著登上火車。列車長對此並不贊同，但他的話並沒有影響到她，因為上火車對她而言是如此可怕。我讓她練習乘坐公共汽車和火車，並坐在後座上看著窗外。

　　當涉及性的問題時，這個羞澀並被禁錮的女孩出現了耳聾的情況。她變得茫然，很明顯看不到、也聽不到了。不過她還是想結婚的。

　　我告訴她下次來做治療時，在手提包裡帶上一件她所能想到最短的短褲。我要她取出短褲給我看，她也這麼做了。然後我讓她選擇，下次和我會面時，她是願意穿上這條短褲呢，還是把短褲放在我的辦公室裡？她決定穿著短褲走。做為結婚準備的一部分，我想和她討論性，於是我說：「現在當我討論性時，妳將聽到我所說的話，不然的話，我會要妳當著我的面，把短褲脫下再穿上。」於是她聽見了性的內容，再也不聾了。

　　她可以外出，可以穿短褲，可以討論性的話題了。我說她既然想結婚，就再也不會拖延婚期了。我說：「現在是七月一日，十七日妳才能嫁給這個小夥子。妳得搭火車去見他，拜訪他的家庭。妳沒多少時間了。」於是她去了

北達科塔州，隨後小夥子來了，並迎娶了她。她現在已經有兩個孩子了。

有時艾瑞克森會直接就一個人的恐懼進行指導，建議他或她怎樣處理這些恐懼；而有時他獨創性的方法，會讓人感覺特別具有保護性和玄妙。一個十分奇妙的例子是很多年前他處理的一個案例，一個年輕女性罹患了畏懼症，使她無法戀愛。他在案例報告中寫道：一個二十三歲的幹練女性開始變得憂鬱，工作效率下降。她逐漸從所有的社會關係中退縮，整天獨居於屋內。如果室友求她，她會吃點東西，但多數時候她嗚咽不止，稱希望自己死掉。當問她到底發生了什麼的時候，她欲言又止。她看過好幾個精神科醫生，接受過一些治療，但均無好轉跡象。她無法討論她的問題，家人考慮讓她住院。艾瑞克森決定對她進行催眠，但並不告訴她，因為她之前對其他精神科醫生是那麼地抗拒。

艾瑞克森從她的家人和朋友那裡瞭解到，她的家庭環境嚴屬死板，總是說教。母親在她十三歲時便去世了。她有一個親密的女性朋友，兩人愛上了同一個男人。後來那位女性朋友嫁給了他，但不久後卻患肺炎死了。男人搬走了，但一年後他又回來了，並和這女孩偶然相遇，兩人開始約會。據室友說，她「沉浸於愛河中並樂此不疲」。一天晚上，她與那人約會回來，便噁心嘔吐，連裙子也被嘔吐物弄髒了。她說自己不配活下去。當問及那個男人是否對她做了什麼時，她就開始嘔吐和哭泣。那個男人來看她時，她又一陣嘔吐，並拒絕見他。

這個男青年向精神科醫生說明了當天晚上約會的經過。那天，他們去看日落，並開始談及正題，他傾訴愛意並說希望娶

她。考慮到女孩與自己死去的前妻之間的友情,之前他十分猶豫
該如何開口。女孩似乎做了回應,但當他上前準備吻她時,她推
開他並開始嘔吐,人也變得歇斯底里。她嗚咽地說著一些詞,如
「卑鄙」、「下流」、「不要臉」,拒絕他送自己回家,也不許
他再來見她,然後就跑走了。

艾瑞克森讓這個女孩的室友向她吐露心聲,說自己正在接受
催眠心理治療,並想要她作伴陪同。她答應了,但並不感興趣,
還是無精打采地。艾瑞克森讓兩個女孩坐在鄰近的椅子上,對那
個室友說了一系列冗長枯燥、語句不通的暗示語,室友不久便進
入了完美的恍惚狀態,這也對實際預期的催眠對象做了有效的示
範。他在病例報告中寫道:

> 在這節催眠中,我以一種難以覺察的方式給了室友
> 一些暗示,當向她運用這些暗示時,這些暗示也被病人接
> 受了。這就會產生一種可能:暗示室友呼氣、吸氣更深一
> 點,同時讓這個暗示正好與患者的呼吸相一致。透過多次
> 這樣小心的重複後,我發現任何給室友的暗示,也會被
> 患者自動執行。同樣地,當我暗示室友把手放在大腿上,
> 我看到病人也把手放到了大腿上。這樣的操作練習逐步積
> 累,使患者與室友有著更貼近的認同,這樣我的暗示同時
> 也可以針對患者了。慢慢地,**當我直接注視患者時**,也能
> 對室友進行暗示,這就引起了患者做出回應的衝動,就好
> 像如果有人看著自己,卻顧左右而言他,任何人都會產生
> 類似的衝動。
>
> 當一個半小時的催眠結束時,患者已進入了深度恍惚

狀態。我還做了幾件事來保證她的合作，以確保今後有機會對她使用催眠治療。我輕輕地告訴她，她正處於恍惚狀態，並一再保證，我不會對她做任何她不願我做的事情。這樣一來，也不需要女伴了。我告訴她，如果我冒犯了她的話，她可以終止催眠。然後我要她繼續無休止地深睡，注意傾聽，並只服從給她的每個合法指令。如此一來，她被一再保證，但又錯誤地感到自己可以自由選擇。我小心翼翼地讓她對我產生好感，並且為將來做打算。我成功地確保她向我承諾，任何時候，在任何合法目的下，她都會進入深度睡眠。這些準備工作很費時，但對保證和促進將要進行的工作而言，是至關重要的。

因此，我著重給了這樣的催眠指令：「對許多事情要絕對、完全地忘卻。」並非常小心地忽略而不去指明那已被忘卻的事件。以這樣的方式，允許她壓抑更痛苦的事情，對於即將進一步進行的探索過程很有用，因為它會被自動運用於那些最棘手的問題上。接下來，我再使她對時間和地點失去定向感，並逐步重新指引她到了一個界定模糊的兒童時期，大概在十至十三歲左右。選擇這一個年齡時期，是因為這正好是她母親去世的時間，也是她初經的時間，因此這是她整個情感生活和性心理發展的關鍵轉捩點。

我絕不會要她特別對這個年齡時期做命名或辨識，她會在催眠中再次適應此時期。透過允許她迴避特定的細節，她就被推動著去做更重要的事情，即可以泛泛而談這些年來有意義的經歷。

現在病人的姿勢和舉止表現得像兒童了，回答問題時也很隨意，她已經退行到少年行為水準的時期。我特別強調：「現在妳知道很多事，有些事無論妳多大都不會忘記。當我告訴妳這一點之後，妳就可以告訴我那些妳永遠不會忘卻的事了。」我一遍遍地重複，並一遍遍地告誡她去服從、充分地理解，並準備去實施所有這些暗示。就這樣一直重複著，直到她的總體行為好像在說：「好了，還在等什麼呢？我已經準備好了。」

在這段透過催眠重建、但刻意不明確定義的兒童時期，我要求她把知道的任何事都與性連結起來，尤其是和月經有關的事。病人顯得有點害怕，然後她開始服從，用孩子般的方式緊張地說出一些簡短而不連貫的語詞、句子以及段落。她所說的與性活動有關，儘管給她的指令並沒有強調與性交有關，而是與月經有關。

「我母親告訴過我跟那有關的一切。它是下流的，一定不能允許男生碰自己，任何時候都不要！不好！好女孩從來不會那麼做的，只有壞女孩才那樣。它會令媽媽噁心。壞女孩好討厭。我不要那麼做。妳不准他們碰妳。真討厭。媽媽告訴我絕不，絕不，我不會的。一定要小心，一定要當個好女孩。要是妳一不小心，就會有可怕的事情發生，這樣妳就什麼也做不了了，太遲了。我會照媽媽說的去做。如果我不這樣，她就不愛我了。」

當她訴說時，我沒有問新問題，但當她停下來時，我問她：「為什麼妳的母親會告訴妳這些事情？」「這樣我就永遠是一個好女孩。」她用孩子般簡單而熱切的話語回

答道。

　　🌀 我的策略是盡己所能地極力與她母親保持一致，接受
這個觀點。這樣到最後，我才能引介任何有價值的意見。
因此我從給病人即時和重點的保證著手：「當然，妳會永
遠是好女孩的。」然後，我以與病人母親一致的嚴斥、僵
化的說教方式和禁止的態度（從病人的言行舉止中判斷得
出的），用同樣的詞語仔細回顧了屬於病人母親的每個觀
點，並熱情地贊同它們。我告誡她應該很高興，母親已經
告訴了她這麼多每個母親都該告訴女兒的重要事情。最
後，我對她下指令說：「記住要告訴我所有這些事，因為
其他時候，我還會要妳告訴我這些事情。」

　　逐步而有系統地，我讓她重新適應了生命目前的年齡
和情境，因此也重建了開始時的催眠恍惚狀態。然而，稍
早的指令「忘記很多事情」還在發揮效果，因此在催眠誘
導的退行狀態下所發生的所有事件，都被遺忘了。

　　醒來時，她顯得根本不知道自己剛才在睡眠狀態裡，
但抱怨感到很累，並且自發地說也許催眠會對自己有用，
因為催眠治療幫助了她的室友。我故意沒有回答她。相反
地，我突然問道：「妳是否願意盡可能詳盡地告訴我：在
妳還是個小女孩時，妳的母親曾經給妳與性有關的特殊指
導嗎？」

　　她開始顯得有點猶豫和不情願，最後還是僵硬拘謹地
開始小聲重複那些她曾告訴過我的基本內容，不過，這次
她用的是一種生硬的成人化詞彙和語句結構，並多次提到
了她的母親。她說：「在我月經初潮時，我母親在很多方

面都給了我細緻的指導。她多次向我強調好女孩自我保護的重要性，以及應該避免不合乎社會道德標準的關係。母親使我認識到，性是多麼噁心、骯髒和虛偽。她還讓我瞭解到任何人沉迷於性時的下流本性。我很感激母親的認真指導。」

她不遺餘力地詳細闡述，顯然希望不再談這個話題。當她對母親教育的評價總結完畢後，我系統地重述了一遍，不做任何評論和批評，而是給予了熱情的贊同。我告訴她，她應該非常感激，因為她母親利用每個機會訴說這些，這是每個小孩在童年期都該知道和理解的事情。我們約好下週下一次的治療時間後，她匆匆地離開了。

第二次見面時，病人已經準備好進入恍惚狀態了，我再次把她的注意力引向她母親反覆說過的事實。我問她：「妳母親去世時，妳幾歲？」她回答：「我十三歲。」我立即強調：如果妳母親還活著，她會和妳有更多交談、給妳建議，但她去世了，無法完成這個任務。妳不得不在沒有她說明的情況下，自己完成。」

沒有給她任何機會去接受或拒絕這些話，或用任何方式回應，我快速轉換了話題，要求她敘述從第一次催眠中醒來後發生的事情。當她說完時，我又把她的注意力引到她母親那些話的重複性特徵上，並對她母親未完成的天職做了同樣仔細的評論。最後我把她引向童年早期，並尖銳地強調了這樣的事實：母親的那些觀點都是在她童年時給她的。當她長大了時，她母親原本應該教給她更多的東西。我暗示她應該自己繼續完成由她母親開始，卻因為她

的去世而無法完成的性指導課程。她最好可以認真設想從童年到青年期、以及青年和成年期，她的母親會給她怎樣的建議。當她接受了這些暗示時，我進一步指導她從智力和情感各方面通盤考量。在這個指令之後，我立即說：醒來時，她應該重複她在這節催眠中所說的所有話。

病人醒來後的報告十分簡單明瞭，她慢慢地把自己所說的每件事組合成了一個精練的故事。很明顯地，她用過去那種緊張的方式說：「我母親試圖讓我去理解性。她努力用一種小孩子——比如像我這樣——可以理解的方式告訴我這些。她向我強調了性的嚴肅性；同樣地，她也強調了不應該與性有染的重要性。她非常清晰明瞭地把這些灌輸給做為一個小孩子的我。」

她說這些話時，句與句之間有很長的停頓，似乎在思考很複雜的問題。有幾次她打斷自己，說起母親的死和她未完成的指導，並且說如果母親還活著，會告訴自己更多的事情。她反覆地說，好像在自言自語：「我想知道，母親會告訴我哪些現在該知道的事情。」我把這句話做為治療的結束，讓她回去了。

很快到了第三節治療，她被催眠，並被指導默默地快速回顧前兩節發生的所有事情，回憶我曾給她的所有建議以及她做的回應。她最後的話最有效地總結了她的表現，她說：「你說母親試圖告訴我那些我需要知道的事。她要是還活著，就會告訴我怎樣照顧好自己，讓自己快樂；怎樣自信地成長到這樣一個時期，可以做適合我年齡的事——有個丈夫，有個家庭，並成為成熟的女性。」

我告訴她，當她醒來時，除了能回憶起她第一次醒來時，那些有點循規蹈矩的不自然敘述之外，她將完全忘記這三節治療中所有的一切，甚至包括她被催眠這一事實。此遺忘將包括任何她清醒時所獲得令人滿意的新理解。我繼續說，當她清醒時，由於我已經從她那裡瞭解了很多事情，我會對她關於性方面的指導做一次系統的回顧。但由於那全面的遺忘，這次回顧對她來說，會像是以那次清醒時的敘述為基礎，並根據各種可能性所做的假設性指導。她將很有興趣地聆聽，甚至逐漸理解，她將發現真正的意義。另外，無論我說了什麼，她都可以理解和運用。隨著這些東西的繼續和進展，她將獲得解釋、應用、識別它們的能力，就像這一切本來就屬於她一樣，她所能做的將會超乎我所能理解。

乍看之下，以暗示壓抑洞察做為治療過程的最後一步，似乎有點奇怪，不過，這麼做有三個原因。首先，它有這樣的涵義：這麼多有效的洞察，可能會保留下來，也有可能從未被意識到，但無論如何都不會減少它的治療價值；其次，它避免了病人因為有其他人知道自己目前的狀況，而感到不安。這些事情是病人的隱私，因此她能理解暗示，遠比我能理解更重要；最後，透過把這些素材做為我的假設性解釋，當病人嘗試這些假設性結構時，就會以一種緩慢漸進的方式，逐步地恢復洞察。

我喚醒她，讓她思考她受到性知識指導的本質和發展，並概括地回顧了她已完成的所有素材，而能允許她自由地把它們運用到自己的經歷中。

　　如此一來，我為病人回顧了所有主要和次要的性徵發育：月經現象、陰毛和腋毛的出現、乳房的發育、乳頭成長過程中可能出現的有趣現象、第一次穿內衣的情景、男孩子注意到她身體的發育，他們之中有些人還曾開玩笑地興奮拍她……等等。我連續說著這些，沒有強調任何個別項目。隨後我們又討論了矜持、第一次性意識的喚醒、自體性慾的感覺（autoerotic feelings）、青少年期對愛的理解及對嬰兒從哪裡來的想像。無需任何特別的資料，回顧過程中包括了各種想法和典型經歷。接下來我又總體概括了她腦海中時不時可能出現的猜測。這個過程是緩慢的，而且我始終用模糊概括的言語來表達，這樣她就可以對這些話做廣泛綜合的理解和應用。

　　這個過程開始不久，病人開始有興趣了，並對每個公開的闡述有了洞察和理解。在結束時，她簡潔地說：「你知道，我現在明白自己有什麼問題了。不過我現在有點急事，明天我會告訴你的。」這是她第一次承認自己有問題。

　　我沒有允許她就此逃脫，而是快速地再次將她催眠，並特別指導她恢復處於恍惚狀態時所有的記憶。這些記憶很有價值；她被引導去看待所有記憶都可能是有用的，如此一來，便把她的注意力從對記憶的衝突性情感中轉移了，並有助於她完全恢復記憶。我告訴她，她應該自在地要求她想要的建議及指導，要求時可以輕鬆隨意。當這個指令被她堅定地銘刻在心時，我馬上喚醒了她。

　　很快地她說想離開了，但比較沒有那麼急促。她又

說想問幾個問題，我說可以。她要求我闡述對「親吻、愛撫、擁吻」的個人看法。我非常謹慎地用她的話表示對這三者都很贊同，我有些保留意見的是，做這些事應該符合自己的意願，且唯有當其符合自己人格最基本的觀念時，才可以沉浸於這些情愛行為中。

病人經過深思熟慮後，接受了我的說法，然後她又就「有性慾望是否正確」詢問我的意見。我認真地回答說，對於每種生物而言，有性慾望都是正常和基本的，而在合適的情況下壓抑排斥它，反而是錯誤的。我還加了一句，毫無疑問她應該會同意：如果她母親還活著的話，也會說同樣的話。她仔細想了一下後，便匆匆離開了。

第二天她回來說，前一天夜裡她和那位求婚者在一起。她面帶紅暈地補充道：「親吻真是一件美妙的事情。」說完就快速離開了。

幾天後我又見了她，她伸出左手給我看訂婚戒指。她解釋說，由於最後一節治療的晤談，她對很多事情有了新的理解，這使她開始可以接受愛情，並體驗種種性的感受，也因此能夠完全成長，並做好了成年女性的心理準備。她看起來不願意繼續討論下去，只是詢問在不久的將來，她是否能與我再度面談。她解釋說到時她想接受有關性交的指導，因為她希望盡快完婚。她有點難堪地補充道：「醫生，那時我想逃走——可是透過不讓我逃走，你挽救了我。我是希望和他有結果的，現在我想立即把自己奉獻給他。」

過了一段時間，我們又見面了。我發現她並沒有產生

新的特殊焦慮，或者特別關注什麼事，只是十分熱切地渴
望得到指導。過了不久她說，再過幾天她就要結婚了，正
期待著幸福快樂的蜜月來臨。一年後她回來報告，她的婚
後生活完全如她所願，她正期望成為更幸福的母親。兩年
後我又見到了她，她和丈夫以及女兒幸福地生活在一起。

　　很明顯，艾瑞克森用各種方法給予一個年輕人允諾：你可以
長大成熟，可以生活在成人的世界，也可以做一些在年輕時被禁
止的行為。艾瑞克森可以積極地直接提出意見，或者透過各種間
接的暗示進行。他使用年輕人最容易理解的方式做到了這些。

　　這個案例也說明了艾瑞克森治療方法的很多特點，其中最重
要的是，他在精心保護這位姑娘。她在毫無察覺的情況下，自然
進入了治療情境，被輕柔地誘導進入催眠，並被小心翼翼地呵護
著，避免任何可能會引起她不安的想法。艾瑞克森制止她衝去見
男友，以避免她做出任何衝動的行為。艾瑞克森不僅顯示出掌控
即將進入意識層面之思想的豐富經驗，還體現了他對年輕人實際
社交狀況的敏銳覺察力。

　　就像年輕女性必須有能力建立親密關係，年輕男性也必須能
夠獲得成功。年輕男性尋覓伴侶時，會涉及很多因素，首要條件
就是有能力產生正常的性反應。到了青春期後期，男性學習著因
女性而激起情感上的反應，並為建立更長久的結合而學習與女性
建立關係。這個階段是進行性實踐的時期，但也非常容易出錯。
當持續經歷無法充分參與性關係的挫敗，會使他們在擇偶的過程
陷入障礙。年輕男性最常見的問題，除了無法與女性自然交往以
外，還包括陽痿和早洩。在下面這兩個案例中，因為性接觸沒

有成功，而無法體驗到關係中微妙的親密，這些男性因此感到挫敗。

一位年輕的男子要求艾瑞克森用催眠來治療他的早洩。艾瑞克森的紀錄是這樣的：

來訪者是一個三十歲的未婚男性。他二十歲第一次嘗試發生性關係時早洩了，對此經歷他有著極為痛苦的反應，並認為這是對他不道德的懲罰。他覺得自己毀了，是個沒有用的人。從那時起，他開始對這件事表現出強迫行為：他閱讀每一篇可以找到的與性相關的資料，嘗試交往來自不同社會階層、種族、體型的女性，但都沒成功。他已經證明自己確實早洩。

當我要求他完整描述自己在性活動中的行為時，他說，無論自己的性夥伴是上了年紀的酒醉妓女，還是有魅力並受過良好教育的女孩，他的性生活均無一例外地以失敗告終。他從未出現過任何勃起及維持方面的障礙，即使在射精後。但只要他試圖插入，就會先射精。很多次他試圖忽視早洩而進行性交，但這樣既沒有帶給他快樂，也沒有令他滿足。他幾近絕望地想證明自己的性能力，然而也自知是無謂的努力。通常他會堅持在陰道內無快感地抽送，直到準備好第二次射精為止，然後他不情願地被迫抽出，在陰道外完成第二次射精。他到我這裡來，是要做最後一搏。

最初的六次治療中，他主要在抱怨他的困難。但進入催眠後，他卻出現了大量的催眠後失憶。在催眠中，我

廣泛地詢問了許多問題，瞭解到他目前仍堅持和一個妓女相好。她住在一間公寓的二樓套房內，也正好位於巷子的入口，必須走上一個樓梯，然後經過陽臺，才能到她的公寓。我暗示他，當他去看她時，他在穿過巷子時就開始勃起，並一直維持到離開巷子或進入她的房間。他從未出現勃起方面的障礙，所以讓他進入巷子時便開始勃起是可行的。然後我又進行了長達兩個小時東拉西扯的閒談——其實我已經系統性而不留痕跡地在獨白中滲入了一系列完整的催眠後暗示。我暗示他說，神經質的想法在人格中有其目的，這是一個催眠後的暗示。

神經症的表現似乎經常一成不變，但從根本上而言卻是多變的，因為隨著時間的流逝和環境的改變，神經症表現的目的在改變，人格也在改變。許多神經症的症狀可以逆轉，實際上也被逆轉了。巧合的措施和深思熟慮的努力能有效矯正神經症問題，並且是很偶然地矯正。在一定時間裡，神經症患者並不會真正知道他的症狀會變得如何。一個神經症的問題，會因為另一個問題的出現而受到壓抑，這本身是有益的。而特殊的神經症問題——比如早洩，很可能沒有預兆地轉化為可怕的射精延遲，長達半個小時以上。如果這真的發生在他身上，他便真正有得煩惱了。他真的會知道在自己的意識層面和無意識層面，將面臨怎樣的憂慮。這樣的發展無疑地會導致不期而至的「內部射精」，然後他將面臨嚴重的性問題，這需要他自己有建設性的應對。

接下來的一週至十天，他會愈來愈不安，這預示著他

生命中即將來臨的改變。我禁止他討論在我這兒的事,並告訴他什麼也別做,甚至不要想,讓自己舒服地休息就可以了。

第二天是週二,我又和他面談,接著是週三,然後是週五。週二那天我短暫地見了他,但沒讓他說話。我告訴他,因為週二面談的簡短,我將在週日為他安排一次特別的會面——我知道週六晚上他習慣與那個妓女約會。週三的會談我也同樣處理,還進一步強調了週日的會面,結果他不得不為了週日的會面而全力以赴。週五的會談依然簡短,我再次強調週日會談的特殊性。三次簡短的會談我都正常收費,並承諾在週日的會談中對此進行彌補。

週日上午他來了,說他有一些非常緊急的事要告訴我,因為他已經經歷了某種發展,因此對當天我原本安排的話題必須先推遲一下。他告訴我說,前三次簡短的會談,可以算是我對他的斷然拒絕,這使他焦躁不安,十分難過,並感到迷茫和不確定。他是如此痛苦,於是為了解脫,週五會面結束後,他選擇和一個經常見面但並沒有性關係的女性約會。他建議一起吃晚餐,然後去看電影。但是到了傍晚,他開始對女伴不感興趣,並變得心事重重。自己是否能夠在陰道內射精?這個問題再次浮出腦海。他很懷疑——他已經知道他不能!但他還是一直懷疑這次自己是不是可以。當他努力回想以前的事情時,這些想法卻立即從腦中逃開了;不一會兒這想法又浮現在他腦海,然後再度消失,如此反覆著。

當他把注意力放回到女伴身上,並來到她的公寓時,

他在穿過公寓院子時就開始勃起。儘管他還在為自己的問題而煩惱，勃起還是一直持續著。進入房間後，女伴非常主動，情意綿綿，於是他們迅速地上了床。由於還是心事重重，他讓女伴主動一點。當他插入時，突然感到恐懼，怕自己無法射精。這種恐懼如此強烈，以至於「我完全忘記了過去所有的早洩經歷。我能夠想的就是我要進入她的體內，但我怕自己不能。」出於對這種恐懼的反應，他交媾時十分賣力。不知何故「看著我手腕上的手錶，我以前從不戴著它上床的。」當親熱了將近三十分鐘時，他變得愈來愈興奮，同時也愈來愈焦慮和恐懼。直到約二十分鐘後，他經歷了一次滿意的陰道內射精。他繼續勃起，保持片刻後抽了出來，又發起第二輪進攻，同樣得到了完全的陰道內射精。最後他等著陰莖變軟並抽出。那晚他睡得很好，第二天就驅車旅遊去了。接下來的週六晚上，他的性生活更為正常了。說完這些後，病人問：「怎麼解釋我已經變得正常了呢？」我回答說，我和他都沒有必要解釋所謂的正常，對每個人而言，去接受這些正常都是理所當然的，這樣才會有無盡的快樂。

他和那個女伴的關係持續了三個月左右，之後他們漸趨分手。他在開始認真考慮婚姻大事前，還維持了其他幾段關係。後來他訂婚了。

某些性障礙會阻止年輕人參與一般的社會關係，有時甚至會使他們無法工作或上學。二次大戰期間，參軍要比今天流行，艾瑞克森是徵兵局顧問，他幫助了很多想參軍卻無法參軍的年輕

人。通常這些年輕人的問題相對很小，但就是這些小問題，阻止了他們在軍隊裡像其他同儕一樣行使職責。其中一個常見的問題是尿床，這對年輕人來說是件十分難堪的事。以下是艾瑞克森的一個案例，我們將看到他是透過什麼樣的治療，解決了年輕人的尿床問題。

　　一個入伍者在精神檢查時，透露自己從青春期就有尿床的情況。他從來不敢離家在外過夜，儘管他希望去拜訪祖父母和其他親戚，但他們住在離他家較遠的地方。因為馬上就要服兵役了，他特別希望去看看他們。但這個年輕人卻痛苦地得知：由於有遺尿症，他將落選。他詢問有什麼辦法可以治療；自己已經服用過大量藥物，也做過膀胱鏡檢查，還嘗試過無數其他方法，但是都沒有用。

　　我告訴他，如果願意被催眠的話，他或許能得到一些有效的幫助。他同意了，並很快進入深度催眠。在這個狀態下，我向他保證並強調說，他的遺尿症從根本上來說是心理問題，如果完全服從指導，要克服這個問題並不難。以催眠後建議的形式，我告訴他：

　　回家後去臨近城市的旅館開一個房間。他要待在房間裡，三餐由服務員送來，就這麼堅持三個晚上。進入房間後，他要讓自己舒舒服服的，並開始想像第二天早晨，如果女服務員發現床上有一攤濕跡，就像他母親每天要經歷的，這時他會是如何不安和難堪。他要仔細想像這些，尤其要體驗那些無法避免的羞恥、焦慮和恐懼反應所帶來的巨大痛苦。就在這時，另一個念頭會在他腦中閃現：如果

經歷了所有痛苦，女服務員卻驚奇地發現床是**乾的**，這會是怎樣一個驚詫而又苦澀的笑話啊！

這個設想對他沒有任何意義，卻使他困惑不解，以至於無法釐清思緒。而且這個想法時不時地就會掠過他的腦海。沒一會兒，他就覺得自己是那麼可憐、無助，他心亂如麻地想著，當女服務員發現床是**乾的**，而非他所計畫是濕的，那時的羞辱、焦慮和難堪。這三個晚上應該是這樣的：第一個晚上是懷疑和不確定的；第二個晚上應該很確定；而第三個晚上，應該是由遺尿焦慮向其他焦慮情景轉化的過渡。他的想像讓他如此困擾，在絕望中，他感到非常疲倦，於是倒頭便睡著了。

第一個早晨，他的反應是可憐及恐懼。當女服務員發現床是**乾的**，他仍留在房間裡。他瘋狂地在腦中搜索著一些離開的藉口，但沒有找到，於是只好沮喪地盯著窗外，這樣她就看不到他的窘迫了。

第二天從下午開始，同樣困惑的想法再次出現，並導致了同樣的結果。第三天又是另一次重複。

我告訴他，當他結帳離開旅館時，他會發現自己為去拜訪祖父母的矛盾念頭折磨不已，衝突在於到底應該先去外公、外婆那兒，還是先去爺爺、奶奶家，這是個令人討厭的強迫性思維。最後問題是這樣解決的：他決定在比較晚去的地方多住一天。到了目的地後，他感到無比舒適，快樂地渴望能拜訪所有親戚，但他又陷入關於先去拜訪哪個親戚的強迫性疑慮中。不過在停留的幾天裡，他還是挺樂在其中的。

　　所有這些暗示都在努力確保把假的問題植入他的腦中，這就把他對遺尿的恐懼和焦慮，轉為對拜訪親戚的焦慮，也緩解了他的親戚及母親看到濕被褥時的焦慮。

　　將近兩個小時的工作後，我給他一個完全忘記的催眠後暗示，然後把他喚醒。他醒來後，我簡短地告訴他，大約三個月後他會被召回，而且將毫無疑問地應召入伍。

　　十週後，就在我擔任當地的徵兵局顧問時，他又被送了過來。他詳細地報告了自己在旅館的「奇異經歷」。顯然，他根本沒意識到怎麼會變成這樣的。他解釋說：「在旅館時我幾乎要發瘋了，努力想尿床，但就是沒辦法。我甚至喝了很多水，但還是沒有用。然後我感到如此害怕，只好退了房間，開始去拜訪親戚。拜訪親戚沒什麼不對的，除了對先去哪個親戚家這個問題怕得要命。現在我到了這裡。」

　　我提醒他那最初的主訴情況，他目瞪口呆地回答說：「自從我在旅館裡發瘋起，就再也沒尿床了。到底發生了什麼事呢？」我回答說，不再尿床，開始享受乾的床，這就是發生的事。兩週後我又在徵召中心看到了他，那時他正準備服兵役。這次讓他感到焦慮的是，他的母親是否能適應自己離開後的生活。

　　艾瑞克森並不是只能用催眠來解決遺尿一類的問題，他還有很多其他的方法。他也喜歡糾正成人，幫助他們戰勝難題，從中解脫，而能夠在其他領域正常地工作及生活。

　　年輕人可以藉著不正常的行為使自己遠離社會，也可能是身

體症狀的偏離形式，這些問題會阻礙他們求愛。有時如肥胖之類的身體問題，會使人缺乏吸引力；但也有人透過這樣的手段，來避免使自己對異性有吸引力。有時艾瑞克森會直接致力於幫助年輕人重塑他們的外表。他著重於處理年輕人的自我概念，尤其是他們對自己的身體形象。

當和年輕女性一起工作時，艾瑞克森會盡可能利用自己的男子氣概。他假設如果他能說服一個女性，她對他很有吸引力，她將會形成一個想法：接受自己對男性是有吸引力的；在安全的治療關係中，她感到自己正受到一個男人仰慕，然後她會開始注意並欣賞社交圈內的男性，對他們的反應與過去大不相同。艾瑞克森把治療關係當作一種儀式，讓處於戀愛期的女性相信，與男人成功地相戀相愛是可能的。

有這樣一個例子：一位年輕的女性來尋求幫助，她感到自己簡直太胖了。她的確超重，但並不像她堅持認為的那樣毫無魅力。她經常上教堂做禮拜，十分規矩正派。她的過分拘謹以及錯誤的自我認知，使她迴避正常的戀愛交友活動。艾瑞克森說：

> 當看到這個正在等待我的女孩時，我立刻就感到她是個非常循規蹈矩的女孩。我讓她坐下，禮貌而匆忙地打量了她幾眼。然後我讓她盡情傾訴，同時開始檢查桌上的一個紙鎮。整個過程中，我只偶爾抬頭看她一眼，大部分注意力還是放在那紙鎮上。
>
> 她講完了，說她想知道我是否願意接診，因為她是那麼地醜陋不堪，毫無吸引力，就算真的瘦下來了，也仍是這個世界上最普通的女孩。

我回答說：「希望妳能原諒我的行為，當妳說話時，我沒有看著妳，我知道這很不禮貌。我覺得難以看著妳，我真不想談這個，但我們在做治療，我不得不說出來。好了，我不說了。我有強烈的感覺，當妳瘦下來後——至少我所看到關於妳的一切，這也是為什麼我一直避免看妳——妳會比現在更性感迷人。我知道我們之間原本不該討論這些的……毫無疑問，妳是極有魅力的，當妳瘦下來後，會變得更加令人難以抗拒。不過我們真的不能再討論這種事了。」

當我說這些時，這個年輕姑娘臉頰羞得緋紅，顯得侷促不安。我所說的其實不算特別露骨，但依據她的標準，這番話會是極為讓人不悅的。不過，說這些話的是一個她很尊敬的男人，他說她性感迷人，並且他第一眼就注意到這些了。

後來她成功地減肥，並以最禮貌的方式向我報告說，她愛上了一個年齡和自己差很多的男人，但這個男人對她並無興趣。我告訴她，這個男人應該覺得榮幸。不過既然她現在學會了稱讚男人，那麼就該把感情轉向與自己年齡接近的男性。不過，請再保持一段時間對那位男性的讚美和欣賞吧！後來，她對我失去了興趣，開始與一個與她同齡的小夥子交往了。

當艾瑞克森用這種方式利用自己的男子氣概時，特別注意不讓病人與他的關係，發展到代替現實社會環境中與男性的自然關係。因此當求愛行為被喚起後，就被引向了那女孩生活裡合適的

社會環境。艾瑞克森不像那些進行長期治療的治療師——他們認為治療師與病人之間應該有持續的情感涉入，他會盡快地使自己脫身而出，讓女病人的情感轉向其他男人。有時他會過一段時間才這麼做，有時會馬上就這麼做。

有人認為求愛期只涉及年輕人，然而這個階段發生的問題會持續很多年。而當他們年齡漸長時，通過這個階段的困難也在增長，除非他們願意冒險嘗試尋找配偶。女人會用外表和行為去阻止這種可能性，她愈是固執於成為邊緣女人的軌道，能引起她生命軌跡根本改變的方法，就會變得更戲劇性。有時艾瑞克森可以快速做到這點，他透過讓她與一個男人建立緊密而又安全的私人關係，來推動並允許她冒險建立正常的親密關係。

　　一位女性來到艾瑞克森這裡，因為這個世界上她唯一的女性朋友推薦她來這裡。她的朋友夫婦都是專業工作者，而她是他們共同的朋友。她三十五歲，略顯豐滿。儘管她有一張樸素卻很有吸引力的臉，但任何第一眼看到她的人都會想：「天啊，她為什麼不洗臉、不梳頭、不穿裙子，卻在自己身上套個麻布袋呢？」

　　她有點遲疑地進入辦公室，拘謹而又客觀地說，她覺得自己很可憐，感到很沮喪。一直以來，她想結婚生子，但連一次約會都沒有。她靠自己勤工儉學讀完了大學，同時還堅持照顧患有殘疾的母親，根本沒有社交生活。她知道自己有點超重，但她覺得有一些男人會喜歡豐滿的女孩。這並不是她被孤立的真正原因。她很聰明、有教養，也很風趣，但又很絕望，因為她已經三十五歲了，她希望

有些事能快點解決。她說她的治療應該抓緊時間，因為她已經接受了在另一個遙遠城市的職位。在那裡，要不她就是成為全新的自己，要不就只得放棄。因此，她要求治療能夠如暴風驟雨般激烈。另外，她可以用於治療的資金也有限。

這位女性是個盡責的員工，因為她優異的工作表現，老闆正在挽留她。她外表冷漠、待人疏遠、孤獨寡居、慣於退縮。她僅有的朋友就是那對專家夫妻，和他們在一起時，她很有魅力，也相當健談，充滿智慧且興趣廣泛。除了每個月拜訪他們一次之外，她就一直待在自己的公寓裡。她戴金屬框的眼鏡，從不化妝，不僅衣著不合身，色彩搭配也不協調。她很懶散，頭髮亂糟糟的，耳朵和脖子也是髒兮兮的，就連她的手指甲也不乾淨。如果有人提醒她這些，她會冷漠而不通情理地表現得無動於衷。她從沒約會過。

我對這個女性說：「妳想接受治療，還希望治療能快些，因為妳處於絕望中。妳希望用我的方式治療嗎？妳覺得自己可以接受嗎？我可以迅速、徹底、有效，但這會是一種相當震撼的體驗。」她說她絕望到了極點，願意接受任何治療。我告訴她回去考慮三天，再決定是否真的要接受治療，且是否真的想要治療夠激烈而對她有益。我向她保證她會從中受益良多，但這需要巨大的個人力量，來承受治療性的襲擊（assault），這是她要求的短期治療所必須的。我特意使用「襲擊」這個詞，因為它有多種可能性。我說，她必須承諾不會中止治療，並且要完全執行我指派

的每個任務，無論是怎樣的任務。在做出承諾之前，她應該仔細考慮所有的可能性，尤其是不愉快的可能性。三天後她回來了，承諾絕對會服從我對她的所有要求。

於是我對她的治療開始了。我一開始就問她：「妳有多少錢？」她說她存了一千美元，並準備立即付給我。我要她在一個帳戶裡存入七百美元，並預期自己會以無預警的方式把所有錢花在自己身上。然後我送給她一面鏡子、一個捲尺、一個磅秤以及一張體重圖表。

三個多小時裡，我對她的體重和外表做了綜合而直接的批評，並盡可能用實證來支持我的批評。她的每一個指甲都被檢查了一遍，並對指甲縫裡面有多少髒東西做了詳盡的描述──這個、這個、還有……她的十個指甲似乎都在哀悼。拿著鏡子，我要她向我描述她臉部、頸部的骯髒和汗跡。透過兩面鏡子，她得向我描述自己那髒兮兮的耳朵。我尖銳地評論著她蓬亂的頭髮、不合身的衣著，還有那不和諧的色彩搭配，就像在對一個人進行體格檢查一樣。我把這些當作她能自行糾正，且不需要治療師說明的問題來討論，她自己得負全責，因為這都是她故意自我忽視的表現。

然後我遞給她一塊毛巾，並指導她清洗一側的頸部，讓她自己比較洗過與沒洗過的兩側。這對她來說是件格外難堪的事。我概括地總結了這次治療：她就是一副長得很抱歉的髒亂樣。然而，在得到我的指令前，她不能去購買東西。她只好繼續工作，而不是去思考我已經告訴她的事實真相。我告訴她，我們的下一次見面會在兩天後，接下

來的治療會經歷同樣長的時間，甚至會更為激烈。

　　她很快出現在下次治療中，對於接下來會發生什麼，顯得難堪而躊躇不安。她沒化妝，不過明顯梳洗一新，除了不合身的裙子及色彩刺眼的衣服之外。上次我讚揚了她洗乾淨的那側頸部，因此這次我也讚揚了她洗浴後的身體。她猶豫著表示對於這次會檢查什麼，一點底也沒有。

　　我系統地回顧了上次的治療，總結了她成功做到的一些改變。我的口吻冷漠而不帶個人情感色彩。然後，我要讓她認識到一件對她來說幾乎全新、卻意義重大的事——迄今為止她一直在忽視它，但對於一個活生生的人來說，它至關重要。她不能再漠視它的存在，也絕不能再把這些驅逐在自己的意識之外，「有些事」是如此明顯，已被每一個與她接觸的人所認識。它將持續存在於她的意識中，而驅策她以快樂和滿意的自我覺察，從此行為舉止正常得體。我告訴她，當她離開時，我會向她揭示這一切。治療結束了，她走到辦公室門口準備離開，我說，我希望她去做一些事情。她拘謹而有點僵硬地站在那兒，等著我繼續。我說：「妳將永遠無法忘卻：在妳的雙腿之間，有一片美麗的軟毛。妳現在就回家，脫下衣服全裸著站在鏡前，妳會看見女性美麗的三個標誌。無論妳去哪裡，它們始終伴隨著你，妳再也不能把它們遺忘。」

　　很快地，她又出現在下一節治療中，言行中更顯尷尬。沒有任何鋪陳，我直接告訴她：「妳已經存了一些錢做特殊之用。現在去百貨公司，那裡有美容顧問，妳去直截了當地告訴她，妳是一個可憐邋遢的人，對自我修飾一

無所知，希望她教妳所有妳需要知道的事。妳會發現她富有魅力和熱情，有同情心並且善解人意。讓她把妳裝扮一新吧，妳會很樂意的。妳將發現，這是一件激動人心的事。三週後，在妳工作的地方，有一場為所有員工準備的舞會，按照慣例，妳也會被邀請參加。妳必須參加，妳得先做準備，到舞廳去快速學會怎麼跳舞。讓那個顧問選塊布料，用來縫製妳在舞會上要穿的禮服。妳把布料交給某某女士，她是個裁縫，妳要向她解釋：妳希望她監督、指導妳縫製這條裙子，整個過程應該完全由妳自己完成。我們的下次會面，就在那場即將來臨的舞會上。」

舞會當晚，她翩然到來，身著雅致的晚禮服，顯得有點羞澀，滿臉緋紅。她瘦了很多，散發著生機和活力，迷人而自信。三個月後，她到了新的工作崗位，結識了一位大學教授。一年後他們結婚了，現在她已經是四個孩子的母親了。

艾瑞克森經常會用一些合乎情理的普通方法，比如教病人梳洗自己，讓他們去跳舞，同時結合私密的會談，迫使病人接受一些明智合理、但之前從未嘗試過的事情。他盡可能地利用自身和社區的設施。在這個案例中，他運用自己，使一個過分規矩的女性有機會與男性建立親密的關係，其中包括一起討論難以啟齒的話題。他還利用了商場現成的顧問和女裁縫。

多年前艾瑞克森一段關於短期心理治療技術的談話，將向大家更詳細地呈現年輕女性的窘境，以及艾瑞克森處理這些問題的方法。一個年輕的治療師試圖理解並使用艾瑞克森的方法，他向

艾瑞克森彙報了一系列的案例，並詢問艾瑞克森，他會如何應對這些問題。

> 治療師：一個女孩受苦於嚴重的經前痙攣，而被轉介到我這兒來。每個月會有一天，她有將近八個小時什麼也做不了，只能躺在床上。十四歲起她就被這種疼痛折磨著。我已經和她進行了兩次面談，卻根本無法確定是否能夠幫助她。不過，我覺得她的問題不是很複雜。她十二歲時初經來潮，這對女孩來說很正常。十三歲時她所住的城市正好遭到轟炸襲擊，那時她湊巧在在山坡上快樂地玩耍著，雖然目睹了這次襲擊，不過毫髮無傷。一年後她停經了，後來她和母親一起回到美國。十四歲時，她的月經又來了，並伴有劇烈的疼痛。從那以後，她罹患了可怕的經痛。

> 艾瑞克森：她是一個漂亮的女孩嗎？

> 治療師：是的。

> 艾瑞克森：她自己也這麼認為嗎？

> 治療師：是的。不過，她無論如何都無法對自己的美麗有充分的自信，她對此有點太努力了。

> 艾瑞克森：你怎麼想？

> 治療師：我是怎麼想的？嗯，我會想到她二十八歲了，由於她自己也不明白的原因，還沒結婚。

> 艾瑞克森：那麼，一個美麗的女孩，為什麼還需要過分努

力地追求美麗？你知道，在短期心理治療中，
身體形象是需要考慮的重要事項之一。我的意
思是，這些人是怎麼看待自己的？他們的自我
形象又如何呢？她是個美麗的女孩，又那麼努
力地追求成為美麗的女孩。她在告訴你，她覺
得自己的身體是有缺陷的，而擁有美好的身體
形象對她來說是極為重要的。美好的身體形象
不僅意味著身體的自我，也意味著功能的自
我，還意味著在這個身體內的人格。她知道認
為自己有一雙美麗眼睛是**沒關係的**嗎？她知道
對她而言，意識到自己的下巴太大了也是**沒關
係的**嗎？對她而言，擁有美麗的嘴唇，但耳朵
長得有點不對稱，是**沒關係的**嗎？她知道正是
這些特徵給了她獨特的外貌嗎？

治療師：這是你需要讓她明白、並要指引她前進的方向
嗎？

艾瑞克森：是的，應該讓她明白她的方向。你會發現這些
美麗的女孩完全是在自我貶低。她們沒有意識
到自己正努力地根據別人的外貌，來為自己的
長相劃分等級。而且她們會把一個缺陷，當做
可以確切證明自己不夠完美的證據。這個女孩
有經痛，那麼她對自己的身體究竟抱持什麼樣
的看法？她覺得自己的臀部太大了？腳踝太大
了？陰毛太稀疏、太直、還是太捲了？或者對
此有什麼其他想法？可能對她來說這會是如此

痛苦，以至於她無法在意識層面承認這一切。她覺得自己的胸部太大、還是太小？乳頭的顏色合不合適？在短期心理治療中，你首先要做的事情之一，就是努力去發現他們的身體形象如何，無論是男人還是女人。

治療師：那麼要如何發現這些呢？

艾瑞克森：有時和一個病人接觸幾分鐘後──尤其是女孩，我會問她，她覺得自己什麼地方最美？為什麼？我會直截了當地問。進行體格檢查也是同樣的目的，你從頭皮查起，一直向下，查到腳底。這完全是客觀的檢查，你的確想知道病人的身體形象如何，所以你進行了體格檢查。

治療師：我明白了。這個女孩過分追求的是女性化外表。她的捲髮是為了更像個女人，化妝品也是同樣目的，還有耳環什麼的。

艾瑞克森：換句話說，她覺得自己身體形象中缺乏的是女性化特徵，所以她矯枉過正了。她認為自己的生殖系統有什麼缺陷嗎？還是在她的胸部、臀部、體形、臉部上有缺陷？

治療師：那麼，怎樣讓病人接受這種對他們生殖器官的客觀認識呢？他們會接受你的意見嗎？

艾瑞克森：在我這兒，他們會接受的。你看見一個有著特別捲髮的姑娘進來；下次她進來時，髮型有點不同，頭髮的中分部分是彎曲的。這時你就該好奇她對自己的生殖器是什麼態度了。

治療師：如果中分部分是彎曲的，就該去好奇那個部分？

艾瑞克森：是的，因為我們牢記在心的是我們熟悉的自己，我們身體的自我，由於太過熟悉，很多人甚至從未在意識層面內覺察到這一切。對戴著假胸部的女人，你怎麼看？

治療師：除了參考她身體其他部分的比例，我不知道該怎樣看待這個問題。

艾瑞克森：我會向你解釋的。我要求一個婦女直挺挺地端坐著，假裝發現她右肩上有一隻蚊子，然後我要她打蚊子。首先，我是這樣打蚊子的（艾瑞克森開始示範，他揮舞手臂，卻沒有碰到自己的胸部）。現在我的動作會誇張點，讓你看看她是怎樣打蚊子的——你看她肘部彎曲運動的幅度，和她胸部的實際尺寸是一致的。

治療師：噢，我懂了。要是戴了假胸部，她的手臂會碰到胸部。

艾瑞克森：是的。如果她的胸部很小，尤其沒有胸部時，她拍自己肩膀的方式會和我很像。而如果她本來胸部很大的話，她拍蚊子時，手肘會繞個大圈的。

治療師：真是個簡單的測驗。

艾瑞克森：是很簡單。當我知道病人覺得自己身體形象有缺陷時，我通常會說：「有很多事你並不想讓我知道，也有很多事是你不想討論的。那就讓

我們說說那些你願意講的事。」這位病人大可遮掩任何事和所有的事，但她的確想談話。因此，她開始說這說那。我通常會說：「好的，可以談談這個。」在結束前，她已經提到每一件事情了。而對於每一個新話題，我都會說：「噢，這個問題不是很重要，我不得不『阻止』一下。」為了更重要的話題，可以透過「阻止允許」來打斷，這也是簡單的催眠技術，使病人對被阻止和正在交流的思想產生不同的反應。

治療師：我明白了。

艾瑞克森：他們有所保留，從根本而言，只是為了避免將要呈現的東西。

治療師：這也迫使他們思考什麼是他們真正需要保留的，什麼又是他們以前沒有思考過的。

艾瑞克森：你案例中的那個女孩，有很多事情令她痛苦，她卻難以向你啟齒。你已經允許她有所保留了。她知道你不知道這些。她開始想，好吧，第一件事情可以談，第五件事情也可以談，第二件還不能談。後來她談了第四件、第六件、第三件、第七件及第二件事。**她保留了第二件事**。實際上，除了第一件事情，她對其他這些事情都進行了「保留」，因為她沒有按順序來談論它們，就像一、二、三、四、五、六、七那樣。

治療師：「保留」一詞頗值得玩味。

艾瑞克森：就無意識而言是這樣的，你必須意識到這些。你暗示他們有所保留，**而他們也的確有所保留**。同樣地，你也暗示他們談論一些重要的事情，**而他們也的確在談論**。不過，他們的保留和傾訴都是對你做出的回應。所以，只要他們想保留什麼，**你就應該鼓勵他們**進行保留。在談論關於身體的形象時，同時呈現出來的是你看待自己的方式，你出現在自己腦海中的方式，你考慮自己身體的方式等等。當然，你身體的某些部位，是你不想告訴我的，不過還有某些部位是你願意討論的，比如，下巴和嘴。你甚至會想到你的腳踝、你的肚子，以及你頭上的毛髮──我特意用了「你頭上的毛髮」。有多少姑娘會覺察到自己的處女膜？關於「你頭髮裡的一個部位」，你有何感受？

治療師：這裡好像又在對「部位」一詞做文章了？

艾瑞克森：不，我實際想說的是陰部，這也是毛髮中的一個部位。

治療師：顯然，這麼做不僅僅是為了瞭解他們的身體形象，而是讓他們真實地意識到自己身體的存在。

艾瑞克森：是的，要讓他們意識到自己的身體。「**當你坐在這裡**，你會想著關於自己，你應該談點什麼」，「**當你坐在這裡**」似乎是一個過渡詞

（transitional phrase）。但你是坐在什麼上面呢？你所希望的身體是哪一類？是用另一種能取悅女人的人格的那類身體，還是對自己人格滿意的那類身體？對此，你知道多少呢？

治療師：你在假設經痛與這類困難有關？

艾瑞克森：是的，我是這麼想的。

治療師：按照我的背景，很自然地，我會對她的病史好奇。我注意到這個女孩曾經在十三至十四歲時停經一年。

艾瑞克森：是的，我首先想瞭解的是關於她對「生命並非永恆」以及「軀體並非永存」的看法，以及她又是怎麼看待一個身體在突如其來的轟炸中灰飛煙滅的。那是來自死亡的威脅，她的軀體也註定要化為塵土。但每次經期都彷彿把她推到了死神面前，這是一件痛苦的事情。

治療師：這是用一種不同的方式看待月經。

艾瑞克森：但你知道，事實就是如此。

治療師：噢，的確是這樣，我知道了。但月經也在告訴她，她是一個女人，但她至今還沒懷孕過。這是我的看法。

艾瑞克森：不過你是從男人以及生理的角度來思考月經。

治療師：那麼女人對此又有怎樣的不同想法？根據年齡也有所不同嗎？

艾瑞克森：女人對此有什麼看法？當她到了一定年齡，月經就不再來了。就個人而言，這是完全不同的

事情。從比較隱密的角度來說，在她自己生活的獨立時空裡，月經是活生生的事物。只要設想一個女人是怎樣看待她二十五歲生日的，它並不只是一個生日，而是四分之一世紀的生命。她又怎麼看待自己三十歲的生日呢？她會覺得，自己那二十多歲青春年少的美好時光一去不復返了，接下來是可怕的時光流——三十多歲眨眼間便度過了，而不久前的二十五歲生日還歷歷在目。你會發現，從亞利桑那到麻薩諸塞州都在極力強調四分之一個世紀的生命。回到你的個案，她是幾歲停經的？

治療師：十三歲。三歲時她失去了親生父親，轟炸襲擊時又失去了繼父，因為他立即離開去參戰了。他走了之後，母親便與他離婚了。那時這個女孩不僅停經，還出現了其他問題：有幾個月的時間，每天清晨她都會頭暈和噁心。看起來她是試著用自己的家庭，來替代失去的家庭。至少在我看來，這像是懷孕的想法。

艾瑞克森：她三歲時失去了親生父親，在轟炸襲擊時又失去了繼父。如果她仍是三歲的女孩，她會期待父親的歸來。那麼在十三歲的情景下，她會有怎樣的假想呢？

治療師：你認為這是一種退行？

艾瑞克森：是的。按照三歲時的記憶和理解，她會期待有一個新的父親來到家中。但現在的情況是：在

襲擊中城市癱瘓了，家中的一切都亂了套，她也瞬間失去了功能。她是總體的一部分。

治療師：是的，她對這段經歷的描述是：一切都停止運行了。如果這不是她原本的說法，意思也與此十分接近。她被迫無法上學，被迫離開了朋友，也被迫失去了繼父……等等。

艾瑞克森：於是她希望自己還沒有長大到可以上學的年齡，也還沒有成長到可以有月經的年齡。

治療師：那為什麼月經又來了，還伴隨著疼痛？

艾瑞克森：為什麼不假設是合乎邏輯的疼痛呢？

治療師：什麼意思？

艾瑞克森：首次月經來潮很順利，那是自然的生理現象，沒有任何特殊關聯，所以那時並沒有疼痛。後來，你的某種功能中斷了——你已經知道那所有的感覺。之後在沒有任何預兆的情況下，月經又來了。失去月經已經是件痛苦的事了，而突然之間透過月經的再次出現，你會想起那失去愛的傷痛，還加上正常的組織充血，所以這是合乎邏輯的疼痛。你的手臂骨折了，打上了石膏，漸漸地，你熟悉了裹著石膏的狀態；可是當你卸掉石膏並試著彎曲手臂時，它會疼痛的。

治療師：是的。

艾瑞克森：所以這也是種合乎邏輯的疼痛，棄而不用的疼痛。可是你希望手臂能自由活動。因為衝突之

　　故，它並不會疼痛。為什麼被中斷的月經不該
　　伴隨著疼痛而重現？這本身就已經夠令女孩害
　　怕了，她會在心裡問：「它總是這麼疼嗎？」
　　然後她會一整個月都在期待經痛來臨，並且去
　　驗證它。

治療師：我確信她就是這麼做的，用一整個月的時間期
　　　　待著經痛的來臨。

艾瑞克森：是的，她已經一再地證明了。我會問她這樣的
　　　　問題：「妳的月經週期如何？」「妳一天用幾
　　　　塊衛生棉？」「每次月經都規律嗎？」「是在
　　　　早晨、下午，還是晚上？」「或是隨機出現
　　　　的？」

治療師：她的月經是規律的，一般都在早晨來。

艾瑞克森：我會拋出這樣的問題：「妳會讓衛生棉濕透
　　　　嗎？」因為這著實讓人有點難堪。「或者只要
　　　　一濕了就馬上更換？」她已經說了，她的月經
　　　　是規律的，通常是在早晨來。我會繼續問：
　　　　「如果恰好比妳預期的早一天來，妳會怎樣？
　　　　或者不在早晨，而是在晚上來了呢？」我想做
　　　　的第一件事是轉移疼痛出現的時間。

治療師：你的意思是轉移月經出現的時間，然後就可以
　　　　針對疼痛做些處理？

艾瑞克森：如果我轉移月經出現的時間，那麼月經就不會
　　　　出現在預期的時段了，而在非預期時段裡來
　　　　時，就不會疼痛，因為月經是在沒有預料的情

況下來的。如果你把這些植入她的心中，她則專注於你的問題，在意識層面，她根本不會注意這種轉移的暗示。

治療師：那麼，如果她的意識層面對此關注少一點的話，會更有效嗎？

艾瑞克森：她和你保持在可以聽得到的距離——你說的一切她聽得清清楚楚。她來和你交談，用她的意識和無意識一起傾聽。而你只要對這個事實保持關注就可以了。你可以問：「如果月經不在預期的時間來——比如是在晚上，妳會有怎樣的感受呢？」你看，我用了「感受」這個詞，它與疼痛有著不同的內涵。

治療師：我明白了。

艾瑞克森：所以實際上，我將經痛轉換為另一種感覺。現在，要做的另一件事，是去強調對經痛的處理。許多治療師和醫療人員都忽略了病患的權利，他們試著藉由整體的移除來解除女孩的經痛。任何女孩來找我處理經痛的問題時，我會清楚讓她知道，她想要擺脫經痛——至少就她所知是這樣。然而在她一生中，絕對有可能在某個時候，她**可能想要**有經痛。她**可能**是藉由抱怨經痛，而想要逃避某種社交參與；也可能是想跳過大學考試；或是想多放一天假不去上班。所以務實地來看，只有在對她來說有利的情況下，她才想要擺脫經痛。無意識遠比意

識聰明多了。一個女孩來找你，希望能緩解經痛，而你平和愉快地給了她免於經痛的建議。她的無意識很清楚你不瞭解問題所在。你告訴月經來潮的她如何擺脫經痛，而她清楚知道有一天自己會結婚，會懷有孩子，然後月經會中斷。而你給她的任何建議，沒有一個是如此措辭的，而能在她開始經期的另一段嶄新歷史後派上用場。她拒絕了你對解除經痛的建議，因為你並沒有將這些事件的自然程序納入考量。在她的無意識中極為清楚這點，而且她非常蔑視你，因為你僅僅假設她永遠不會遭遇經期中斷。但她的確會，她可能會生病。也許在過去她的確生病過，而必須中斷月經。她的無意識求助於你，**希望**你認為她將會是遭遇這些和那些的人。

治療師：嗯，對多數症狀來說的確都是如此，不是嗎？那是適當的態度。

艾瑞克森：這才是適當的態度。一個婦女三十多歲了，還吸吮自己的拇指，不僅如此，她還會抓乳頭、摳肚臍，直到它們結痂。她從孩童時期就這樣了，因此來接受治療。我告訴她，我不會為這些提供她幫助，我只會治癒它們——在不到三十秒的時間裡。她知道那不可能，於是想知道我會怎麼做。我告訴她，她所需要做的事情，就是回答「好的」。她知道這樣並不能改

變任何事情。「下次當妳想抓妳的乳頭時，我希望妳來這個辦公室，暴露妳的乳頭，然後抓它。妳能做到嗎？」她說：「好的。」然後又說：「你知道我不會這麼做的，絕不。」她的意思是「我絕不會來你的辦公室」。

治療師：是的。

艾瑞克森：「行，妳絕不會這麼做。」她的無意識知道這一切，無意識承擔了她所有的緊張，又把它轉移給她。

治療師：我們回到身體形象的層面來看看這個女孩，當你想到身體形象的缺陷時，你怎麼矯正這個問題呢？

艾瑞克森：一個因為總是緊張而來見我的女孩，面對她，你會怎麼做？她很恐懼，不安地瑟瑟發抖。她不喜歡人們，人們也不喜歡她。她是那麼虛弱，連行走都很困難。她怕人，就算在餐館吃飯，也會買張報紙把自己藏在後面。她走小路回家，以免被別人看見。她去最便宜的餐館，這樣人們就可以鄙視她了。她覺得自己根本就不配被人正眼看待。我讓她畫自己的肖像，她試了一下自己的素描能力。這是她畫的，你看過嗎？

治療師：看不懂，似乎只是一些不相關的身體部位。

艾瑞克森：一開始她的畫只有頭而沒有身體，而最後則是一張赤裸的全身像。

治療師：現在，看了她全部的畫像，你怎麼辦？怎樣才
　　　　能克服這種有缺陷的身體形象？

艾瑞克森：首先我會問她是否真的想接受並配合治療。她
　　　　說自己別無選擇，我表示同意，她是真的別無
　　　　選擇，除了可以尋找不同的治療師這點之外。
　　　　而且由於她已經來找我，若去找另一個治療
　　　　師，就會更糟——因為她已經在各方面都邁出
　　　　了艱難的第一步。這樣就確保了她會待在我這
　　　　裡。

治療師：我明白了。

艾瑞克森：她沒有意識到我設下了障礙，讓她不去找其他
　　　　治療師。我還告訴她，治療與人的所有功能有
　　　　關，不僅包括她工作的方式、在街上行走的方
　　　　式，還與吃飯、睡覺、娛樂等這類事情有關。
　　　　吃意味著什麼？撒尿排便又意味著什麼？只是
　　　　盡量地去吃，但不撒尿排便——行嗎？完全不
　　　　行！連小孩子都知道，你吃了東西，遲早就會
　　　　排泄。這是基本的常識之一，但你卻總是避免
　　　　提及後者。我以吃為例告訴她，一個人的所
　　　　有功能，不是一種人格，而是一個人。人會吃
　　　　飯、睡覺、工作、參加娛樂，因此，人是包括
　　　　在每一件事物中的。我必須得知道她**能告訴我**
　　　　的所有事情，以及所有我能想到的事情。

治療師：這好像在玩微妙的短語遊戲，不是嗎？你必須
　　　　得知道**所有的**事情——她所**能**告訴你的所有的

事情。這是一種看似威脅的危險聲明。

艾瑞克森：所有我能想到的事情——我是敢想很多事情的。這事實上向她暗示了：沒有任何事情不會被包括進來；每件事情都會被包括進來——所有她能談論的事情，所有我能想到的事情。我是個醫生，我能夠想很多事情，而且真的知道很多事情。雖然我並沒有說得這麼直接，但所有我能提供的知識已經一目了然了。而我首先想知道的事情之一，就是做為一個人，她是怎樣看待自己的？或者最好告訴我，她覺得自己看起來像什麼。她說：「嗯，我是一個金髮碧眼的女人。」「是的，妳還有兩隻眼睛、兩隻耳朵、兩個鼻孔、兩片嘴唇和一個下巴。對這些妳怎麼想？就像妳自己說的，妳金髮碧眼，那麼是哪種金髮呢？」「是那種洗碗水顏色的金髮。」話已至此，一切都已經清楚了。「我的牙齒太歪，耳朵太大，鼻子太小。我是一個非常普通的女孩。」非常普通又意味著什麼？從何時起，她對自己的描述變成了「非常普通的女孩」？這句「非常普通的女孩」，包含了她身體的剩餘部分。然後我想知道她是否能夠告訴我，她通常是盆浴還是淋浴？我讓她描述她是怎樣洗澡的，她在浴池裡都做了什麼，關了蓮蓬頭後又做了什麼。她不得不在心裡想像自己的樣子——我讓她「赤裸著」站在我的面

前，不是嗎？一旦她在我面前裸體了，接下來
我繼續問：「現在，如果妳看見自己赤裸的身
體，卻看不見頭，妳能認出自己的身體嗎？」
你知道，要在錄音帶上認出自己的聲音是極為
困難的。於是她開始考慮在赤裸狀態下辨認自
己的身體——但她繼續赤裸裸地在我面前。
「事實上妳並不完全瞭解妳的身體，現在就讓
我來說給妳聽吧。毫無疑問，妳肯定覺得妳知
道自己陰毛的顏色。我從未看過它們，也從未
想過要去看它們。但是，我想妳並不知道它們
的顏色。」現在，她肯定知道這件事了。

治療師：這不僅使她去考慮這個問題，還讓她回家後去
　　　　檢查驗證。

艾瑞克森：她第一個回答是「自然是和頭髮一樣的顏色，
　　　　洗碗水般的金色。」就我所知，根據身體自然
　　　　正常的色素沉澱規律，陰毛要比頭髮的顏色
　　　　深。所以我告訴她：「妳說陰毛與頭髮的顏色
　　　　一樣，妳錯了。」她會去驗證，然後發現我是
　　　　對的。我**實際**上已經證明——我已經給她機會
　　　　和我一起討論問題。在這裡爭論她對自己身體
　　　　的**瞭解**也就罷了，但她會怎麼看我失禮地談論
　　　　她的陰毛呢？其實這不是在談論陰毛本身，問
　　　　題的本質是我在挑戰她的認知。這樣一來，她
　　　　會去證明我的無知——而不是我的冒犯。所以
　　　　她會抗爭——不過卻是一場錯誤的戰役。如果

不提及陰毛這個話題，她就無法回答我究竟是
對還是錯。「那麼妳的乳頭是什麼顏色？」這
些問題都不理智，我只是想知道她是否真的知
道。「自然是與我皮膚的顏色一致。」「我認
為不是這樣。妳去看了就會發現，它們與妳皮
膚的顏色不同。」於是她又有了一個爭論的話
題，一個純粹理智的話題。她將開始抗爭，不
過卻是在我的地盤作戰。

治療師：的確如此。關於陰毛顏色的爭論，你是正確
　　　　的，這使一切更加清晰：她已經在你面前赤身
　　　　裸體。

艾瑞克森：噢，是的。而且事實是對於她乳頭的顏色，我
　　　　也是正確的。所以當她告訴我，她的臀部太大
　　　　時，我可以不太禮貌地說：「對妳而言，它們
　　　　唯一的用處不過是用來坐板凳。」如果沒有一
　　　　番爭論，你怎麼反駁呢？臀部由肌肉和脂肪組
　　　　成，這是個不宜說出口的話題。不過，臀部在
　　　　爬樓梯時是很有用的——

治療師：應該是對吸引男人很有用吧？

艾瑞克森：這正是我後面會提到的。接下來我就可以指
　　　　出，人們對問題的看法是不同的。那叫什麼
　　　　來著？在非洲那種有著鴨嘴般的女人？我記
　　　　不起名字了。你知道，那些女人甚至可以用她
　　　　們的嘴唇吸住大淺盤。「妳知道，那個部落的
　　　　男人認為這是很美麗的，而他們會很驚訝地發

現，美國男人竟然認為妳所擁有的嘴唇更加漂
亮。」我剛才說了些什麼？

治療師：你在不露痕跡地悄悄讚美她。

艾瑞克森：這裡我提出了男人的看法，不是個人看法。

治療師：是。你說得很籠統，這種看法不是你個人的。

艾瑞克森：這也是短期心理治療中要做的事情。

治療師：嗯，在我看來，短期心理治療中會做的事情之
一，就是讓病人覺得那不是你個人的意見，而
是其他人的共有看法，至少是其他男人的看
法。

艾瑞克森：雖然不是每個男人都有一樣的觀點，但男人有
男人的觀點，女人有女人的觀點。男人一般不
會親吻鬍鬚，但女人會。

治療師：不過這裡有個好的轉折──如果你讚美她誘人
的雙唇，她也許會否認，認為你錯了；或者會
接受，但認為那是你個人的意見，不是男人的
普遍意見。

艾瑞克森：沒錯。我教她身體的功能。「妳吃東西，妳有
胃部疾病嗎？」「妳會不會便祕？」「妳的飲
食有多健康？」「妳關心自己的胃嗎？妳飲食
考究還是隨意亂吃？」她無法拒絕這種正面的
追問，於是我可以獲得她對自己的胸部、生殖
器、臀部、雙腿、腳踝、膝蓋和腹部的態度。
她的牙齒太歪了？真是這樣嗎？一個男人看著
她的笑容，會對她的牙齒有怎樣的反應？他會

如此沒眼光，只注意那兩顆歪的牙齒嗎？還是
會看她的雙唇？他會看她的下巴，喜歡她的笑
容嗎？他有看自己想看部位的權利嗎？他會喜
歡看什麼？她有權利說「我現在微笑，看我歪
掉的牙齒」嗎？可能他寧願注意她嘴唇的形狀
和厚度。

治療師：你試圖讓她感受到自己可能是有吸引力的，是
嗎？

艾瑞克森：不。我是想讓她認識到，某些男人會注視她，
並視某些東西為美麗的。男人的口味不同。

治療師：我常好奇，你怎麼讓病人完成你的指令，怎麼
把任務交付給他們？

艾瑞克森：我通常會給他們一個挑戰。比如，一個病人無
法適應她的工作──都是些最常見的抱怨。她
第一次走進我的辦公室時，我注意到她的頭髮
梳得很糟。她發現我在看她的頭髮，說道：
「別和我老闆一樣，他總要我把頭髮盡可能梳
好。」我回答：「妳想適應自己的工作，妳也
的確盡己所能梳好頭髮了。但我想知道，看著
妳自己最乾淨整潔的樣子，妳會怕嗎？」我讓
她回家淋浴洗頭後尋找答案，「妳會發現關於
自己的很多事。」

治療師：就這樣給她一個開放性的問題？

艾瑞克森：是的。

治療師：那她回家後發現了什麼？

艾瑞克森：後來她告訴我，她洗了個澡，仔細地把自己擦乾，站在鏡子前，又手持一面鏡子放在身後，這樣她就可以看到自己的背後了。她花了很長的時間來檢查自己的身體，她是在老闆認為她連頭髮都梳不好的背景下這麼做的。她恨老闆這麼批評她；帶著對老闆的怨恨，她愈是審視自己，愈是對自己的身體充滿讚許。

治療師：這就是你的特殊方法，你設法讓她在對某事的挑戰中改變了方向，而不是直接指導這個人怎麼做。

艾瑞克森：所有你做的，都是在利用人類與生俱來的自戀而已。

治療師：你可以與病人進行這樣的比賽：他藉著久病不癒，來證明你是錯誤的；而你可以改變他們的思維，讓他們用日漸康復來證明你是錯的。對我而言，最有趣的是，你竟然可以忽略他們的病因。

艾瑞克森：病因是件複雜的事情，解決問題並不一定總要搞清楚病因。男人經歷了婚禮之後，與所愛的人結為夫婦，卻發現自己無法享受性生活了，這並不意味著其中有任何特殊的病理因素。考慮一下男孩的成長道路，他有那麼多必須學習的東西。有時我會向男病人，但特別會跟女病人描述這個過程。在成長的道路中，男孩得體會自己陰莖的感覺，體會龜頭、陰莖軸、陰莖

表皮、包皮的感覺，以及尿道裡的感覺。男孩邊學邊長大，到了青春期，他得學習射精，並且讓自己滿意。即便是這樣，他仍有很多非常困難的事情需要學習：給予和獲得性快感。他能從誰那裡首次學到這些呢？從他的同類那裡。他們聊的不是服飾和玩偶，而是全壘打和觸地得分。你會摔角嗎？你能跳多遠？這些是他關心的重點，而不是諸如「這個顏色搭不搭」、「怎麼弄頭髮」之類的事情，那簡直是外星人的交流、侮辱性的語言。於是他去找其他男孩，從其他人那裡學習怎麼給予、怎麼獲得性快感。所以，在初級階段，他們會就陰莖是否一樣大、形狀是否一樣交換意見，因為他們必須學會區分彼此。男孩們會評估彼此肌肉的結實及大小程度，比較彈跳力、打球的能力，甚至射精的距離。那他們是怎麼做的呢？有時用手，有時是靠觀察，有時透過聽聲音。這是同性戀階段嗎？還是與其他人一起學習給予和獲得性快感的萌芽狀態？你最好找個同類，而不是那些說完全不同語言的外星人。那些傢伙不會打球，不會摔角，不會做任何有趣的事情，甚至連肌肉也沒有。這些學習都不是獨立進行的，身體得學會怎麼透過用手摩擦等方式自發射精。他得意識到，事實上其他男孩也會這些。但要成熟並成長為一個男人，他還

要為情感價值做準備，於是他會夢遺。起初，
這些夢很模糊，他安靜地沉睡，並沒有手淫，
但由於與性有關的念頭以及情感，他勃起了，
並且夢遺。他必須經歷足夠多次的夢遺，在對
各種情感、思想的反應過程中，才會產生正確
的射精。不過，他母親會說他在摧殘自己，他
的學習會因此受阻。他並非故意要以夢遺來冒
犯母親。他會這樣，是因為他正在學習生理上
的一些東西，還要將情感概念、經驗、記憶、
思想與實際的身體體驗組織起來。這個過程很
模糊，但對他而言是至關重要的。性發展並不
一定是以有順序的單元進行的，過程中必須夾
雜對男孩的反應，然後才開始有對女孩的反
應。

　　他們學會了在溜冰場溜冰，還要學與另一
個人一起沉浸在這愉快而有節奏的身體運動
中。他們開始與女孩跳舞，然後發現和女孩結
伴健行很有趣。透過這些，他還會發現女孩們
除了純粹身體上的特點外，還有其他特質，比
如有些人可說是數學神童。就這樣，男孩得學
習所有這些最基本的東西，他們邊學習、邊觀
察那些比他們年長的男孩，他們逐漸瞭解女孩
是什麼。不過，所有粗俗直接的言語都會遭到
責難。出於本性，他們對女孩們的臀部、胸部
感到好奇，想去捏她們的屁股，假裝不小心用

手或肘部碰觸女孩的胸部。直到他們真的鎖定
目標以後，他們會幫女孩穿上毛衣，然後抽出
一隻手撫摸她的乳房。但最開始時，他們是用
肘部和假裝碰到的方式，去探索女孩的胸部。
他們魯莽地尋找著、粗俗地碰觸女孩的臀部，
粗俗地擊掌，粗俗地談話，缺乏精練或涉及情
感的話語。他們不得不透過觀察他人來確定自
己，所以提及性話題時，他們會有這魯莽笨拙
的時期。本能驅力迫使他們進一步探索。初涉
愛河時，他們簡直像是把女孩放在神壇上，而
帶著仰慕遠遠地欣賞著，因為對異性還不太熟
悉，他們不敢靠得太近，她可是陌生的生物。
於是女孩就這麼待在神壇上，直到露出了缺
點。之後他們又為另一個女孩豎起神壇，只是
沒有一開始那麼高了，他仍是遠遠地仰慕，直
到這個女孩也有了缺點。直到最後，某個女孩
與這個男孩能夠真真切切地注視彼此的眼睛，
這時，男孩不需要再仰視女孩了。當然，女孩
也是一樣的，她們一開始也把男孩擺放在神壇
上，直到男孩出現缺點。男孩和女孩用自己的
方式做每件事。男孩必須考慮什麼是接吻。我
兒子是在他十一歲時知道什麼是接吻的，對那
時的他來說，這是件討厭的事。他想知道他何
時竟變得如此墮落，但當他考慮何時墮落成那
樣的時候，卻意識到事實上他已經達到了「墮

落」的位置。那麼，男孩和女孩實際上又是怎麼學習性本身的呢？到了那個時期，他們已有了總體來說足夠的理解力，他們能從書本、年長者、信任的人那裡找到資訊。他們會把這些與性結合起來，不一定要親身實踐。有一些男孩因為無法連結並綜合處理他們的資訊，於是只好付諸實驗。沿著頸部或腰部向上擁吻，或自腰部往下親吻，這取決於他們的常規——道德背景，如果你想這麼說也行。同樣地，一些女孩也需要實踐才能學習有關性的知識。

　　另一個對男孩的成長採取寬容的理由，是個體生物學的發展。男人與女人發生性關係，這僅僅是一種生物學行為。一旦精細胞得以分泌——產生了精子，男人的身體就不再需要它們了，它們對男人而言沒有意義，只有把精子射入陰道內，它們才變得有用。所以男人生物學上的性行為，只是純粹的獨立現象，可以迅速完成，只需幾秒而已，這僅僅是本能。一旦他在陰道內排出了精子，他便完成了所有的性行為。就生物學而言，當一個女人有了性活動，完成了生物學上單一的性交行為後，她便懷孕了，這個過程要持續九個月。然後她得哺乳，這又需要六個月的時間。接下來的問題是照料、教育、餵養孩子，關心他，使他成長。在我們的文化裡，對女人而言，單一的交配行

為意味著十八年的光陰，而對男人來說，十八秒就足夠了。女人的身體是如何構造的？很少有人肯費心思想一想。女人的身體是怎麼參與在性關係中的？當女人有了極為協調的性生活時，她骨骼內的鈣總量就會增加，腳的尺寸變大約變大四分之一號，眉骨也有點增高，隨著她下頜移動的角度變化，下巴會有點增大，鼻子有點變長，頭髮的多少或密度都會改變，胸部會變大，更加堅挺，臀部和陰部也發生了改變，就連脊柱的形狀也會有所不同……在或許是僅僅兩週這麼短的時間裡，經歷了熱烈的做愛後，女孩的心理和生理上都發生了改變，因為從生物學的角度來說，她的身體將為照料一個即將在她體內生活九個月的生物而做準備。在此後的一段時間裡，她身體的一切行為，都將以後代為重心。孕育每個孩子時，女人的雙腳都有變大的趨勢，下巴的角度也會不同。男人的鬍鬚並不會因性交而增多，骨骼中鈣的總數也不會發生改變，雙腳更不會變大，重心一點也不會偏移。對男人來說那只是本能，然而性交和懷孕卻會使女人的心理、生理發生巨大的改變。她整個生理上的存在，都必須經歷這一切。目前這裡所討論的問題病因，都存在著某個特殊的性問題，所以我們常會假設：過去的單純創傷，會是今後某個困境的所有原因。

或者有時治療中對某個觀點的自我發現，就會改變這個人。我更願意如此看待問題：它就像安排了一個情景，在其中一個人能利用他已經學會的東西，並有機會學習更多他必須知道的東西，以便能享受自己的性生活。

治療師：你並不認為探索過去與治療有一定的關係？當我進行短期心理治療時，我總是努力在腦海中考慮清楚，對於患者的過去我該瞭解多少。

艾瑞克森：你知道，在七月份時我有個病人，她已經做了四或五年的精神分析，但毫無進展。某個知道這個病人的人問：「對於過去，你給了她多少關注？」我說：「你知道，我完全忘記了過去。」我認為那個病人是可以被治癒的。她的狀況是一種強烈的清洗衝動，一天中高達二十多個小時。我沒有去探究原因；我詢問的唯一問題是：「當妳開始淋浴，並反覆擦洗幾個小時的時候，告訴我，妳是從頭頂開始，還是從腳底開始？或是從中間開始？妳是從頸部往下清洗，還是從腳底往上清洗？或者妳是從頭頂往下洗的？」

治療師：你為什麼問這些？

艾瑞克森：以便讓她知道我是真的感興趣。

治療師：於是你就能在這方面和她一起參與其中？

艾瑞克森：不，是為了讓她知道，我是**真的感興趣**。

【第四章】 年輕人的性格修正

　　當一個年輕人的問題嚴重到基本上他已經把自己隔絕於人類群體之外，艾瑞克森會試圖修正他的自然本性，他的方法在很多方面與進行短期治療時一樣，但介入會更加複雜。通常即使艾瑞克森已治療一個病人幾個月或幾年，他還是不會每天或每週定期與病人面談。他可能會在一段時間裡連續約見他，暫停一段時間，然後在下一段時間繼續會面。他喜歡病人能在他不經常參與的情況下，繼續發生改變。在這種情況下，治療的週期會持續幾年，但總體的治療次數較其他類型的長期治療相對要少一些。

　　當年輕人從所有的社交活動中退縮時，可能有各種各樣的原因。以下的第一個案例，主角是一名年輕的女性，因自認為有身體缺陷而從社會退縮。在青少年族群中，關注自己的身體外表是很典型的表現，但很少會像這個案例中的患者那麼嚴重。通常這時年輕人會用社會文化觀念來對照自己，並發現自己的欠缺之處，但這些欠缺會透過正常的求愛過程而逐漸獲得彌補。當男孩認為女孩子有吸引力時，她們也會感到自己很有魅力；然而，當女孩先入為主地認為自己的身體異常時，她們會迴避社交場合，即使這些社交場合可能有助於解決困境。有時她可能的確存在著身體方面的缺陷，但另一些情況下，那只是其他人眼中無關痛癢的微小缺陷，她卻覺得極為重要。如此一來，惡性循環開始了，在這種情況下，女孩一步步退縮，愈來愈與他人疏離，又愈來愈關注自己的身體缺陷，因為她的興趣更少了，這又導致她變得更

加退縮⋯⋯一般情況下，父母的一再保證，都會被女孩視為只是出於仁慈的偏頗之心，她拒絕接受這些。有時女孩還會因為家庭問題而出現各種不安，比如，一個女孩會否認自己的身體魅力，以此做為與她那善妒母親相處的方法；同樣地，由於母親把青春期的女兒當作競爭對手，或者父親利用女兒來反對妻子，花樣少女便陷入了父母的衝突之中，甚至認為自己具有某些真實存在或想像中的身體缺陷⋯⋯不會有人告訴她，她是個有魅力的女孩。

艾瑞克森在多年的職業生涯中，一直親自處理這樣的年輕人，此外他還有養育自己八個孩子的親身經歷。他的妻子曾估算過，他們家裡的青少年孩子一直絡繹不絕，差不多足足有三十餘年。艾瑞克森考慮年輕人的問題時，從不會忽略他們敏感的內心。

一個十七歲的女孩本該上大學，她卻拒絕離家。她之所以會退縮，是因為她的乳房停止了發育，儘管她的身體非常正常。為此她已經接受了廣泛的藥物治療，包括實驗性的內分泌治療，但都無疾而終。由於她日益嚴重的情緒紊亂狀態，已經考慮到是否需要安排她入院進行精神治療了。艾瑞克森拜訪了她的家庭，發現她正藏在沙發後面。當她被發現後，卻又衝到了鋼琴後面。只有當她得知自己可以拒絕任何醫學幫助，因此也「不需要再吃藥、打針」時，才肯和艾瑞克森交談。他開始和她一起工作，發現她是一個很好的催眠對象。他報告道：

> 首次面談持續了幾個小時，在清醒和催眠狀態時，我都和她談了她的個人價值。我發現她有點孩子氣式的幽默，並對戲劇表演感興趣，所以我利用這個當作開場白。

我向她提及一首老歌，這首歌的內容與趾骨和足骨有關，以及一系列類似的詞彙。當引發她的提起興趣後，我給了她一段關於內分泌系統的重新描述，它是這麼說的：就像足骨連接踝骨，「腎上腺骨」也連接著「甲狀腺骨」，它們相互「支撐和幫助」。

接下來我暗示她感受熱、感受冷，讓她的臉熱得難受；我讓她感到疲倦，然後體驗舒適。她對這些都反應良好，於是我接著讓她感到腳上癢得難以忍受，再告訴她可以把這難忍之癢送走，但不要送得太遠，而她那「貧瘠虛無」的乳房正是這難忍之癢的合適去處。不過，做為進一步懲罰，這股難忍之癢將不時地出現，雖不至於令人不快，但也絕不令人好過，那是種可以注意到但無法定義的感受，使她能一直意識到自己的胸部。這一系列的暗示有多種目的，符合她矛盾的心理，令她感到困惑並產生了興趣，既刺激了她的幽默感，又滿足了她自我攻擊、自我毀損的需求。而在進行這一切的時候，並沒有增加她的痛苦。這一切銜接得如此緊湊，她幾乎沒有其他選擇，只有接受並對暗示產生反應。

我還暗示她，每次面談治療時，她得在腦海中，想像自己正處在她所能想到最難堪的情景裡。這種情景不需要每次都一樣，但都要涉及她的乳房。她將感受並體會到強烈的難堪，首先是她的臉部，然後她會體驗到一種解脫，這難堪的沉重感慢慢向下移動，直到停留在她的乳房。我還給了她催眠後的額外暗示：無論何時，當她獨處時，她應規律地思考治療會談，並將立即出現強烈的難堪感，所

有這些將迅速地以一種最困惑難解、但又完全令人愉悅的方式，停留在她的乳房內。

這些暗示的原理非常簡單而直接：只是以一種愉快而有建設性的方式，努力將如此不合宜的破壞性心身反應轉移到她的乳房上，就像「那最微小的擔憂，讓我的胃嚴重疼痛地揪成一團」。

催眠指導的最後部分，是暗示她在大學裡會擁有十分美好的時光。這就避免了所有關於她的退縮行為及參加大學生活的討論。

我解釋說，她除了能有效處理好學業以外，還可以自娛，並可以透過穿緊身羊毛衫，以及戴不同系列、不同尺寸的假胸部——甚至可以是一對不同大小的假胸部——從而興高采烈地迷惑她的大學同學。我還指導她準備各種大小的手提包，以備萬一她想在外貌上做難以預料的改變時使用。而她的任何一個護花使者太過大膽時，她也可以讓他們選擇決定玩哪一種。這樣淘氣式的活動絕不會導致什麼困境。

我第一次見她是在八月中旬，之後對她進行了每週一次的會談治療。剛開始幾次，她堅持要在清醒的狀態下進行，我反覆地加強以前曾給過她的指導，以確保她能夠充分理解和合作。在這以後，在她的同意下，四分之三的治療時間處於「恍惚」狀態。也就是說，她將自己隔離至少一小時，並回應催眠後的暗示，發展出中度至深度的恍惚狀態。在這個狀態下，她有系統而廣泛地回顧以前所有的指導，討論可能出現在她腦海中的「其他事情」。我並沒

有努力去決定這些「其他事情」的本質是什麼，也沒有控制她似乎自願討論的資訊，只是告訴她，她已經思考過大量其他話題。其餘的治療時間裡，她堅持處於清醒狀態，有時會詢問一些資訊，有時做催眠誘導，幾乎總是要求「繼續前進」的指導。偶爾她會玩笑地描述朋友們對她假胸部的反應。

九月時她進入大學，適應良好，獲得榮譽新生的頭銜，並在課外活動中表現突出。在她接受治療的最後兩個月裡，她來辦公室做一般的社交拜訪。到了五月，她來時穿著一件羊毛衫，十分難堪地說：「我現在不戴假胸部了，我已經自己發育了。它們現在是比較大的中號。請告訴它們不要再發育了，我已經完全滿意了。」

在我的要求下，她進行了一次全面的體檢，並被要求特別注意胸部。這份體檢報告送到我這裡來，就每項指標而言她的身體都很正常。她的大學學業相當成功，以後的事情都很稱心。

我不知道催眠治療是否對她的乳房發育發揮了作用。後來她的乳房發育了，很可能只是發育延遲的結果，也可能是她曾服用過的藥物發揮效果了，還可能是各種原因綜合的結果，受到她情緒狀態改善的良性影響。不過，無論發生了什麼，她上了大學，開始享受自己的生活，而不是繼續她以前退縮的模式。

艾瑞克森的特點是，在治療的每個方面，他都願意靈活改變。他可以在辦公室、在家、在患者的辦公場所會見病人；他願

意嘗試很短的治療單元，也會進行長達幾個小時的會談；他可能使用催眠治療，也可能不用；他有時會讓所有的家庭成員參加治療，有時不會。就像這個案例，他願意以社交拜訪的方式進行治療。

有一次艾瑞克森面臨一個更棘手的問題。一個名叫安的二十一歲女孩打電話向艾瑞克森求助，她說他很確定他不會想見她。來到辦公室時，她說：「我這樣告訴你吧，我馬上就要走了。我父親死了，母親死了，姐姐也死了，這就是所有留給我的東西。」艾瑞克森是用下面的方法來處理這個問題的：

　　我催促這個女孩坐下，一番急速思考後，我意識到與這個女孩交流的唯一可能，就是要表現得對她很不友好，甚至冷酷無情。我不得不用這些來使她相信我的真誠。她會曲解任何好意，而我必須說服她克服對「我是否能夠理解她及體認她的問題」的懷疑，並讓她確信，我並不怕開誠布公、自由而不帶情感色彩、實事求是地說話。

　　我簡單瞭解了她的病史，然後問了她兩個重要問題：「妳身高多少？體重多少？」她面露痛苦之色，回答說：「我一百四十七公分高，體重在一百一十三到一百一十八公斤之間。我只是一個相貌平平、又肥又胖、邋邋粗俗的人。除了投以厭煩的眼神之外，沒人願意多瞧我一眼。」

　　這話給了我合適的機會，於是我告訴她：「妳沒說實話。我簡單替妳說了吧，這樣妳就能瞭解自己，也能知道我對妳的認識了。然後妳會相信——真的相信——我所告訴妳的事。妳何止相貌平平、又肥又胖、邋邋粗俗，妳

簡直是我所見過最胖、最難看、最令人作嘔的人，簡直是一桶可怕的豬油，不得不看著妳是非常可怕的一件事。妳已經高中畢業，也該懂一些生活常識了。妳看看自己，一百四十七公分的身高，一百一十三至一百一十八公斤的體重。妳還有我所見過最難看的一張臉，妳的鼻子就像是搗碎了再摔在臉上一樣，牙齒也歪七扭八——下頜和上頜根本不對稱。臉也該死的太寬了，前額又低得可怕，就連頭髮都亂七八糟！還有妳的衣服——圓點，成千上萬個圓點，令人眼花撩亂、頭暈目眩。一點品味也沒有。另外妳的鞋還沒有腳大！簡單說吧，妳上上下下、裡裡外外都髒得一塌糊塗。不過妳的確需要幫助，我願意為妳提供幫助。妳現在知道了，我絕不會猶猶豫豫、吞吞吐吐。在瞭解幫妳的必要事項之前，妳得先瞭解真實的自己，雖然我覺得妳不會接受。說吧，妳為什麼來見我？」

她回答：「我想你也許可以把我催眠，這樣我就能減掉幾公斤。」我回答說：「也許妳可以學習進入催眠的恍惚狀態。妳既然能高中畢業，說明了妳不笨，說不定能學會怎樣進入催眠。我希望妳可以進入催眠，這樣就有機會告訴妳一些更難聽的事情。這些事在妳清醒時是不可能聽得進去的，但在恍惚狀態下妳會聽進去。妳還是可以改造的，但不能一下子改得太多，因為妳的缺陷太嚴重了。但我還是希望妳進入恍惚狀態。我希望妳做我要妳做的任何事。妳拼命吞食的方式，讓妳看起來就像過滿的垃圾桶。妳確實需要學點什麼，這樣才不會太過礙眼。既然妳知道我說的都是實話，閉上眼睛，直接進入恍惚狀態吧。

別固執得像眼中釘似地妨礙別人，進入完全的深度催眠恍惚狀態吧。妳什麼也不想，什麼也看不見，什麼也感覺不到，除了我的聲音以外什麼都聽不到。妳明白我說的話，並很高興我樂意與妳說話。有很多真相我都想告訴妳，而清醒狀態下的妳是不願面對這些的，所以在深度催眠的恍惚狀態中沉沉睡去吧。除了傾聽我的聲音以外，什麼也別看，什麼也別想，除了去想我要妳想的事，什麼也別想，除了做我要妳做的事，什麼也別做，成為無助的機器人吧。妳這麼做了嗎？點一下頭，做我要妳做的事，妳知道我將告訴妳真相。我做的第一件事，是讓妳——而不是命令妳——告訴我關於妳的某些事。即便在熟睡中妳也能說話，請簡單但誠實地回答我的每個問題。妳父親是怎樣的人？」

她回答說：「我們靠救濟過生活。他恨我，而且非常粗暴。這就是我對父親的所有回憶：一個酒鬼，搧我耳光、踢我、憎恨我。」

「妳母親呢？」

「她也一樣，但她先死了。她比我父親更恨我，比父親對我更糟。他們送我去高中念書，只因為他們知道我討厭那裡。在高中裡，所有我能做的事就是讀書。他們讓我和姐姐一起住在車庫，我姐姐生來殘疾、又矮又胖，而且膀胱長在體外。她的腎臟不好，總是生病。可是我們彼此愛護，也只能彼此愛護。她死了之後，他們說『太好了』，還不讓我參加她的葬禮，就這樣埋葬了我唯一的愛。第二年我母親酗酒而死，父親娶了一個比母親更壞的

女人,她一樣喝得爛醉,不准我進房間,把剩飯拿到車庫裡讓我吃,還說讓我吃到撐死。真要是那樣,倒也解脫了。社工也不喜歡我,但她送我去做體檢,可是醫生根本不願碰我。現在繼母也死了,救濟機構安排我去做擦洗地板的工作。那裡的男人都取笑我,他們出錢要其他人與我發生關係,但連這樣也沒人願意。我什麼都做不好,但我想活下去,有個住處,於是找了個破舊的木屋。我掙的錢很少,吃的是玉米粥和馬鈴薯之類的東西。我想也許你可以把我催眠,然後做些什麼。不過我猜這也沒什麼用處。」

我用一種最沒有同情心的專橫口氣說:「妳知道圖書館是做什麼的嗎?我希望妳去借一些人類學的書。我希望妳可以看到:各式各樣可憎的女人、男人都會結婚。書裡有他們的圖片,原始的野蠻人會與看起來比妳更難看的人結婚。看了書之後,妳會感到好奇。然後再去看看那些女人和男人是怎樣自我醜化的——紋身、自殘,使自己看起來更嚇人。妳必須把所有能用的時間都花在圖書館,好好完成這些,兩週後回來見我。」

我用催眠後的暗示把她喚醒,然後就像進入辦公室時一樣,她畏畏縮縮地離開了。兩週後她回來,我告訴她別浪費時間,直接進入恍惚狀態,立刻,馬上。我問她是否找到了令她不悅的圖片,她說她找到了,有霍屯督族(Hottentots)的肥臀女人、鴨嘴女人,甚至長頸鹿脖子的女人,還有非洲部落有些人身上有蟹足腫疤痕,以及毀容毀形的奇怪祭祀。

接著我指導她去城市最繁華的區域（在清醒狀態），觀察各個婚禮，看新娘們的體型和面孔有沒有什麼值得注意的特殊之處。整個星期裡她都在做這件事。而接下來的一週，她的觀察對象則換成了新郎。

她服從了指導，在下一次會面中又進入了催眠，簡單地述說她覺得最好奇的地方：那些她看到的新人們幾乎都和自己一樣相貌平平，甚至有些男女也胖得可怕、行動笨拙。我告訴她，該學習一些東西了。

下一個安排是要她去圖書館，盡可能地閱讀所有關於美容歷史的書籍，去發現人類眼中理想的美麗是怎樣被營造出來的。她做得很徹底。過了一個禮拜，她又來到辦公室，不再顯得畏縮，不過仍穿著那件圓點衣服。我告訴她，回到圖書館，再查閱關於人類風俗、服飾、外表的書籍，去發現一些至少過了五百多年、但看起來仍舊美麗的東西。當她回來時，一進辦公室，她馬上進入了恍惚狀態，十分熱切地談論起在書中看到的東西。

我告訴她，她的下一個任務十分艱鉅：她將用兩週的時間拜訪多家時裝店，她得穿著那件可怕的圓點衣服，詢問那裡的店員，她究竟適合什麼樣的服裝，並且必須熱切而誠懇到使店員必須回答的程度。後來她報告說，很多年長的婦女叫她「可愛的小寶貝」，並且向她解釋為什麼不該穿這件衣服：非但不合身，而且會顯得更胖。

她的下一個任務是用兩週的時間反覆思考：為什麼她的體重會從出生時的不到九公斤，增加到現在如此巨大的數目？為什麼她要用脂肪把自己包起來？她回來後說，她

無法得到任何結論。

她再次進入恍惚狀態後，我指派了另一個任務，讓她找出自己會這麼重的原因。我讓她對以下的問題感到好奇：如果她只有六十八公斤，並且穿著得體，看起來會怎樣？午夜時分，懷著這樣的疑問，她被喚醒了，但又再次寧靜地入睡。後來她又經歷了幾次恍惚狀態，我在其中指派了所有的任務，並要求她醒來後逐一回憶每個任務，看看它們是否特別適合她。

我要求安兩週來一次。過了六個月，她饒富興味地說，她找不到為什麼她應該這麼胖的任何原因，也找不到她為什麼要穿得如此令人討厭的原因。她閱讀了大量美容化妝和髮型服飾的相關書籍，甚至還讀了關於整形手術以及畸齒矯正的書。她可憐兮兮地問，是否可以允許她為自己做些什麼。

又過了一年，安的體重減到六十八公斤。她對衣著的品味很好，並且有了一份不錯的工作，還考上了大學。當她畢業時，體重只有六十三公斤多，而且準備要結婚了。她那兩顆超出齒列的牙齒已經拔掉並重新植入，她的笑容變得迷人。她當上了一份報紙的時尚編輯。

安帶著她的未婚夫一起來見我。她先進了辦公室，說道：「這個混蛋簡直太笨了，他竟然認為我很漂亮，但我從沒想過要他擺脫這個幻想。他看著我時，眼中閃爍著愛慕的光芒。不過你和我都知道真相是什麼。要把體重維持在六十八公斤以下，對我來說有些困難，我怕自己再次胖起來。不過我實際上知道他是喜歡我胖一點的。」

現在，他們已經結婚十五年了，有三個可愛的孩子。安可以自在地談論她的治療，因為她記得我告訴過她的每件事。她不只一次地說：「當你說出關於我的那些可怕事實時，你是那麼誠實，我知道你告訴我的都是真的。但如果不是把我催眠了，我不會去做你要我做的任何事的。」

這個案例最有趣的一點是，在安接受治療六個月後，艾瑞克森不著痕跡地安排了這個女孩主動提出，她想做些令自己更有吸引力的事。她不再拒絕改變，而是可憐兮兮地主動尋求改變，那時她已經有了豐富的知識和足夠的動機，這使改變變得可能。就像艾瑞克森經常的做法，他利用了社區設施，如圖書館等。這完全不同於傳統的方法——例如幫助安理解她為什麼會超重，而是要求她用兩週的時間反覆思考她超重的理由。當她找不到自己應該要這麼胖的理由時，減肥就顯得合情合理了。

艾瑞克森長期治療的一個極端例子，對象是一個居無定所的年輕勞工男子，他有同性戀傾向。幾年後，他發生了一些改變，不僅大學畢業，還開始對女性感興趣了。我們將詳細介紹這個案例，因為它可以說明艾瑞克森治療程序的很多面向。在之前的案例中，我們也曾簡單涉及一些這方面的內容。

艾瑞克森的個案報告如下：

當哈羅德打電話給我時，並沒有要求會面，但他那微弱而猶豫不決的聲音表達了他的想法：我是否可以在他身上浪費幾分鐘寶貴的時間？他來到辦公室時，他的外表簡直令人難以置信：他沒剃鬍子，也沒洗臉，頭髮是自己

剪的，不僅太長，而且參差不齊、凌亂不堪；他的衣服很髒，腳上工作鞋的鞋面已經裂開，鞋帶是用盒子的打包繩。他站在那兒，像鴿子般含糊不清地嘟囔著，絞著手，臉部肌肉也扭成一團。突然間他把手伸進口袋，掏出了皺巴巴的一捆紙幣，他把錢扔在桌上，說：「先生，這是我所有的錢了。昨晚妹妹向我要錢，我沒全給。我有錢後會盡快再付給你的。」

我看著他，沒有出聲。於是他又說：「先生，我不聰明，也沒什麼好的，我也沒期望自己非常好，但我也不是壞人。我什麼都不是，不過是一個該死、沒用的笨蛋，但從沒犯過什麼錯。我工作賣力，你看，我的手可以證明。我不得不拼命工作，因為如果停下來，我就會呆坐著，哭泣悲傷，甚至想殺了自己，但這是不對的。所以我只好不停地忙碌，什麼都不想。我無法入睡，不想吃飯，我痛苦極了。先生，我再也受不了了。」他開始嚎啕大哭。

當他停下來喘氣時，我問：「那麼你希望我為你做什麼呢？」他抽泣著說：「先生，我就是笨蛋，口笨舌粗的笨蛋，但我能幹活。我什麼都不想，只希望能快樂，而不是恐懼得想死、哭泣、甚至想自殺。你在部隊裡是能矯正同性戀的醫生，先生，請救救我，我會拼命工作掙錢給你的。先生，我希望有人能幫幫我。」

他轉身向大門走去，肩膀無力地垂著，腳步踉蹌。直到他碰到了門把，我才說：「你說完了，現在換我。你什麼也不是，只是一個可憐的傻瓜。你知道怎麼工作，希望得到幫助。你對醫生的工作一無所知；可我知道。現在你

坐在那張椅子上，我要開始工作了。」

　　為了穩定他的情緒，我以吸引並保持他注意力的方式故意說了那些話。他有點迷惑地坐下，實際上已進入淺度恍惚狀態。我繼續說：「當你坐在椅子上時，我希望你注意聽我的提問。你將回答問題，恰如其分地告訴我所有我該知道的。這就是你要做的事──僅止於此。」

　　為了回應問題，哈羅德回憶了自己的經歷。概括地說，他二十三歲，是家裡的第八個孩子，有七個姐妹，五個兄弟。他的父母都是沒受過教育的移民，整個家庭一直處在貧困之中。因為沒有衣服穿，他缺了很多課，中學只讀了兩年，考試都不及格，於是輟學去工作以幫助弟妹們。他十七歲時參軍，接受了基本訓練，過了兩年做為新兵的服役生活。退役後，他和在亞利桑那州的二十歲妹妹及妹夫生活在一起，沒有和其他家族成員聯繫。他發現妹妹和妹夫都嚴重酗酒。他把自己幹粗活掙的錢和他們一起用。他試著讀過夜校，但失敗了。他靠最微薄的收入維持生計，租了一個破舊的木屋，吃的是市場上別人丟棄的蔬菜和廉價肉類，做飯用的電爐偷接在鄰居的插座上。他偶爾在灌溉水渠裡洗個澡，天冷時穿著衣服睡覺，因為棉被不夠。在我的鼓勵下，他才說出他憎恨女人，沒有哪個腦子正常的女人會想要他這樣弱智的男人。他是同性戀，在這方面無須耗費力氣改變他。他偶爾與一些「年輕的混混」性交。

艾瑞克森用他典型的方法來處理這個案例。這個案例展現

了他治療的各種特點。不過我們得牢記，這不過是對極為複雜的治療方法做簡單概述。每一個步驟都無可避免地與其他步驟環環相扣，而選擇某些部分加以強調，免不了顯得過度簡化了這個案例。

幾乎是哈羅德走進辦公室的瞬間，艾瑞克森就馬上決定接受這個病人了。他感到「有一種堅強可貴的人格力量，這種力量很有說服力地告訴我，治療他是合適的。那凌亂骯髒的外表、言語和思維的不連貫，以及他長年體力勞動後長滿老繭的雙手，這一切都讓我感到治療的潛力。」

不過當這個年輕人哀求時，艾瑞克森並沒有立即答應他。他進一步放縱了年輕人的絕望，讓他感覺自己被排斥，並轉身離開辦公室。當哈羅德剛要碰到門把的時候，艾瑞克森又說話了。就像他說的：「病人準備離開辦公室時，他正處於情緒的最低點。他來尋求幫助，離開時卻一無所獲，在心理上他是空虛的。這時我突然再塞給他一大堆的暗示，需要他給出積極的回應。就這樣，在絕望的深淵中，他突然被推到了希望的一角。這可是巨大的反差。」

哈羅德把自己定義為一個無可救藥的笨蛋，艾瑞克森總是贊同病人的看法，這次也不例外。用他本人的話說：「關於他到底是不是笨蛋，如果在治療一開始就產生分歧，是沒有意義的，這於事無補。就他的理解能力來說，他就是一個笨蛋，完全不能容忍任何相左的意見，也對那些意見完全沒有興趣。」艾瑞克森的「接受」能力到底可以達到怎樣的限度，看了這個例子就明白了：直到哈羅德上了大學，兩人才推翻哈羅德「是個笨蛋」這個協議。

　　艾瑞克森開門見山的言辭，肯定了這個年輕人的語言是恰當的。他確定了治療中的參與者，並定義了各自的任務：他做醫生，而病人要乖乖聽話——這為病人提供了安全的框架。哈羅德被告知，得「恰如其分」地告訴醫生他需要知道的事情。而且他還強調「這就是你要做的事」，這給哈羅德一種安全確定的感覺。就像艾瑞克森解釋的那樣：「無論這種安全感多麼虛幻，但對他來說是真實的。」而且「在這種狀態下回答問題，他不需要判斷自己的回答是否合適。只有我才是主審官，而且我的判斷明顯與情感特質或價值無關，只關於訊息數量。」

　　這次面談進行到第二個鐘頭時，艾瑞克森提出有其他兩、三件關於治療的事還沒被提及，既然治療就是分擔責任，哈羅德需要敘述一些也許他認為是無關緊要的事，就像艾瑞克森暗示的那樣：「你還有些事沒談，不管怎樣，有啥說啥吧，記得揀要緊的說。」於是哈羅德宣稱既然他也得分擔責任，他就必須告訴艾瑞克森他是個「同志」。他無法忍受女人，寧願為男人口交。他希望自己不必被努力改變成異性戀者，並要求艾瑞克森對此承諾。艾瑞克森以他典型的方式做出反應，他答應並承諾哈羅德有權利自由選擇結局，而他的一切努力都得遵從哈羅德的需要，即「以他日益理解的方式，選擇自己的結局」。無論艾瑞克森還是病人，都不會定義還沒有決定的不成熟目標，他們誰也不命令誰，各盡其職，並完全尊重另一個人的真誠努力。

　　不像其他治療師，艾瑞克森在治療開始時便會盡可能詳細精準地尋求病人的目標。他會詢問，然後再繼續探究，就像他在這次治療中所做的那樣。第二個探索是關於哈羅德想要什麼，他解釋說，他是一個弱智的笨蛋，意思是他「不僅沒有頭腦，也沒

161

受過教育」，而且他只配做粗活。他「腦子裡像一團糾纏不清的
亂麻，又如同一團漿糊」，而他希望能把這些「理順並弄得清
楚點」，這樣他就「可以像其他那些弱智的笨蛋一樣快樂生活
了」。當他問自己是否有太多期望了的時候，艾瑞克森強調並保
證：「無論何種情況，給他理所應當的快樂都不為過」，而且他
不得不接受「所有理應屬於他的快樂，不論這快樂是多是少」。
透過這樣的方法，艾瑞克森讓他接受所有治療中有利的東西——
這些本該屬於他的東西。這裡的關鍵是要定義出一種情境，在這
種情境下，一個人會根據他實際的需要，去接受或拒絕這些東
西。就像艾瑞克森解釋的那樣，如此一來，「與個性結果相符，
這個人會對正性和負性的反應有所準備，並使他的內在感到必須
產生強烈的動機。」

　　然後，艾瑞克森把治療定義為「說出各種想法，無論它們是
什麼，都直接說出來，即便會令人不悅，這樣就不會再感覺到腦
中一團漿糊了。」哈羅德的反應是希望不要對他存有太多期待。
他被保證只需做他能做的事就可以了——事實上，他「最好別做
能力範圍之外的事，那只會浪費時間。」

　　到這次治療結束時，兩個人的關係被艾瑞克森定義為：「我
堅持做好醫生，做醫生該做的事，這是我要負責的；而你堅持做
你自己，不必硬要超出自己所能，這就是你要負責的事。」艾瑞
克森對此解釋說：「這個消極的公式化極為有效，而能令人接受
地暗示著尋求康復的積極願望。這樣一來，就同時把消極和積極
的願望結合在一起，以達到共同的目標——健康。他可能覺得這
個目標微不足道，但事實上並非如此。」

　　在與病人最初的交手中，治療性的立場是假定患者將朝兩個

矛盾的方向前進。病人定義的關係是：他絕望地來尋求幫助，同時又拒絕做任何改變。艾瑞克森從兩個層面進行了反應，接受了患者的兩個自我定義：一方面他接受病人求助，把自己定義為醫生和主導者，病人只要服從指導就好；同時在這個框架下，他又界定了一種新的關係，適用於處理那些抗拒改變、不服從指導的人。艾瑞克森透過以下方式達到目的：

一、當患者絕望時，延遲提供幫助，增強病人改變的動機；
二、用病人的言語與其交流，並贊同病人自我定義自己是個「笨
　　蛋」；
三、對這個人該做什麼、不該做什麼，訂定他可接受的限制；
四、使病人更易於自我表達；
五、用模糊不清的方式限定目標及其期望，並一再保證不超出他
　　的能力範圍；
六、把治療情景定義為「兩人誰也不向誰發號施令」。

　　這些治療措施中有點複雜和矛盾之處，在於同時採用了矛盾和模糊的方式定義治療關係。透過這樣的定義，精神疾病患者是尋求幫助的人，但在一般意義上，他們也沒什麼錯。他們的問題在於與其他人相處的不幸方式，尤其是與向他們提供幫助的人之間。因此這裡必須有一個有用的框架，但在這個框架下，又要避免直接要求患者做出更正常的行為，而是適於助人關係的適當行為。換句話說，當一個人計畫要引起改變時，必須有一個框架來定義治療關係，在這個框架下，不會**直接**要求患者改變，而是按照他原本的樣子去接納他。縱觀這個案例，當艾瑞克森要求病人

有所改變時，它會被定義為是他原本樣子的延伸，而且只是一個很小的延伸。這也正是為什麼艾瑞克森會與病人達成一致，把治療定義為不努力嘗試**真正的**改變；他的治療僅僅是幫助一個弱智的傻瓜繼續做自己，但讓他更快樂，並成為更好的工人。

工作和獲得合適的地位

對哈羅德的治療中有兩個著重點：增強他自己在社會中的職業地位；以及鍛鍊他的社交能力，尤其是與女性相處時得宜的行為舉止。這兩個目標在很多方面是密不可分的，因為社交能力對工作者是必須具備的。不過在本章裡，這兩個部分將會被單獨呈現。

哈羅德的治療是一小時一節，偶爾會持續兩個小時。「開始時，艾瑞克森總是使用淺度恍惚狀態，但隨著治療的進行，他會運用中度的恍惚狀態，然後漸漸地使用深度的恍惚狀態。」使用催眠是為了確保指導被遵從，有時艾瑞克森也會提供遺忘，並繞過阻抗。而在之後的階段，他會提供病人對時間扭曲的主觀體驗，這樣就可以在短期時間下完成更多的內容。

艾瑞克森還對哈羅德進行了特殊訓練，包括在清醒和恍惚狀態下，讓他可以自由交談，輕鬆討論自己的想法。這些訓練是透過讓他敘述自己冗長複雜的日常工作和其他活動來進行的，在他敘述的過程中，艾瑞克森會突然插話，或提問、或建議、或討論，這樣一來，既訓練了哈羅德的交流能力，又訓練了他接受不同觀點的能力。

在第一節治療中，艾瑞克森用權威的口氣說：「我不想和

你爭，但我會給你一些意見和解釋。我希望你注意聽並理解，看看它們是否屬於你，以及你可以怎樣運用它們，不過是用你的方式，而不是我的或其他任何人的方式。你把你的一切都投入進去，但一點也不要多。你還是你，真正的你。」哈羅德說，他的姐妹和母親都是狂熱的宗教徒，但他不是。然而他認為聖經是「世界上最重要的東西」，即便他「對此不感興趣」。以此為基礎，艾瑞克森開始證實工作對哈羅德的重要性，以及他自認為是笨蛋的種種感受。艾瑞克森說：「你相信聖經是世界上最重要的東西，這沒什麼，甚至是件好事。我希望你能知道並理解一些事情。聖經中有些章節提到要讓窮人始終與你同在，窮人就是劈柴挑水的人，就是勞動力，沒有這些，世界無法運行。這是極為重要的，我希望你理解的就是這個。」

這引發了一場討論。在第一次及後來的治療中，我們都在討論「笨蛋」的勞動對整個社會的重要性。敘述中夾雜了哈羅德的工作歷程，以及勞動對他做為生產者和社會合法一員的意義，這些觀點有系統卻又隨意地強調了體力勞動的重要性和價值。肌肉的大小、力量，肌肉間的協調合作、技巧以及身體感官的重要性等，都被納入了討論當中。

　　　　例如挖灌溉渠時，「光靠蠻力可不行，你得有力氣沒錯，但每一鏟土的份量多少也得適當，否則在一天工作結束前你就筋疲力盡了；摘棉花也是同樣的道理，就算你渾身肌肉，也不能蠻砍蠻摘，得使用適當的技巧，才能把棉花摘好。」不經意又不引起絲毫抗拒地，透過強調肌肉與感覺協調的重要性，我潛移默化地引導他認識到我對他

和他所處社會階層的尊敬，因為他一直自我貶低。我與他討論了生產線工人與運動健將，都被人們看做是缺乏智慧的肌肉男；我同時指出，廚師只有燒菜調味的技能，也沒多少智慧。這些工作的完成，廣泛而清晰地證實了：即便是最愚笨的人，也能學習並掌握大量知識。當他似乎理解之後，我又以有趣的方式講解了許多關於天才白癡的事，並透過實例，小心地強調了他們的能力和缺陷。「鐵路傑克」引起了哈羅德的強烈興趣和崇敬。我結束了討論，讓哈羅德進入深度催眠中，並說「他不是天才，也不是白癡，只是介於當中的一個」。在他能意識到這些話的意義之前，我讓他遺忘並喚醒他，讓他回去了。無論何時給出關鍵性或極有意義的暗示時，都可能引起爭論或質疑，而使用催眠的部分價值在於遺忘的使用。這避免了患者對價值觀點的拒絕，而且以後可以繼續發展這些觀點。

治療性的暗示可能平淡無奇，以至於當它們作用在病人身上，病人還渾然不覺，事後才發現有莫大的療效。例如「你說什麼、怎麼說都不重要，心裡怎麼想才真正重要」；或者「他們全都在每個嬰兒、孩童、男人、女人身上，學到了有益、有趣、無比美好的東西」；或者「沒人能說清楚嬰兒會長成什麼樣，也沒人知道五年、甚至是一年後，他會是什麼樣子。」

透過強調笨蛋也有種種前途，以及強調每個人都有未發揮的潛能，艾瑞克森為哈羅德的潛能引入了不確定性。他的手法非常巧妙，哈羅德無法輕易反駁。

　　同時，為了強調笨蛋是有用的這個觀點，艾瑞克森開始著重討論一個好工人需要具備些什麼。他發掘出一個人生活中積極的面向，並利用它做為轉變病人行為的工具。在這個案例中，哈羅德以自己是一個優秀工人為豪，所以艾瑞克森對他的暗示便以此為中心。首先他以工人需要身體健康入手，強調良好飲食的重要性，並讓哈羅德學習烹飪。哈羅德不得不去圖書館借閱有關烹飪的書籍，這樣一來他就學會了利用圖書館。艾瑞克森還勸他為他那嗜酒成性的妹妹一家人做飯，而不是給他們錢。在這個過程中，哈羅德學會了尊重這對夫妻，以及與他們相似的那些自我忽視、自我毀滅的人。這些行為的動機，是依據哈羅德想成為好工人的願望進行的。在這個初期階段，哈羅德接受了好工人應該關心自我身體的觀點，包括要買一雙合適的鞋子，以便更賣力工作。不過，當把這些觀點運用到自己身上時，哈羅德出現了阻抗。因此，艾瑞克森話鋒一轉，開始談論棉田裡的工作。

　　談完這個，又進入「拖拉機是農業機器」的討論，它僅適用於體力勞動。然後我指出拖拉機需要適當的保養，它得加機油、添潤滑油、清洗、保養每一個零件。它還需要添加合適的燃料，當然不是航空汽油；它的閥門需要打磨，火星塞需要清洗，散熱器需要排熱。我列舉了很多其他類似的問題，並說：「你知道，就算不想，你還是該做適合你的事情。」但這些「事情」究竟是什麼，我特意沒有為哈羅德下定義。

　　第二次治療時的哈羅德有些變化，他的衣服乾乾淨淨，有些挑釁地等我評論。我說：「嗯，現在不是把錢浪

費在用新衣服保護身體的時候，它們很快就會被穿壞的。你還是照顧一下你的衣服吧。」這些話既肯定了哈羅德對自己卑微的堅持，又肯定了他對自我關愛想法的接受，這使他會繼續關愛自己。他如釋重負地嘆氣，自發進入恍惚狀態，以避免我進一步討論他的衣著。我用有點不自然、但並非挫敗的口氣，開玩笑地告訴他一個節儉農夫的故事。農夫知道騾子是一頭「勞動的馬匹」，但他不給牠吃草，而是把青草放在牠的背上，給牠吃細鉋花。後來他抱怨說，他已經訓練騾子靠吃木鉋花活著，牠卻沒幹什麼活就死了。還沒等哈羅德對此做出反應，我就朗讀並討論詩作〈副主祭的傑作，或奇妙的單馬車〉（The Deacon's Masterpiece, or The Wonderful One-Hoss Shay）。然後哈羅德就一頭霧水、糊里糊塗地被打發回去了。

哈羅德再次出現時，頭髮剪得整整齊齊，穿了新衣服，身上明顯散發著沐浴後的清香。他有點不好意思，解釋說他妹妹和妹夫鄭重宣布要慶祝結婚紀念日，他覺得自己應該參加。我回答說：「有些事是必須做的，而形成習慣後，繼續做就不再困難了。」哈羅德又說，他送給妹妹的禮物，是帶她去他的牙醫和他的家庭醫生那裡進行全面體檢。除了在隨後的談話中提到他「方才」講話的一個改變外，我並沒有進一步談論他對身體關愛程度的改善，或他生活條件的提升。

隨著哈羅德穿著的改善及居住條件變得舒適，艾瑞克森開始透過安排一個即將發生的失敗，來鼓勵他發展自己的潛能。

　　我鼓勵他去夜校學習代數。我們都知道他無法完成，但我覺得應該強調這個，而且在他嘗試積極努力前，應該駁斥消極的想法。病人總是需要感到自己是正確的，即便在他錯了的時候，而治療師需要在某種程度上加入其中；然後當病人糾正自己的錯誤時，他和治療師也能一起完成這個糾正，這樣的治療也就是醫患間的合作性努力了。不久，哈羅德便愉快地宣稱自己不能掌握代數，同樣我也愉快地表達了我對此失敗的滿意。這個失敗證實了他去學習代數，以驗證他是否能通過課程的想法是錯誤的，而不是驗證他無法通過是錯誤的。這句話令哈羅德困惑，這麼說的目的是為他今後繼續去學校學習打下基礎。

　　安全度過這次失敗後，哈羅德開始接受其他指導。

　在這個時間點上，艾瑞克森指導他參加更多的社交活動，討論也以此為主題，不過有一次社交性的拜訪，對哈羅德工作能力的增強十分重要。

　　我指派給哈羅德的任務是去結交一個新朋友。我給了他一個地址，告訴他去那裡，並在這個過程中注意認真徹底地學習，什麼也別忽略，並且要經常去拜訪那個人。

　　接下來的幾週裡，當他執行任務時，我讓他完全自主，不許和我討論。這樣的指導也促使他搜腸刮肚，準備在任務結束後進行一次全面總結。

　　我要他拜訪的人名叫喬，三十八歲，哈羅德和他一見如故。喬有哮喘和關節炎，只能靠輪椅活動。他專注於自

己的理想，能夠自給自足。考慮到自己無法行走，他為自己的小木屋配備了機械裝置，滿足自己日常所需。他除了做專職臨時保姆外，還靠維修家電、為鄰居做修理工作以及零散的織補活來維持生計。他有一肚子的故事、歌曲、詩詞。他維妙維肖的模仿不僅吸引了孩子，還令成人入迷。喬不僅自己會烹飪，他還和他人交換食譜，並擔任鄰家新娘的烹飪顧問。

喬沒讀完六年級，智商可能還不到九十，但他善於記憶，善於傾聽，博聞強識，還懂得不少哲理。儘管他身有殘疾，但他喜歡和人交往，快樂而積極向上。

這段友誼持續了兩年之久，直到喬突然死於心臟病。哈羅德從這段友誼中受益匪淺，但他很少對我談起喬，這份友誼屬於哈羅德自己，他不想與人分享。同樣地，他的成績也屬於他自己。

艾瑞克森還指導哈羅德去當地圖書館，他對兒童書籍變得極為著迷，這也是受了喬的影響。他自發地探索圖書館裡的其他書籍，並與艾瑞克森談論這些書籍和不同的觀點，其中一些來自於喬，另一些則是來自他自己的閱讀。

當提到烹飪和寫作這兩個領域時，哈羅德感到很沮喪。不過，艾瑞克森開始把烹飪做為一種最高技巧和成就來討論，但同時又把烹飪貶低為即便是弱智的人——甚至是女人也能做的事情。寫作也被當做是最偉大的成就來討論，但同時也被貶低為連小孩、弱智者、女人也可以學會的事。寫作甚至被進一步貶低，與女人速記時畫下的鬼畫符相提並論。

　　既然哈羅德來做治療是為了在生活中得到一點快樂，艾瑞克森便和他一起回顧了生活中可供消遣娛樂的資源。

　　哈羅德喜歡音樂，他有一台收音機，但他卻對此感到羞愧，因為他覺得自己不配擁有收音機。我向他強調了這樣的事實：目前他需要收音機，並且要遵照醫囑收聽廣播。我說「目前」，是為了使他接受這個有時間和條件限制的指令。因為指令的時效很短，一旦過了這個時期，他的任何阻抗都算是合作行為。

　　我進一步提供理性建議，諸如做為一個好工人應該鍛鍊身體，視力和聽力要練，全身上下都不能少。既然哈羅德對音樂感興趣，眼下又名正言順地擁有了收音機，培養他的娛樂興趣也就變得相對容易了，因為其他治療性建議，通通可以從音樂開始借題發揮。例如，做為催眠後建議，他被告知他喜歡的一首曲子將在他腦海中縈繞。他會去認真學習這首曲子，但只有當他吃漢堡時才能記得牢。透過這種方法，在沒有任何抗拒的情況下，他的飲食會發生改變。

　　在每節治療中，我鼓勵哈羅德談論他最近喜歡的音樂和歌曲，並想方設法把治療性的建議融入歌名或者歌詞裡，比如，一些建議就來自《強調積極》（Accentuate the Positive）、《順其自然》（Doing What Comes Naturally）以及《乾枯的骨骸》（Dry Bones）（「腳骨連趾骨」之類的段落）。然而，所有由女歌手演繹或讚美女性的歌曲，都會被他拒絕，直到在以後的治療中才有所改變。

　　我鼓勵他用各種方式打拍子、哼唱伴奏。經過一番阻抗後，我說服他大聲跟著歌手一起哼唱。最後我引導他花錢買卡帶，這樣他就可以錄製音樂，也可以錄製自己演唱的歌曲，或者和收音機裡歌手的合唱。哈羅德從中獲得了許多快樂，而我也可以向他提出一些更具挑戰性的觀點了。我建議他學習某種樂器來陪伴自己，最好是班卓琴或吉他；不過我又否定了這個主意，因為哈羅德只能做那些需要強壯肌肉的粗活，而非那些需要精細肌肉技巧的工作。我從正反面闡述這個問題，反覆表達我的遺憾，實際上這是間接的催眠性暗示。最後我找到了解決的辦法：透過速記和打字，哈羅德可以迅速學習以前從沒機會發展的精細肌肉運動和協調技巧。這些技巧不過是任何傻瓜或愚蠢女人都會的事情，速記不過是用鉛筆做些小的彎曲標記，而打字就像彈鋼琴一樣敲擊鍵盤，不過打字時一旦有什麼錯誤，你會馬上發現並糾正它。也許在清醒狀態下，和病人進行這樣的爭論是荒謬而無效的，然而在催眠狀態下，病人很專注，也會對這些觀點做出反應，注意問題的益處，而不是關注這些建議的邏輯和一致性。

　　哈羅德變得既憂慮又堅定。他聽從建議，對學習速記和打字產生了極大動力，勤奮認真地不斷練習。他學得很快，而他對喬在精細運動靈巧性方面的崇敬，也是激勵他這麼做的原因。

　　下一步是督促他參加一週一次的鋼琴課，「以配合促進學習打字和彈吉他」。他被推薦給一位年紀很大的鋼琴女教師，她丈夫病了，他可以幫他們做雜活來交換學習鋼

琴。哈羅德接受了這個安排，並沒有意識到他被刻意安排與女性接觸，這不僅使他與女性接觸時處於學習的角色，同時也使他充當了具有競爭性的男性角色。（這種情況並非刻意安排，只是因勢利導。）

隨著他在錄音帶、吉他、打字機，還有改善生活條件等方面開支的增加，哈羅德開始找更好的工作。一個工友教會他開車，這使他找到一份卡車裝卸貨物的工作，隨後就當上了卡車司機，收入頗豐。

我用了一節治療總結他過去的工作經歷，以及現在獲得的改善和進步，不過我對這個過程的成績打了一些折扣，稱之為「日子一天天過著，做著與過去同樣的那些事，沒有任何新意」。最後我鼓勵他關注一下求職廣告。正巧，有一則廣告在招聘文書，要求日夜都願意工作，並得住在獨立的山間木屋裡，而且必須會打字和速記。哈羅德去面試後被雇用，薪水是每個月四百一十美元。老闆是個富有但古怪的老人，嗜好是複製舊手抄本和書籍，然後進行討論和注釋。哈羅德做祕書的工作，不過當廚師休假的一兩天裡，他還要下廚。對此他也很稱職，因為他的治療中包括了學習烹飪知識，以及在妹妹家裡煮飯燒菜。

哈羅德的表現令老闆很滿意，額外給他加薪和生活費，並為他配置了衣櫥。由於他得經常去圖書館借書，老闆還給了他一套西裝。哈羅德工作了十八個月，期間他一次次地來見我，進行兩小時的治療。他的思想成熟了很多，學術視野也開闊了很多。由於長期與學者般的老闆討論問題，他的興趣和知識都更加廣泛了。最後老闆關閉

了他在亞利桑那州的房子，額外付給哈羅德三個月的遣散費。

沒過幾天，哈羅德就找到了另一份不錯的工作，同時做祕書和辦公室經理。開始時他對是否要接受這份工作有點猶豫，因為他覺得自己智力有限，但最後他還是接受了，因為他已經做好準備，認為自己不久後就會因不稱職而被解雇。他解釋說，接受工作是因為「他什麼都不懂」。

這時，哈羅德被催眠了，他被要求全面回憶他整個工作經歷，尤其要把早期生活裡的「悲慘」與十八個月的祕書工作進行對比。他在回憶時面露痛苦之色。我給了他一個催眠後的建議，讓他帶著一個極為重要的假設性問題回去，然後打發他走了。

接下來的一節治療中，哈羅德說：「我感到自己是個該受譴責的廢物，內心完全是分裂的，就像我該做些什麼事情，但實際上什麼也不知道。也許我該尋找答案，這麼說可能有點傻，但我有一種衝動，就算不及格被退學，我也想上大學試試。」他還說，還有很多事他都想去直接面對，像生命中的探險，像欣賞日出。他還說：「哦，有幾百件事情，先生，這些我都渴望嘗試。」

我以權威的態度告訴他：「好的，你去上大學。但這次別再犯你參加代數課時的錯誤──去看看你是否可以通過這個課程，而不是去發現你不能。明年九月你將開始全日制正規大學的課程，期中考試時，你就會發現自己有多少門課不及格了。」我還說，他時不時地會發現一些簡單

而美好的小事物，正是它們構成了生命中的美妙部分。

　　接下來的三個月裡，哈羅德的治療一週一次，面談的特點明顯發生了改變。通常他在治療中會詢問我對不同學科的看法，像是一個好奇的人在尋找答案，看看另一個他尊敬並喜歡的人是怎樣看待和去做一些事的：他怎樣尋找消遣，對於無止盡的各種話題是怎樣感受和看待的。

　　九月時，哈羅德在一所全日制正規大學註冊了十六個小時的課程。他沒問我關於沒有高中文憑的人怎麼辦入學手續，或如何選擇課程，我什麼意見和建議都沒有給。哈羅德對自己是個笨蛋的堅信還沒消失，所以我又一次向他保證，期中考試時，他會知道自己有哪些不足。正因為確信自己可能有某種不足，入學登記時他懷著特別的自信，因為沒有什麼會超出他的能力，甚至連被期待肩負某種能力也不會。然而，**為了實現那個失敗**，他必須成功地註冊入學。

　　時間一週週過去，哈羅德並沒有討論他的學習。期中考試後，哈羅德驚奇地報告說，他每門功課都**被給了**高分。我回答說，期中考試時就希望指導老師能充分判斷一個學生的能力，真的有點太早了，他得等到學期結束時才能正確地判定自己的能力。這樣一來，哈羅德就沒有發現失敗被定義為指導老師的失誤，他也註定得接受他以後的期末成績是「他能力的正確判定」。

　　很難設想一個接受治療的病人，居然對自己在學校裡取得的成績明顯視而不見。不過，我們必須記住這個案例中採用了催眠，還應用了遺忘，分散注意，再引起注意，

175

毫無疑問地,這些都助長了他對自己隱瞞所發生的事。

學期末哈羅德所有功課都得了「甲等」,然後在沒有預約的情況下,他突然出現在我的辦公室。他很沮喪,感到自己犯了錯。我向他保證他沒有錯,只是在很多方面有些失誤。他進入了深度恍惚狀態中,我給他了催眠後暗示:「當你被喚醒,你將知道你的成績。你會意識到這個話題已經是過去式了。想什麼時候討論都可以,因為它不再緊急,而只是一段前塵往事。」

哈羅德繼續在學校裡順利地學習,不過面臨了一個新問題——處理與女性的親密關係。但在討論這個問題之前,我們先就這種治療方法再談幾點。

首先要強調的是,用兩年或三年時間,一個認為自己是笨蛋傻瓜、且被自身經歷證實的人,轉變為一個有能力從事中產階級工作,並掙得相應薪水的人,還有能力在大學裡成為優秀的學生。他從一個生活在社會邊界的邊緣人,轉變為知書達理、社會地位較高的人。為了達到這個目標,艾瑞克森並沒有按照精神醫學的常規做法,探索患者問題背後可能的原因。患者發生了改變,但他對於過去並沒有發展出洞察,艾瑞克森也沒有透過諸如移情詮釋,去發現過去與現在的關係。治療並沒有揭示患者過去的創傷,或者解釋造成患者困境的「原因」。患者可能有悲慘的童年,但艾瑞克森並沒有以此做為患者失敗或自我貶低的藉口和解釋。實際上,艾瑞克森的治療並不是把過去的觀點引入意識層面,而是廣泛使用了精心設計的遺忘,並使這些想法不被察覺到,除非是醫生刻意如此。而且即便提到過去,實際上指的也是

病患當下的能力。

　　這種治療方法就是與眾不同的艾瑞克森式治療，它也包括了適用於某個學習過程的多樣策略。不過，艾瑞克森的鼓勵學習不是讓患者認識到為什麼他會是這個樣子，而是去學習怎樣產生改變和獲得成功。也許這個案例中的突出之處是患者並不同意艾瑞克森的意見，他堅信自己是個傻瓜，直到他已經取得一系列的成績，包括在大學裡的成功。

　　這裡還需強調另一個重要因素。艾瑞克森在某些時間點上對患者採用了獨斷專橫的方式，而在其他時候卻允許他完全自主；整個治療中這兩種方式複雜地結合在一起。治療中許多部分都要求患者有自主性行動，獨立於艾瑞克森之外。而艾瑞克森的工作在很多方面，就像一個人和他對病人舉例的拖拉機合作一樣，他給患者「添加燃料」，讓他啟動，然後讓他按自己的方式運行。

社交和求愛行為

　　當幫助哈羅德在社會上取得更好的職位和社會地位時，艾瑞克森還對哈羅德正常求愛行為的能力進行了工作。在治療開始時，哈羅德與他人的關係，只局限於他妹妹和妹夫。他沒有男性朋友，完全迴避女人。他在小餐館吃飯的時候會迴避女服務員，無論何時，付錢的時候都要找男職員。他經常寧願走路，也不願乘坐公共汽車，因為裡面會有女乘客。哈羅德發現即便是妹妹也讓他難以忍受，只是礙於親情不得不應付。他偶爾與男性進行性生活，這時他處於被動的角色，偶爾會主動進行口交。他所偏好的性夥伴特點是：他們得比他年輕，最好是墨西哥血統，長髮，

身高不超過一百六十二公分，體重在五十四至六十八公斤之間，圓臉、雙唇飽滿、窄肩寬臀、走路搖擺、喜歡香水和髮油，並且總愛咯咯發笑。哈羅德知道一些他稱作「混混」的人符合這些要求，並時不時地與其發生性關係。

哈羅德從未與女性有任何交往，從沒和女性約會，並堅持認為他不想要任何女人。要解決這個問題、調整他進行正常的戀愛行為，顯然困難重重。

艾瑞克森以其典型的方式對此進行治療。開始時他提供間接暗示，讓哈羅德較能接受與女性交往。他還提出一系列導向求愛行為的任務。這些努力使哈羅德在穿著、居住條件以及社會職業地位方面更具吸引力。

治療早期，艾瑞克森指派的任務是要哈羅德與一個完全陌生的人變得熟悉，並要求他在一週內完成。哈羅德不情願地同意了，「而且，他似乎並不確定自己希望成功還是失敗。」（也許是因為艾瑞克森剛剛對他代數課的失敗表達了贊許。）

> 為他設定這個任務時，我建議他繞著他自己選擇的一個活動房屋集中地走。然後我操縱他去選擇某個活動房屋，那裡住著我的另一對病人，我很瞭解他們的習慣。哈羅德很自然地一直等到任務指定那週的最後一個晚上，帶著恐懼和不確定，在下午六點這個特定的時間邁出步伐。當他經過其中一間房屋時，屋簷下一對夫婦向他問候。在那個時間招呼路人去家裡做客，其實是這對夫妻的習慣。他們之間的友誼迅速發展，直到很多週過去，他們才知道彼此分別都是我的病人。開始時是這對夫妻在努力建立與

哈羅德的友誼，但慢慢地，哈羅德不再那麼被動，並有了
更多的回應。

　　儘管很多治療師希望孤獨的病人能有朋友，艾瑞克森卻更喜
歡確保此事發生。他可能會直接安排病人進行交際，或者要求病
人去某個地方。病人以為是天降緣分，但其實完全出自精心的安
排。他的下一個任務是個更加直接的要求：「當哈羅德與這對丈
夫和妻子的友誼順利進展了一段時間之後，我又給哈羅德出了一
個任務：我給了他一個地址，讓他去那裡結交另一個人，並要他
認真徹底地學習，什麼也別忽略，而且要經常去拜訪這個人。」
就是用這種方法，哈羅德遇到了喬，一位身有殘疾的雜務工，
並發展建立了一段重要的友誼，這份友誼持續了兩年，直到喬去
世。
　　透過用這種方法安排社交活動，艾瑞克森避免了患者用醫病
之間的聯繫取代正常社交。在這個過程中，治療師親自激勵了患
者的其他社交。
　　哈羅德社交過程的下一步是去學鋼琴。做為交換，他得為老
年女鋼琴教師做雜活。透過這樣的方法，哈羅德體驗了與一個女
性建立關係的學習過程，同時，也透過幫她做她丈夫無法做的事
情，讓哈羅德體驗到做為男性的競爭性關係。
　　現在，哈羅德可以與已婚夫婦、男性朋友以及老年女性有聯
繫了，於是艾瑞克森開始提出更進一步的要求。他暗示哈羅德去
YMCA（基督教青年會）游泳，並且學習國標舞。

　　對這兩個暗示，哈羅德的反應是強烈的反感和痛苦。

他很激動地解釋說，女人被允許每週使用一次YMCA的游泳池，他無法忍受自己的身體浸入被如此污染的水中。而跳國標舞更是需要主動接觸女人的身體，這個想法對他來說也是無法忍受的。他大驚失色，極力抗拒，解釋說自己是同性戀，極端厭惡女人，生活在這樣一個社會，每天都得碰到女人已經夠悲慘了，我還偏要火上澆油。

艾瑞克森提供了兩個指令，一難一易，患者必須二選一。在這個案例中，跳國標舞要比在YMCA游泳更令哈羅德厭惡。YMCA是清一色男性的組織，要稍微好一些。然而經過艾瑞克森略加鼓勵，哈羅德最後居然既游泳，又跳了舞。

當哈羅德拒絕游泳和跳舞時，我給他打了個比方。他願意在施了糞肥、噴了殺蟲劑的院子裡親手摘菜，因為手能洗，菜也能洗，洗過之後還可以吃。我教條主義般地斷言道，發生在游泳池和舞會的任何事，也都能輕易地透過水、一塊強力優質的肥皂以及一條毛巾沖洗掉。

總而言之，我言簡意賅地回絕了他的異議。隨後我指出，學習國標舞最好的地方是專業舞蹈工作室，那裡的接觸不帶感情色彩。對於這兩項活動的部分理性解釋是：他，一個工人，應該學習兩種以節奏韻律為基礎的不同身體技巧。

哈羅德游泳和國標舞學得都很快，事後他會用某個牌子的肥皂開始儀式性的清洗。我指出另外一種牌子的肥皂也不錯，這兩種肥皂都很好用。

　　透過這種方法，艾瑞克森在一定程度上設計了一種清洗強迫，做為鼓勵哈羅德新社交活動的方法。後來他又把這種強迫消除了，就像他經常做的那樣，透過去儀式化來進行。一種牌子或另一種牌子可以，一個時間或另一個時間也可以，洗這個次數或另外的次數也可以。

　　當哈羅德被要求參加女性也參與的社交活動時，雖然幾乎不帶感情色彩，但艾瑞克森在這些治療會談中，透過他的方式轉變了患者的觀念，並為他生活的不同面向進行了重新定義。

　　　　當哈羅德表現出對性的理解和接受時，這個話題才被引入治療情景中。我指出，就像我對各種不同的知識有興趣，他至少也該對人類生活中保持和延續種族的知識有些大概瞭解。例如他覺得自己是同性戀，而我是個異性戀，但這麼做是盲目的，他不知道、也不理解這兩個詞的真正涵義。我向他提供了關於性發育的原理與知識，還解釋了不同個人和文化對待性的信念和實踐方面的差異。我指出，我希望他能聆聽並理解這些，但不要因此而努力改變他對自己的看法。這樣一來，我給了他機會自發地改變觀點，而不是自我強加的努力。

　　　　然後我向哈羅德深入淺出地解釋了性的生理學知識及其在生物學上的重要性。夾雜著其他一些知識，如性律動、鳥兒求偶舞、動物季節性發情、不同文化的性行為等，還有音樂、舞蹈、歌曲以及性主題的文學作品。正如我所預料的，這促使哈羅德去圖書館系統地閱讀有關書籍。

　　然後我又給了哈羅德一系列指導，但直到後來他才願意執行。在恍惚狀態下，我反覆給了他這些隱晦而又模糊的指導，如：

一、去找這個世界上那些非常不幸的年輕人，他們不敢做自己想做的事情；

二、關注這些年輕人，想想看他們為什麼會這樣；

三、要明白有很多不幸的年輕人，他們希望但不相信有人會幫助他們；

四、以置身事外、不帶感情的方式，提供這些人其中幾個他們想要的幫助。

　　當我感到他能夠勝任這個任務時，我指導他去各個公共舞廳，仔細觀察到底有多少年輕男性想要跳舞卻又畏首畏尾。然後我又讓他去注意年輕女性，肥胖的、相貌平平的、瘦骨嶙峋的、坐在角落當壁花的，她們渴望地看著，希望有個舞伴，或者彼此絕望地跳著舞，而眼睛卻在瞟著那些因為害羞而扭捏推諉、不敢跳舞的年輕小夥子。

　　哈羅德對這個任務的反應不是厭惡，而是吃驚，他不相信會有這種情況。然而當他第一次試著去執行任務時，卻表現得極不情願，幾乎動不了。過了近三個小時，在幾次想開始都失敗之後，他才真正來到一個公共舞廳。在那裡他遇到了一群正你推我拉的年輕人，他們說著：「哈哈，你先去。」「你去我就去。」「哦，我不會跳舞。」「那又怎麼樣？也許會有美人兒教你的。」「去吧。」「哈哈，誰想去啊？」之類的話。

哈羅德搞清楚發生什麼事情後，像他之後所解釋的那樣，他在舞廳裡走了一圈，看見有六、七個女孩顯然屬於壁花一族。她們顯得喪氣卻又渴望地看著他，直到他猶豫不決地停下來，然後又失去了勇氣。於是她們把注意力轉移到舞池中，有些女孩正在跳舞。哈羅德報告說：「我把自己的情緒控制好，穩步前進，和每個沒有舞伴的女孩跳了一曲，然後我走出舞廳，才能好好思考。」

哈羅德去了舞廳三次，他總結說：「這樣的經歷讓我認識到，我並沒有自己所認為的那麼差。我不害怕去做這些了。」

我有力地回應道：「當然，你是沒那麼差，所以你為什麼不去退役軍人管理局，讓他們為你做個心理測驗，看看你究竟有多優秀呢？」當他還處在震驚中，我馬上讓他回去了。過了一些日子，哈羅德回來了，幾乎像換了一個人。他歡欣鼓舞地報告，測驗結果顯示他的智慧與中學教育水準相符，並有資格進入大學。他說：「這個結果對於一個傻瓜來說真不賴！」而我回答：「甚至對一個自認為是傻瓜的傢伙也不賴。」之後我迅速中斷了這次治療，隨後又拒絕了他的幾次面談，因為我認為他需要思考很多東西。

艾瑞克森的很多治療方法中，典型方法是安排特別的任務。他會提供一系列籠統而模糊的指令，然後安排一個能夠實施指令的場景，這樣患者會覺得他是自發做出決定的。在這個案例中，哈羅德被建議觀察並對年輕人提供有限的幫助；隨後，他又被送

到公共舞廳，讓他「自發地」決定邀請年輕女孩跳舞，如此一來，他體驗到了一種完成任務的感覺。同時，艾瑞克森還讓他進入正常的求愛環境，讓他與其他男性形成對比，並讓他發現自己能夠做到其他許多男性做不到的事情。這些結果正是哈羅德以前錯過的正常體驗：參加舞會、面對陌生女性、與陌生女性跳舞。

直到治療後期，哈羅德才與一個女性建立了更親密的關係。那是他進了大學之後的事，艾瑞克森也是後來才知道的。

在這段時間裡，艾瑞克森訓練哈羅德體驗時間扭曲。這是一種利用催眠影響一個人對時間之感覺的方法，這樣一來，實際上一秒鐘裡發生的事，會被主觀體驗為好像是好幾個小時裡發生的。這在一定程度上幫助哈羅德完成了學業。這次，艾瑞克森為哈羅德提供了六次深度催眠治療。透過利用時間扭曲，艾瑞克森讓哈羅德靜靜地坐著，回顧他是誰、是幹什麼的，以及他想成為什麼樣的人，又能做什麼。另外，哈羅德還要回顧他的過去，並與自己的將來進行對比；做為有情感、有體能的生物，他的現狀是什麼；而做為具有人格的人類，對於與他人建立合理而充分的關係，他的潛力有多大。哈羅德在這幾次治療中表現出的是一個男人的強烈專注。這些問題有的令人愉快，有的令人不悅，但很明顯所有問題都很重要。每次治療結束時，哈羅德都覺得筋疲力盡。休息了兩週之後，他再度來到辦公室，報告了「一個新問題」。

哈羅德顯得相當緊張，而且他的一般行為也有點改變，讓我覺得不再那麼熟悉了。他似乎想得到一些資訊，但不願我對他的情況有不必要的瞭解。因此我被動地聽著

他的敘述，對積極的事物沒做什麼表態，但卻自由地強調一些消極的事情。他說的是發生在前陣子的事——確切在何時他也不知道，「但這件事有些日子了，也許是很久之前的事」——一個女人搬到他的隔壁。他注意到那個女人每天早晚和他在同樣的時間進出公寓。當她開始熱情向他招呼「嘿，怎麼樣」或者「你好」時，他才痛苦地意識到這一點。他很討厭這樣，可是除了回應之外，他完全不知該怎樣應對。

女人停下車，和他進行簡短隨意的交談，這簡直令他陷入「可怕」的痛苦之中，因為這引發了鄰居們的玩笑。他從他們那裡得知，她比自己大十五歲，和丈夫分居了，那個丈夫是個酒鬼，還會打她。於是她自己養活自己，並為離婚籌募資金。

「沒有什麼真的麻煩」出現，直到有一個晚上，「根本沒有任何理由」，她「侵入」他的公寓，帶著一包東西，並為他們兩人準備晚餐。她對這一「令人暴怒的行為」的解釋是：一個男人偶爾也該有個女人為他準備飯菜。吃完飯，她洗碗時要求他放些古典音樂。他如釋重負地照辦，因為這樣就沒必要交談了，而且「幸運的是，收拾好廚房後」她就離開了。那一晚從她離開直到天明，他都躺在地板上「努力思考著，但沒有任何想法」。

隨後又有一晚，正當他準備晚餐時，女人「又走了進來，告訴我說她已經做好飯了，在她的房間等我一起吃。我還能做什麼——我想不出說什麼——只能像個小孩似地跟著去了，和她一起吃飯。晚飯後她把碗碟堆在一起，不

請自來地到了我的房間，聽起了其他唱片。這就是我們之間的事，她十點鐘左右離開。那晚我失眠了。我想我要瘋了，這太可怕了。我知道自己得做些什麼，這很重要，但我不知道那是什麼。兩週了，我還沒找到答案，我開始迴避她。但過了幾週後我明白了，我要為她燒頓飯，這樣她就滿意了。所以我這麼做了，但還是沒達到我想要的結果。那是頓美妙的晚餐，對我來說，所有的飯菜都是我一手包辦的。飯後我們又一起聽唱片了，她真的很喜歡音樂，並且知識豐富。她是個很聰明的女人，但某些方面也該死地愚蠢。不管怎樣，她十點半才離開。當她走出房間時，轉過身來吻了我。我簡直想殺了她。我迫不及待地關門，衝進浴室，來到蓮蓬頭下，打開開關，連衣服都沒脫就開始用肥皂洗臉。這真是災難性的一刻。我塗好肥皂、擦洗，然後再塗肥皂、擦洗。那一晚真是煎熬。好幾次我都想穿好衣服，打電話給你，但每次都放棄了，我不能在這麼早的時間打擾你。所以我又回到蓮蓬頭下淋浴，再反覆擦洗。上帝啊，我要瘋了。我得自己戰勝它，但它究竟是什麼，或者我該做些什麼？我真的不知道。最後，彷彿是靈光一現，我一下子有了所有的答案。當我在你這裡做了六次左右的治療時，那時我感到疲憊不堪，我腦海中彷彿有聲音在說：這就是答案，但它當時沒有意義，而現在它還是沒有意義。不過，卻是它幫助我停止了擦洗自己。

「我不知道今天為什麼要來，但我已經來了。我不希望你說任何話，但有時又希望你說些什麼。不過你該死的講話必須小心點。請原諒我用這種方式說話，但我覺得自

己想得到確定。這是我的問題。」

　　我小心翼翼地提供了一個模糊籠統的問題，精心繞開了哈羅德的話題。當他放鬆之後，我指出，人們不應因為那個女人想設法去離婚就指責或批評她。婚姻所承載的不該是精神痛苦和身體傷害，人類群體中的每個人都有權享有心靈和肉體的幸福快樂。既然她考慮在各方面自立，她當然擁有值得被人們尊敬、仰慕和喜愛的特質。至於她的友誼及對他私人領地的侵入，我們得知道，人類從一開始就是群居動物，我們尊敬那些迫不及待尋找夥伴並分享共同體驗的人。這樣就可以理解她的行為，甚至也能理解他的接受了。至於那些晚餐，其實從人類歷史的最初階段開始，食物最好的兩種調味品，就是饑餓和一個好夥伴。從根本上來說，音樂也是可以用於分享的最佳樂趣。至於那個令他痛苦的親吻，我們可以當做是一個簡單的身體動作。這個世界上有愛情之吻、夥伴之吻、死亡之吻、母親之吻、嬰兒之吻、父母之吻、祖父母之吻、問候之吻、告別之吻、希望之吻、滿意之吻等等，以上提到的僅是眾多親吻中的一部分。在為這些親吻賦予特殊意義之前，他首先得知道親吻的行為究竟是什麼。他只有透過自由而主動的思考，才能瞭解這一點，而且不能害怕或是恐懼，必須一心一意地思考。他得認識到自己對那個吻所希望的涵義是什麼。對於他或她行為的任何涵義，也沒什麼可以談論的，因為誰也沒對他們的行為做出明確定義。然而必須要指出的是，任何令他不快的行為，他都該毫不猶豫地拒絕。

　　說完這些，辦公室沉寂了五分鐘左右。哈羅德看了一下時鐘，猛然清醒了，說道：「哦，我得走了，無論那是什麼意思。」說完他就離開了。

　　這次會談中的某個環節值得一提。艾瑞克森沒有根據一般的精神醫學常識，幫助哈羅德「理解」這次體驗對他的意義，他也沒有試圖解釋年紀比較大的女人有著母親或其他的象徵意義，因此對他倆的關係也就沒有產生負面約束。這裡的處理，就像是他和一個普通的女人進行了一次普通的約會罷了。

　　一週後，哈羅德進行了一小時治療。哈羅德說：「我真的不該問你，但我內心有種衝動，想知道你對珍是怎麼看的。所以我想和你談談，但得十分謹慎，無論你的看法是什麼。好像這個主意有點傻，因為你並不認識她。我只告訴過你很少的一些事情，但我還是想知道你是怎樣看待一個女人的，不過你千萬得謹慎點啊。」於是，艾瑞克森開始對這個女人進行客觀籠統的討論。

　　不經意間，我向哈羅德提到了一些意義特殊的想法。我把珍描述為這樣的一個女人：她透過努力擁有很多好的特質和美德，經過學習獲得不同的學位，她對不同的事物有著不同的反應，這也使她成為獨特的個體。其他人根據他們自己的能力和需要對她產生反應，比如她的婚姻史顯示她是個異性戀，對異性戀的男性有吸引力；她的職業經歷顯示她有生產創造能力；她決心離婚，顯示了她做為一個人對快樂的追求；他喜歡她燒的飯菜和陪伴，顯示她有個人的興趣愛好。

　　我還指出，任何他希望的廣泛性治療之進展都包括女人，當然不是特別指這個女人。女人是真實生活的一部分。最後我用哈羅德第一次見我時說的話結束了面談：「你肯定得搞清楚女人到底是什麼樣的動物。你千萬別上了她的鉤，你別讓她神魂顛倒，也別自己神魂顛倒。所有你應該做就是對答案開誠布公。」用這種方式談話，目的是為了迫使他意識到自己一開始時與目前身分的反差對比。他一言不發地離開，到了門口時，他有點古怪、若有所思地凝視了我一會兒，似乎想說什麼，但又不確定該說些什麼。

　　哈羅德離開時並沒有預約下一次治療，但幾週後他回來了，說道：「我想用我的方式來告訴你這件事，但你是個精神科醫生，我應該告訴你每件事的，所以我按你的方式把它們講出來，也許這會對其他人有用。

　　上次你對我說的最後一件事，是清楚說出答案，而我幾乎想告訴你，我正準備那麼做，但我意識到你對我可能要說什麼其實一點興趣也沒有，你只是希望我發現自己是誰、是什麼，以及我能做什麼。還記得我站在門口看了你一分鐘嗎？這就是我那時想的問題。回家的一路上，我知道答案將會一一開誠布公，但我覺得有點滑稽，因為我並不知道答案到底是什麼。我只知道我會這麼做。

　　回家後大概是五點三十分左右，我覺得有點困惑，因為我走到門口向外張望，似乎在等什麼。直到珍開車駛入車庫，我才知道自己在期待她的出現。我走過去，邀請她和我共進晚餐。那天一早我去購物時，就對自己買的東西

有點不解。她答應了，並開始準備晚餐，而我彈著吉他，和著自己錄的磁帶唱歌。晚餐後我放了一些唱片，我們跳舞，直到兩人都累到想坐下為止。在躺椅上，我說我想吻她，這是我第一次思考我有多喜歡這麼做。我說，別抵抗了。她有點不解，然後笑了起來。我知道我的話一定有點怪，但我是認真的。當她停止笑聲時，我捧住她的臉，先吻了她一側臉頰，然後是另外一側，最後我吻了她的嘴唇。我喜歡這樣做，但這公事公辦的親吻似乎令她有點緊張，於是我建議跳舞。共舞時我又吻她，她也吻了我。

當隨後的事情快要發生時，我知道自己還沒完全準備好。於是我停下舞步，放起古典音樂，然後唱了一些她也能唱的歌曲，她的嗓音很動聽。然後我送她回房，和她吻別。那晚我睡得像嬰兒般甜美。」

這時，哈羅德已經準備開始正常的性活動了，為了營造這一切可能發生的環境，我們該記得之前曾做了多少精心準備。哈羅德能進入更為正常的求愛活動，因為他現在穿著得體，住在令人尊重的公寓內，上了大學，並有著一份不錯的工作。他現在還能與這個女人分享在音樂、烹飪方面的淵博知識和興趣。另外，他以前也有一些社交經驗，會跳舞，有與女性跳舞的經歷。最後他重新定位了對女性的態度，他開始對女性產生好奇，並有了探索她們的願望。

哈羅德繼續說：「第二天早晨醒來時，我很高興發現是星期天。我想過悠閒自在的美好一天，去享受生活。

大約三點時，我去看珍，她正忙著做裙子，我告訴她繼續做，六點鐘我會準備好晚餐。晚餐後我們用我的收音機播放古典音樂，又聽一些流行歌曲。我們一起跳舞，直到累到坐在躺椅上。我吻了她，她也吻了我，然後我們彼此愛撫。我很謹慎，因為我知道自己是個新手，可能還很笨拙。我們擁抱親吻著，我還學會了什麼是法式接吻。我們跳舞，然後相互愛撫，然後繼續跳舞。每次愛撫時我都有生理反應，但我知道我還沒準備好把答案清楚說出來。最後我們聽了一些古典唱片，然後我送她回房間，與她吻別道了晚安。懷著對她的許多情感，我上床睡覺了。那晚我睡得很好。

　　我有三天沒看見她。那是相當特殊的三天，因為那些天我腦中完全是一片空白。週一早晨起來時，我感覺很好。我回想起星期天的晚上，感到陣陣喜悅。然後我去上班，一天很快過去了，我回到寓所。對於那一整天，我一件事也想不起來，卻有一種強烈的感受和愉悅的心情，我覺得工作中每件事都做得很出色。週二我繼續上班，計畫要謹慎地探究一下昨天究竟發生了什麼，可是我所記得的下一件事情，就是我又回到了公寓。我覺得這很有意思，但並不感到困擾，我想知道週三會發生什麼。毫無疑問，週三也很快被蒸發掉了，但我卻真真切切地發現，自己帶回了一大包雜貨，令我吃驚的是，帳單顯示我在一家以前從未去過的店裡買了這些東西。當我正努力回想那家商店時，我已經心不在焉地走向了珍。她向我打招呼時，我是如此地驚訝，我告訴她永遠別介意穿著——她正穿著短褲

和一件寬鬆上衣。我已經為她準備好了，她可以過來吃晚飯了。」

那晚，哈羅德第一次體驗了性關係，他把這次經歷看做一次好奇的探索。接下來他報告道：「後來我們一起吃了早餐，然後珍去上班，我留在家。一整天我都在家裡，感到很快樂，是真正的快樂，這在我生命裡還是第一次，我無法解釋清楚。有些事情你能談論，但卻無法轉換成文字。週四就是這樣的一天。

我們已經安排好再次共度週末。週五我去買東西，週六我打掃公寓，但那兩天發生了什麼我都不記得了，只是有種舒適的感覺，好像每件事都很順利。週六下午，我準備了一頓絕妙的晚餐。珍走進來時，身著一條女人味十足的美麗裙子。當我讚美她，她說她喜歡我的領帶，我才第一次意識到我也打扮了一番。這令我很吃驚。

我們一起吃飯，跳舞，彼此愛撫，十點左右進了臥室。這次不同了，我不再試圖學習什麼或改變自己，我們只是兩個彼此熱烈相愛的人在做愛。午夜後我們都睡了。第二天早晨，她準備好早飯後便離開了，說一個朋友會來拜訪，並在這裡住上幾天。

週一早晨我很早就起來了，然後去上班，不知道為什麼自己會起這麼早，不過沒多久就找到答案了，我是沿著街道開車時找到答案的。一個女孩從人行道上迎面走來，我是如此驚訝，不得不把車停在路邊，注視著她從我眼前遠去。那個女孩很漂亮，令人難以置信的美麗——是我曾見過最美的女孩。又過了兩個街區，同樣的事情又發

生了，不過這次是兩個絕對美麗的女孩。我幾乎不想去上班了，只想停下來觀察周圍的一切。每件事都有了變化，草是綠的，樹很美麗，房屋粉刷一新，車子也煥然一新。男人看起來都和我一樣，鳳凰城的街上擁擠不堪，到處都充斥著漂亮女孩。從週一開始就一直這樣，整個世界都變了。

週三，我想知道以前我認識的混混現在如何，所以開車去了城鎮的另一邊，看見了他們之中的一些人。那是種奇怪的體驗，我以前一定病得不輕，竟然和這些可憐的生物在一起幹了那些事。我現在只為他們感到該死的難過。

珍的朋友離開後，什麼也沒有發生，直到週六。我們一起吃了晚飯，聽唱片，後來我倆都覺得是時候認真談談了。我們進行了理智的談話，討論了我們可以彼此享樂，但這樣卻沒有意義。我應該找一個和我同齡的女孩，而她也該找個年齡相仿的男人。我們同意中斷這種關係，但保持友誼，那才是我們應該做的。

我開始去教堂，去年輕人的酒吧，去觀光旅遊。哇！我感覺煥然一新並享受生活。我有了未來。我會從大學畢業，我知道自己想從事哪種職業，知道自己想要一個妻子、一個家以及孩子。」

大學畢業後，哈羅德覓得了自己喜歡的一個職位。

【第五章】 婚姻及其後果

　　婚後出現的問題通常包括：性障礙、身心障礙、配偶一方失業、婚姻早期出現且明顯無法解決的裂痕。從家庭生命週期的觀點出發，治療的目標是幫助年輕夫妻穩定關係，並幫助他們過渡到生兒育女的階段。

　　當新婚夫妻出現問題時，其困難的本質可以從不同的有利之處來區別對待。從個人角度與從夫妻角度來看問題是不同的，此外，婚姻的問題也不同於大家庭的問題。例如，一位年輕女性被轉介到我這裡，因為她的右手出現了不自主的震顫和擺動。在過去幾年，她已經接受了廣泛和深入的神經學檢查，而結論是手的擺動屬於歇斯底里症狀。她接受了六個月的傳統心理治療，然而手的擺動卻更加嚴重了。除非盡快地做些什麼，否則她將失去工作。我被要求進行短期治療，希望能緩解她的症狀。經過幾分鐘，艾瑞克森式的催眠方法便發現，震顫可以從一隻手轉換到另一隻手，這節省了很多進行神經學探索的時間。歇斯底里症的診斷確立了，然而如何「治癒」的問題仍存在。

　　對她進行治療的治療師認為，她像很多其他的年輕女性一樣，面臨很多同樣的情形，而且她也有很多同樣的問題。不過從另一個角度來看，這個年輕女性最近剛結婚，婚後不久便出現了症狀。

　　在一次面談中，我讓這對年輕夫妻一起來。丈夫明顯是個相當沒有主見的年輕人，而妻子對他很保護。當他還在海軍服役

時，他們就結婚了，那時，他有著很有誘惑力的職位和身分。然而退役後，他卻成了一個沒有工作的普通市民。他猶豫著是要回到學校繼續讀書，還是找個工作，但在這兩方面都沒有實際行動。年輕的妻子對他很支持。從有利的一面來看，該症狀在婚姻中發揮了一定的作用，當我問她「如果症狀更嚴重了會怎樣」時，這一點就更明顯了。她回答說她會失去工作。我問她，失去工作又會怎樣，她說：「我猜我的丈夫就不得不去工作了。」因此，症狀在這裡發揮了使婚姻向更穩定狀態發展的積極作用。考慮到這些，丈夫和婚姻本身都應該成為治療的焦點。

在這種情況下，如果只把妻子放在治療中，婚姻的結局就只有一個。而丈夫面臨的局面是：不僅妻子痛苦，而且她將每週與另一個男人會談好幾次，談話的內容可能還與他有關。根據個別心理治療的特點，丈夫與治療師一起形成了一個三角關係。在這個案例中，丈夫毫無疑問地感到妻子會與這個成功的男人討論自己做為丈夫的失職，他將會益發地不確定妻子對自己的忠誠。妻子反過來會發覺自己夾在中間，一方面治療師鼓勵她表達對丈夫的不滿；而另一方面，丈夫的行為反應讓她覺得如果這麼做了，就是一種對丈夫的不忠。

在長期的個別心理治療中，還有一些其他因素會影響婚姻。妻子由於變得更依附於治療師，轉變了僅對丈夫盡忠盡責的觀念，而這卻是婚姻契約的一部分。很多類似的案例讓夫妻勞燕分飛。另一半的每一個新想法和觀點都呈現給了治療師，這讓治療很可能會成為夫妻間的障礙，不滿日益增加而腐蝕婚姻，甚至導致離婚。而如果真的離婚，個別心理治療師會認為他的病人已經成長並超越了自己的配偶，因此離婚是必要的。他卻沒有意識

到，他的介入本身就是衝突的一部分，與任何「成長」無關。有時配偶的另一方也會和另一位治療師一起進入治療，於是婚姻轉變為四角關係。無論這種善意安排的結果是什麼，治療持續的時間愈長，婚姻的狀態就愈「不正常」，在某種意義上，這已經不是一般情況下的婚姻了。當一個配偶的個別治療進行了十年——我知道有一個案例的治療持續了十八年——婚姻的後期階段已經產生了嚴重的偏畸，這阻止了正常婚姻的發展。比如，妻子對生產或養育孩子等事情，與治療師分享的會和她與丈夫分享的一樣多。從根本上，治療師成了被付費的編制外家庭成員。

對這個患有手擺動症狀女性的病情解釋，還有一種不同的觀點。若把治療的範圍擴大，則不僅包括她丈夫，還包括她的原生家庭。當初她父母反對她嫁給這個年輕人，但她無論如何也要嫁給他，並以為一旦結了婚，父母就不得不接受了。然而當這對年輕夫妻在公寓裡建立起他們自己的家庭時，她母親卻打來電話問她那天是否會回家。妻子指出她已經結婚、有了自己的家庭，她母親說：「哦，那不會長久的。」第二天，母親又來電話問她是否要回家，並向她保證，她的房間依然為她準備著。母親堅持不懈規律地打電話給女兒，還評論那個年輕人的不足之處，並滿懷期待地等女兒回家。這位妻子對丈夫的任何懷疑都不斷被母親擴大，而年輕的丈夫也一直處在被岳母敵視的環境之中。他對工作舉棋不定，部分原因就是由於過度考慮了妻子娘家的意見。因此，他生活的決定無可避免地受到這個大家族網絡所影響。從這方面來說，他的不確定是有社會根源的，而不是他性格的一部分。

就這個更大的脈絡而言，妻子的症狀是家庭各部分之間衝突

的一部分，包括了與父母的分離，以及與丈夫建立獨立、穩定領域的困難。以前的治療也能被看做是這個大環境的一部分，昂貴的神經學檢查、價格不菲的個別心理治療，都是由她的原生家庭支付的。如此一來，女孩在父母導致的困境中，花費他們的錢進行治療，也印證了父母的觀點，即女兒的婚姻是個錯誤，因為婚姻導致了足夠嚴重的問題，以至於不得不去求助於精神醫師。就像常見的情況一樣，治療變成家庭鬥爭軍火庫的一部分，而治療師對治療在這方面的作用還被蒙在鼓裡，甚至根本沒意識到。

這個案例也闡明了，治療師們被寄予厚望去解決問題，而毫無疑問地，這個問題應該是在不需協助的情況下，自然就能解決的。正如蒙田（Montaigne）所說的：「大自然所醫治好的，藥物卻因而獲譽。」儘管治療措施如此偉大，但很明顯問題的解決與治療根本無關。年輕妻子一旦懷孕，就會改變整個狀況，因為即將出世的嬰兒自然會迫使她放棄工作，而丈夫也將被迫去工作以支持妻子。她的父母希望女兒回到他們身邊，但並不希望她帶著孩子回家，這樣也會使他們改變他們的夢想，開始支持這段婚姻，而不是去反對它，因為孫兒即將問世。透過使年輕夫妻進入家庭發展的下一個階段──孩子的出生和餵養，就已經解決了問題。症狀消失了，這位年輕女子和丈夫表現得更加成熟和自信了。

許多治療師剛剛開始理解，對年輕夫妻而言，個體的症狀對於處理與配偶一方家人的關係是有功用的。治療中遭遇的一個問題是：處理與原生家庭的關係時，年輕夫妻無法共同努力。例如妻子不希望她丈夫的家庭過度侵入他們的小家庭，但丈夫卻無法反對父母。在這種情況下，妻子常常會出現某種症狀。接下來的

案例就是這種情況，而艾瑞克森安排了一個更有效的方法。

　　一位婦女因胃潰瘍而疼痛到無法工作，只能待在家中，她斷絕了所有的社交關係。她的主要問題是無法忍受丈夫家人每週三、四次的來訪。他們毫不知會就前來，而且高興住多久就住多久。我向她指出雖然她不能忍受公婆，但可以忍受教堂、忍受和鄰居一起玩牌以及她的工作。當進一步談及她丈夫的家人時，我說：「妳是真的不喜歡這些親戚，**每次**他們一來妳就胃痛。胃痛應該被進一步利用，如果他們一來妳就嘔吐，他們一定不會指望妳去擦地板的。」

　　她採納了我的意見，計畫在親戚來的時候嘔吐，然後在他們擦地板的時候，虛弱又可憐地道歉……她聽到他們開車駛入院子的聲音，這時她衝到水箱前喝下一杯牛奶。他們一進門，她和他們打招呼及交談，然後突然胃痛並嘔吐起來。

　　公婆開始在來她家前，打電話詢問她的身體是否好轉，他們是否可以來訪。她會說：「今天不行。」就這樣一次又一次，她一直回答說：「今天不行。」最後她說：「我想今天還不錯。」不幸的是，她錯了，而他們又得被迫幫她清洗地板了。

　　她需要那種無助的狀態；用這種方法，她為公婆的來訪蓄積下所有胃痛，也得到了自己的滿足。（她放棄了胃潰瘍，開始為自己的胃感到驕傲，那簡直是天下無敵的胃，可以把她的親戚趕走，親戚不再一住就是幾個月了。

後來她邀請他們「下午」來，他們會小心翼翼地來，當
她希望他們離開時，就面露痛苦之色，用手按摩自己的胃
部。他們通常會說：「也許我們該走了。」然後就迅速離
開。她已經從不情願的無助者，變成手持冰牛奶就能達到
任意目標的人了。這一切完全不需要翻臉爭吵。這令我想
起這樣一位客人，他總是為了週日的晚餐拜訪朋友，也總
會被以海綿蛋糕熱情招待，同時得到享受般的殷勤詢問：
「想來點蛋糕嗎？」直到最後他才恍然大悟。

對出現困難的「新人」進行談話治療，現在被認為是侵入性
地製造改變，卻並不能確保侵入造成的改變會成為系統的組成部
分。陽痿和性冷感等，是蜜月期經常出現的性問題，但這些問題
通常會自行解決。對許多案例來說，當夫妻尋求幫助時，專家更
明智的做法僅僅是暗示他們的問題並不特殊，可能會自行解決，
這樣就可以避免其發展為病理性的問題；而不這樣的話，他們就
會反覆接受治療。一般而言，與專家進行對於性的討論，足以解
決這些早期的婚姻問題，並不需要非得對年輕夫妻做出病理性的
解釋不可。現在的專家允許他們享受性的快樂，而以前的專家總
是禁止這種快樂。有許多所謂的「問題」，實際就是他們進入成
人世界的「開始紀念日」。

當伴侶享受不到自然發生性關係的快樂時，治療介入的目標
便是設法讓他們獲得這種樂趣，從而使婚姻穩固，並向生兒育女
的階段邁進。有時年輕人的婚姻裡存在著性障礙，這種婚姻不僅
缺少快樂，也失去了養育子女的可能性。在艾瑞克森的一個案例
中，丈夫就有這樣的抱怨：

　　這個年輕人體重正常，七十七公斤左右，娶了一個美麗性感的女孩。他的朋友會拿他將要減肥的事開他的玩笑。九個月後，他來到我這裡，諮詢兩個精神醫學問題：一是他無法再忍受他的同事對他減重十八多公斤的玩笑；而真正的問題卻另有蹊蹺：他和妻子根本沒有同過房。

　　他說妻子每晚都承諾和他做愛，但他一接近她，她便出現嚴重的驚恐不安，並恐懼而楚楚可憐地勸他第二天再試。他每晚都睡不安穩，需求強烈但又束手無策，陷於無助的沮喪之中。儘管他對性的渴望與日俱增，但由於最近的一次無法勃起，他開始恐懼不安。

　　他問我是否能幫助他或妻子，我給了他肯定的保證，並約見了他的妻子。我要他告訴她來諮詢的目的，並要她做好準備，我們要從她青少年時期的性發育談起。

　　一天晚上這對夫妻準時前來面談。我讓丈夫先待在治療室外。妻子隨意訴說著她的故事，儘管顯得有點難堪。她解釋自己的行為，因為她難以控制自己的強烈恐懼。這或許與道德及宗教有關，但她並不確定。談到她的性發育，她打開一本筆記本，上面記錄了她首次月經來潮的時間。這份令人驚奇的紀錄裡顯示，十多年來，她的月經週期為三十三天，開始的具體時間總在上午十點或十一點，僅有很少幾次與預計的日期不符。她的月經從來沒有提前過，相反地卻偶爾延遲，這時紀錄上會註明實際來潮的日期，並在原計劃日期上標註著解釋，如：「重感冒臥病在床」等。我提醒說，她下次月經就在十七天之後。

　　我問她是否願意改善自己的婚姻問題，她剛開始宣

稱願意，但立即變得驚恐不安，啜泣著並哀求我讓她「等到明天」。最後我反覆保證她可以自己決定，她才安靜下來。然後我和她進行了關於婚姻關係的籠統冗長談話，期間穿插著令人疲倦、無趣及昏昏欲睡的頻繁暗示，直到完美的恍惚狀態被誘導成功。

為了保證持續的催眠，我強調了這些指令，提供了一整套益發強烈的暗示，這些都是為了造成這樣的結果：她也許會在毫無預期的情況下，甚至突然間驚奇地發現，自己永遠不再恐懼，比她對明天的承諾更快。回家的路上，她將完全沉浸在滿足當中，毫無意義地想著：她將讓這件事發生，快得連想到恐懼都來不及。

她的丈夫同樣被單獨約見，我向他保證晚上就會有成功的性生活。可是第二天早晨，他悲傷地告訴我，回家的半路上她的月經就來了，足足早了十七天。我說這正顯示了她希望婚姻圓滿的強烈願望。這番貌似有理的話安慰了他，緩解了他的痛苦。當她經期結束後，我為她另外約了一次面談。

下個週六的晚上我又見了她，並成功地誘導她進入恍惚狀態。這次我解釋說，圓滿的婚姻一定會實現，我覺得在十天內就會實現，而且她該自己決定選哪一天。我告訴她，也許是週六晚上，或者是週日，但我寧願是週五晚上；週一或週二晚上也不錯，當然週五晚上更好。我又說，週四晚上也有可能，但我肯定是週五。這個清單列出了一週內的所有日子，特別強調了我更偏好週五，我就這樣有系統地重複著，直到她出現明顯的惱火之色。

　　她被喚醒，我又把相同的話重複了一遍。每次提到我的偏好時，她臉上就流露出強烈的不悅神情。我單獨約見丈夫，告訴他情況沒有進展，並要他在行為上保持被動，但做好相應的準備，成功的結局便是肯定的了。下一週的週五他報告說：「她要我告訴你昨晚發生的事。它是那麼地迅速，我根本沒有機會。她幾乎是強姦了我，並在午夜前把我喚醒，又做了一次。然後今天早晨她莫名其妙地大笑，我問她為什麼，她要我來告訴你：它不在週五。我告訴她今天是週五啊，但她只是笑，還說你會明白的，它不是週五。」

　　我並沒有解釋什麼。隨後就是一系列持續的幸福婚姻細節，他們買了房子，兩年內有三個期待中的孩子出世了。

　　十天時間、細數一週裡的日子，以及反覆強調我的偏好的原理如下：十天對她做決定來說已經夠長了。透過細數一週七天，實際上是把時間又減少到七天。對偏好的強調則造成了她最感興趣、但又最不愉快的情感問題──一週裡所有的日子都被提及，日子一天天地過，我所偏好的日子愈來愈近，而她絕對不能接受。週六、週日、週一、週二，還有週三都已被拒絕，週五又是我的偏好，因此圓滿的成功只能發生在週四──這是她的選擇；或者週五──這是我的選擇。

　　首次面談時的方法顯然是錯誤的。這次會談被患者完美利用，用以懲罰和挫敗我的能力不足。第二次面談就幸運多了，她沒意識到我為她製造了一種左右為難的二選

一──她自己選的一天或我偏好的一天。我對偏好的反覆強調激起了她強烈的矯正性情感反應（corrective emotional response）：瞬間希望懲罰和挫敗我的需要，暫時超越了她其他所有的情感。圓滿成功出現了，她可以嘲弄地宣稱昨晚不是週五，並愉快地保證我會理解這一點的。

正如年輕女性會在婚後出現圓房困難，年輕男性也會出現類似問題。新婚丈夫的常見困難是無法勃起，有時這會是蜜月期發生的驚奇事件。男人也許已有過成功的性經驗，但經由正當合法婚姻製造出來的關係，卻使他不能完成這個行為。有時問題會自行解決，但在另一些情況下，短期介入能緩解困境、挽救婚姻。

　　我的一個醫學院學生娶了個非常漂亮的女孩，但在他們的新婚之夜，他無法勃起。然而他過去可謂是一個花花公子，幾乎與城裡的每個妓女都上過床。婚後整整兩週他都無法勃起，每種辦法都試了，甚至連手淫也毫無作用。令人沮喪的兩週蜜月過後，他妻子針對離婚問題諮詢了律師。

　　年輕人來到我這兒，我要他去拜訪幾個新娘的朋友，並要他們說服她來見我。她來到我的辦公室，當我和她交談時，年輕人就等在門外。她顯得極度痛苦，我要她告訴我全部的沮喪故事。在床上她赤裸著身體，覺得自己很有吸引力，但他還是無法與她做愛。新婚之夜對女孩來說是里程碑的時刻，標誌著由女孩轉變為女人。每一個女人都渴望被愛撫，並且是唯一的那個，可是竟然發生了這

種事，簡直是毀滅性的打擊。我也就此事給了她這樣的定
義：

　　我問她是否記得丈夫的讚美，這令她感到困惑，因為
似乎與她剛才所說的相反。我說：「哦，很明顯，他認為
妳的身體如此美麗，他被徹徹底底、完完全全地征服了。
而你誤解了他，以為他性無能。他的確是無能了，因為他
意識到在妳美麗的身體面前，他的能力是多麼有限。現在
妳去另一間辦公室，好好思考一下吧。」

　　我要丈夫進來，也讓他告訴我那悲哀的蜜月故事。然
後我對他說了同樣的話，我指出他給予妻子的是怎樣的一
種極度讚賞。對於以前的所作所為，他很內疚，但現在他
的無能證明了：他已經找到了那個真正的女孩，那個征服
一切的女孩。

　　他們一起駕車回到公寓，幾乎是剛停好車，兩人便迫
不及待地做愛了，從那之後他們的性生活都很成功。

　　這是婚姻中基本的危機介入治療，介入的成功與否，部分在
於治療時機是否恰當。迅速的行動常會快速地解決問題，而當性
問題沒有得到及時處理，繼而轉變成慢性婚姻問題時，再想解決
就很困難了。有時專業權威人物的介入，似乎提供了許可證，使
伴侶能優雅得體地退出困境，並邁向成功之門。下面是艾瑞克森
採用的其他方法。

　　一個受過大學教育的二十四歲新郎度過了為期兩週的
蜜月，他沮喪地回到家中，因為他無法正常勃起。新娘一

回家便去律師事務所要求離婚，而他則來到我這兒尋求精神醫學的幫助。

我說服他帶妻子一起來辦公室，沒什麼困難她就被說服來參與丈夫的催眠治療了。過程是這樣進行的：我要他看著妻子，體驗嶄新的感受，那是一種卑微的無助感。同時他會感到他願意做任何事，的確是**任何事**，以從那種完全卑微的情感中逃脫出來。持續一段時間後，他發現自己看不到除了妻子以外的任何東西，甚至看不見我，只是還能聽見聲音。他將意識到自己正進入深度催眠的恍惚狀態，**此時他無法控制整個身體**。然後他幻想妻子全身赤裸，他自己也同樣全身赤裸，但他發現自己無法移動身體，也無法控制身體。這些過後，他又驚奇地發現：他正體驗到與妻子的身體接觸，接觸愈來愈親密，令人心神蕩漾，**但無論如何他都無法控制身體的反應**。直到妻子要求結束時，這種狀態才會結束。

催眠順利地進行著，結束時我指導他：「現在你知道自己行的。實際上你已經成功了。無論如何，你都無法阻止自己一次又一次地成功。」

那一晚他們的性愛非常成功。後來我以家庭顧問的身分偶爾與他們見面，他們不再有性方面的困難了。

對新婚夫婦而言，成功勃起可能會是一個問題；而人類的精巧也可能使得因為太容易勃起而造成某種麻煩。下面的例子中，妻子就有這樣的不滿。

　　一位已婚一年的婦女對丈夫感到極度不滿，她解釋說晚上他們處得很好，但去臥室時麻煩就開始了：「回臥室的瞬間他就勃起了。我可以慢慢寬衣解帶，也能快速脫去衣服，但這並沒有差別。每晚他都硬著上床，早晨醒來時依然聳立著。我感到非常悲傷，總和他爭吵。」

　　我問她：「妳到底想要什麼？」

　　她說：「如果有一次，只要一次就可以了，他上床睡覺時不自動勃起；如果有這麼一次，我就能感受到身為女性的力量。」

　　這似乎是個合理的要求，因為每個女人都有權造成男人勃起，並使其消退。僅被注視時丈夫就勃起，或他的勃起似乎只與臥室有關，而非由於她的原因產生，這實在令人難以滿意。我把丈夫叫進來，向他指出這些對妻子來說至關重要，並發誓我會保密。那晚他手淫三次，進入臥室時陰莖真是無精打采。她簡直如同置身天堂，情不自禁地圍著丈夫扭腰擺臀，而他則想著自己是否還有能力再次勃起。令人高興的是它真的硬了，而且是由於她的肢體動作，她甚至還沒碰到他或親吻他，僅僅這樣他就勃起了。她有了女性的力量！幾個月後，我去拜訪他們所在的城市，他們陪我共進晚餐。她的的確確擁有了女性的力量，並樂在其中，在餐桌上我就能感覺到了。

　　有些女性想享受女性的力量，而其他一些女性卻發現蜜月時她們根本無法過正常的性生活。艾瑞克森報告了這樣一個案例：一位新婚一週的新娘無法和丈夫發生性關係，儘管她希望與其交

歡，但每次嘗試圓房時，她便會出現一種極度驚恐的狀態，雙腿如剪刀般緊鎖。她和丈夫一起去見了艾瑞克森，講述時她顯得猶豫不決，她說她必須得做些什麼，因為她已經被警告有離婚的危險了。丈夫認可她的敘述，並補充描述了一些細節。

　　我用的技術與六個類似案例中曾使用的技術基本上一樣。我問她是否願意用任何合理的方法糾正問題，她說：「是的，我願意做任何事——除了被觸碰之外，不然我會發瘋的。」她丈夫也認同這些話。

　　我說我將使用催眠，她遲疑地答應了。不過她再次要求，千萬別碰她。

　　我說她丈夫將一直坐在辦公室另一邊的椅子上，我會坐在他身邊。她親自把椅子移到房間的最遠端，坐在那裡盯著丈夫。任何時候我們之中的一個只要離開座椅，她便會立即逃離這個房間，因為她正坐在大門旁邊。

　　我讓她放鬆地躺在椅子上，雙腿伸展，身體後仰。她交叉著腿，全身上下的肌肉都很緊張。她緊盯著丈夫，眼裡只有他一個，不過也能用眼角餘光看見我。她雙臂交叉放在胸前，雙拳緊握。

　　她很順從地開始執行催眠指令了。我告訴她，她會睡得愈來愈沉，除了丈夫和我之外，什麼也看不見。同時她會變得害怕、驚恐和不安，無法移動也無法做任何事，除了看著我和她丈夫，以及在恍惚中睡得更沉，恰和她的驚恐狀態成正比。我指示她：她的驚恐狀態會讓她進入更深的恍惚狀態，同時也會讓她在椅子裡僵硬得無法動彈。

接著我緩緩地告訴她，她將能感到丈夫親密的觸碰和愛撫，儘管她可以看見他仍坐在房間的另一端。我問她是否願意體驗這樣的感覺，還說她僵硬的身體可以放鬆一下，這樣她才能用點頭或搖頭來回答。我說不用急著回答問題，但要在認真思考後給出誠實的答案。慢慢地，她堅定地點了點頭。

我讓她注意到她丈夫和我都轉過頭不再看她，因為她將感到丈夫對她身體愈來愈強烈的愛撫，直到她感到完全地愉悅、快樂和放鬆。約五分鐘後，她對我說：「別再東張西望了，我太難堪了。我們現在可以回家了嗎？因為我沒有問題了。」

我同意她離開辦公室，並指導她丈夫帶她回家後，被動地靜觀其變。兩小時後，我接到他們一起打來的電話，只簡單地說了句「一切順利」。

一週後的回訪電話顯示一切都好。約十五個月後，他們驕傲地帶來了第一個孩子。

有時已婚夫婦什麼都做得很好，但就是對性行為有所誤解。下面的案例就是這樣。

一位大學教授來見我。他稱自己從沒有過高潮，也沒有射精過。他是在字典裡找到射精這個詞的。他來問我為什麼「射精」會被用於男性行為。我問：「你第一次遺精並弄濕被單是在什麼時候？」

「從十一或十二歲起。」他說他和妻子的婚姻很幸

福，他們有過性交，並有兩個孩子。於是我問：「既然沒有射精，那你做了什麼呢？」

「我可以享受性交，過後就像小便，精子從陰莖中流了出來。」

他已經瞭解到陰莖的功能就是都用於撒尿，所以在婚姻關係中，他便是用陰莖向妻子的陰道內撒尿：「難道不是每個男人都這樣嗎？」我告訴他該做什麼：每天或每隔一天，他應該留一小時去浴室手淫。我告訴他，在手淫的過程中，他應仔細觀察陰莖的所有部位，從根部到龜頭，辨別所有的感覺。他要盡可能地不讓自己尿出精液，看看他能令自己多興奮，能體會到多麼微小的觸摸和震顫。他要關注那緊張溫暖的摩擦感覺，而不是把注意力放在尿出精液上。他得盡量延遲精液的流出，因為那意味著損失了繼續手淫的能力。

他認為這既幼稚又愚蠢，不過還是定期嘗試了一個月左右。一天夜裡十一點，他突然打電話給我說：「我成功了！」我說：「你是指什麼呢？」他說：「是這樣的，今天我沒有手淫，和妻子上床時覺得充滿欲望，後來我射精了。我想你知道這個一定會高興的！」我說：「我很高興你射精了。」一點時他又打電話來：他又射了。

他妻子很想知道為什麼他要打電話告訴我他與她的性愛，他問我是否該告訴她，我說此事與她無關。但後來我與他妻子交談時問道：「妳的婚姻幸福嗎？」她說：「是的。」然後她說：「而且自從我丈夫晚上打電話給你之後，我們的性生活就更和諧了，但我不知道為什麼。」

更普遍的一個問題是新婚夫婦由於過分拘謹而不能愉快性交，其實簡短的介入就能轉變這種關係，婚姻也就能成為年輕人享受自我的機會。下一個案例中，艾瑞克森的方法正好闡明了這個觀點。

　　一對新人婚後不到一個月便來到我這兒，新娘堅決要求見我，而新郎說他已下定決心準備離婚，他無法忍受新娘的暴怒。

　　他特別強調自己並不樂意來見精神科醫生，最後我說：「你表達了意見，我也會同樣坦率。結婚不到一個月就要離婚，你還真是膽小，多等一個月看看婚姻會不會發生變化，再去考慮痛苦的結局不好嗎？所以請友善地閉上嘴，聽一下新娘想說些什麼。」他這麼做了，雙臂交叉環胸，閉上嘴準備側耳傾聽。

　　新娘說：「亨利不相信有正確的做愛方式。他關掉所有的燈，拉上窗簾，只在浴室這麼私密的空間才肯脫衣服，只要有一絲光線，他就不進臥室。我想穿著睡衣，他卻希望性生活愈簡單直接愈好。他甚至都不吻我。」

　　我問他：「是這樣嗎？」

　　他說：「我相信我的性生活沒問題，這是很合適的方式。」

　　新娘繼續說：「他似乎都不想碰我，他從來不吻我的乳房，甚至碰都不碰。」丈夫回應道：「乳房有乳房的用處，它們是給嬰兒用的。」我告訴他，我很同情他的妻子，也許他並不喜歡我說的話。「因此，」我說，「你就

坐在這兒，一言不發，雙臂交叉。你想發火就發火吧，我要告訴你妻子一些她該知道的事情。」

接下來我告訴新娘，我認為她丈夫該用怎樣的方式親吻她的乳房、吸吮她的乳頭；她丈夫該怎樣吻她、吻她**哪裡**，他理應樂在其中。身為一名健康女性，她應該享受這些。我又指出人類有擬人化的傾向，他們把自己的槍叫做「老貝琪」，而船就是「永遠屹立」，小木屋的名字是「歡迎光臨」……他們擁有的東西不知有多少都有寵物般的名字。她丈夫說他愛她，就應該為她的雙胞胎取個暱稱。她看起來有點困惑。「妳知道它們是孿生的。」我這麼說，意指她的乳房，「這對孿生姐妹真該有個琅琅上口的好名字。」然後我轉向那個年輕人，把這個任務堅決地交給了他：「下次面談，也就是明天，你得告訴我你為妻子乳房取的暱稱。如果你不這麼做，我就會為其中的一個命名，而你還是得為另一個取名字，這名字會在你腦中立即閃現。」聽到這裡，他怒氣衝衝、昂首闊步地走出了辦公室。

第二天他們來了。妻子說：「哦，亨利已經用更好的方式努力做愛了。他對此似乎有了更多的理解，但他說自己永遠不會為那對雙胞胎取名字。」

我轉向他：「你會為那對雙胞胎命名嗎？請記住，如果你不願意，我就會為其中的一個取個琅琅上口的名字，你仍得給另一個取名。」他說：「我才不會輕賤妻子的乳房呢。」

我建議他再考慮半小時，我們又應妻子的要求，討論

了一些性生活相互適應的其他問題。

最後剩下的半小時裡，我說：「現在你準備好沒有？我可是想好了，但還是希望你來取。」

他說：「我不會照你說的去做。」

我又解釋一遍，我給其中一個取名，而他腦中會立即出現另一個琅琅上口的名字。當他再次拒絕時，我問妻子：「準備好了嗎？」她回答說準備好了。於是我說：「現在我為妳右側的乳房取名『貓貓』（kitty）。」那循規蹈矩的年輕人腦中立即出現了對應的詞：「咪咪」（titty）。新娘對此感到很高興。

他們是從別州來的。六個月後我收到他們的聖誕賀卡，上面的署名是「K和T」。妻子寫道，丈夫變成了令人愉快的愛人，並對那對雙胞胎感到自豪和滿意。幾年後我拜訪他們所在的城鎮，與認識他們的朋友一起吃飯。友人說：「他們多麼幸福啊。我還記得亨利剛結婚時的樣子，他現在已經真正變得成熟了。」後來我又收到他們寄來的卡片，除了K和T外，他們家又多了幾個新成員。他也真正懂得了乳房的作用。

治療中你可能經常得使用強迫性療法，這個案例就是這樣。丈夫強迫性地迴避妻子的乳房，我就強迫他為妻子的乳房取名，讓他無法逃避。所有的強迫都集中在「為乳房取個富有感情的名字」這個問題上，他的強迫因此就被逆轉了。

人類特有的能力使我們可以意識到自己的動作和行為，因此

動作行為的發生，經常暗藏了蓄意的努力，如此一來，動作行為的本質也就發生了改變。有意識的勃起或高潮就屬於這種情況，這是一種透過自主願望產生不自主行為的嘗試，會使人們陷入反覆自我挫敗的循環。如果性教育的方法太過科學，對受過太多教育的人來說，會使他們的性行為成為技術層面的努力，甚至性享受也會被好心的教育者當做一種職責。採用治療性的努力，迫使一對夫妻以更人性的方式來對待性是值得的。艾瑞克森的治療手段正好可以說明處理這種問題的方法。

　　一位三十一歲的教授參加大學舞會，他看見房間另一邊有位三十歲的單身女性。她也看見了他，他們一見鍾情。不到一個月，他們便開始計畫未來，並結了婚。三年後，他們來到我的辦公室，敘述他們悲哀的故事。在敘述的過程中，他們都顯得極為拘謹和尷尬，兩人有些裝腔作勢地使用最正式的詞彙和語言。在本質上，他們的抱怨是婚前兩人就計畫建立家庭，因為他們都年過三十了，無論如何不能耽誤下去。但三年過去了，儘管做過各種檢查，也嘗試了各種建議，他們還是沒有孩子。他們一起來到了我的辦公室，告訴我他們的問題。

　　男的說：「我想——當然也是我妻子的想法，我們已達成了共識——由我來闡述我們的問題更合適一些，我會言簡意賅地進行說明。這個問題不僅使我們痛苦不堪，對我們的婚姻而言也是毀滅性的打擊。為了想要個孩子，每天早晚我們都為能夠受孕，而進行完全意義上的生理接觸；週末和假日，我倆也從生理學的角度全力以赴，甚至

213

一天四次，絕不許身體的無能干擾目標。然而生兒育女的願望遭到挫敗，結果婚姻關係也愈來愈不愉快。這雖然沒有干擾我們想要孩子的努力，卻的確讓雙方都很痛苦，並發現我們對彼此開始日益不耐。我們需要你的說明，因為其他的醫學幫助都失敗了。」

聽到這裡，我打斷丈夫並說：「你已經說了你的問題，接下來我要請你保持沉默，讓你妻子用她的話來表達意見。」幾乎帶著同樣的書呆子氣，甚至比她丈夫更尷尬，妻子也說出了她的不滿。

我說：「我能為你們治療，但這是休克性治療，不是電休克或身體休克，而是心理休克。我會讓你們倆單獨在辦公室待十五分鐘左右，以便交換意見和觀點，決定是否願意接受一種相當劇烈的心理休克。十五分鐘過後，我會回來詢問你們的決定，並按你們的意見行事。」我離開了，並於十五分鐘後回來：「告訴我你們的答案。」男的回答說：「我們從主觀和客觀兩方面分別討論了問題，並達成共識。我們將承受任何事，只要它可能使我們生兒育女的願望得到滿意的結果。」

我問妻子：「妳完全同意嗎？」

她回答是的。我解釋心理休克涉及他們的情感，肯定會帶來緊張和壓力：「治療實施起來很簡單，但你們兩人的心理卻會產生異常的震驚。我建議你們要盡量坐穩，緊貼椅子底部，全神貫注地聽我說。當我實施休克治療時，我希望你們兩人保持絕對的沉默。幾分鐘後你們就可以離開，但我希望你們在回家的路上也完全保持沉默，沉默

中，你們發現會有潮水般的思緒從腦中洶湧而出；到家時要繼續保持沉默，直到進入房間、關上房門，那時你們就自由了。現在請在椅子上牢牢坐好，因為我要開始了：三年來為了生兒育女，你們在婚姻關係中進行生理方面的完全合作，一天至少努力兩次，有時甚至在二十四小時裡行房達四次之多，但傳宗接代的願望卻一再受挫。現在你們幹他媽的何不為了爽而做，並向魔鬼祈禱起碼三個月內她都不會懷孕？現在，回家吧。」

後來我得知，在回家的路上他們依約保持沉默，思考「很多事情」。當進入房間關上門後，據丈夫所言：「我們簡直無法等到進入臥室，乾脆倒在地板上做起愛來。我們不再熱衷於什麼婚姻聯盟，只要快樂就行。三個月還沒到，我的妻子已經懷孕了。」九個月後一個女嬰順利出生。當我拜訪他們並看看孩子時，我發現他們談話裡很少出現那些正規的交談方式，多音節詞語或高度準確的短語也不見了蹤影，他們甚至可以說黃色笑話了。

驅車回家的六十四多公里路上，這對夫妻按照我的要求保持了絕對沉默，大量被強烈壓抑的思想開始在腦中奔騰肆虐，導致他們一到家、剛關上門，便馬上開始做愛。這正是我所希望的。當我問及這點時，他們說離家愈近，逐漸累積的性衝動也愈強烈，但具體也記不太清楚了。

在哥倫比亞大學，這個案例被完整地呈現給七十多名精神科執業醫師。敘述病史時我問聽眾，是否能夠忍受一些與精神醫學問題有關的不雅敘述，聽眾表示他們可以，我也覺得沒什麼問題。然而令我吃驚的是，當說到關鍵處

時，有那麼幾分鐘，觀眾簡直是目瞪口呆地無法動彈，我注意到自己的音調也完全變了。這個例子最能說明童年時學到的禁忌長期發揮作用，並一直延續到成年之後。

儘管艾瑞克森會按自己的方式，直接對一些人使用令人震驚的詞彙，然而對另一些人，他卻同樣精心地用另一種方式談論問題，甚至患者直到後來才明白他說的究竟是什麼。他會對某些人極為謹慎、小心翼翼，他們對談論某些說不出口的事物格外恐懼。艾瑞克森相信對於來求助的特別個體，施行治療時也必須因人而異，他不會對所有患者千篇一律地使用同一種治療模式。他可能以一種令人震驚的方式坦率地談論性問題，就像上述個案一樣；而在另一些案例中，他會用間接的方式讓患者發現討論的主題涉及性，就像下面的案例一樣：

　　一位已婚婦女來到我這裡，傾訴她的一系列恐懼，尤其是對頭髮的特殊焦慮。在鎮上她找不到好的美髮店，而睡覺時，無論右臥、左臥或仰臥都有困難，因為都可能弄亂她的頭髮。每當我希望談點別的事時，她都會繞個圈，又回到頭髮上。當她浪費了兩個小時後，我告訴她：「整整一個鐘頭，妳說的全是頭髮。如果再浪費時間的話，我也會說些完全沒有意義的話。我會聽妳說話，一旦找到開口的機會，我會毫不猶豫地說些沒意義的話。說完我就會把妳掃地出門。」

　　她談論頭髮，波浪、捲髮、大波浪、乳液、洗髮精，時間結束時她正好談到將頭髮分邊的困難。我說：「瞧，

妳喜歡用只有一個梳齒的梳子把頭髮分邊。」當她還茫然地看著我時，我就把她請了出去。

她用三天的時間思考這件事，後來她告訴我，在回家的路上以及第二天，她根本不明白這有什麼意義。「不過三天後，我想到自己的性生活，然後確信是這方面出了問題。」那之後我們才開始繼續治療工作。

另外的例子中，艾瑞克森將談及一個甚至沒有進行討論，就達成了一致意見的問題。例如他會把飲食的快樂做為性的隱喻——「你喜不喜歡煎得嫩一點的肉？」他覺得甚至不用直接討論，性問題就被解決了。有時如果一個人特別害羞，對某個問題言不及義，艾瑞克森就會轉而談論其他事情，透過這種方式，這個人最終會說出那原本難以啟齒的事情。例如：

一位婦女來信說有一個自己無法解決的問題，不知我是否能做些什麼。我建議說如果她來見我，我會盡己所能地幫助她。她說她需要幾個月的時間鼓足勇氣，但她會來的。最後她來了，她說她簡直無法自我控制，她與丈夫的性關係由於某些可能發生的事變得極其困難。她母親發現照顧她是件討厭的事，因為她的「氣味」很臭。從她對「氣味」的強調，我知道她很在意胃腸排氣。她無法真正討論這個問題，所以我說到了運動競技，要把高爾夫球打到兩百七十幾公尺遠真是件不容易的事情，全壘打也相當困難，長距離的游泳也很難。然後我又提到搬運工能搬動九十多公斤的重物，我一邊裝模作樣地示範舉起重物的樣

子，那時她似乎也在和我一起用力。

然後我告訴她，人體有權感受肌肉用力緊縮的快感，同樣的道理，咀嚼硬糖也會獲得真正的身體滿足。我指出就算是小孩子，也知道吞下一整顆櫻挑、感受它緩緩滑下喉嚨的絕對快樂。她能意識到所有這些感受，不過卻以為這只是我敷衍她的漂亮話。當我提到吞下櫻挑時，她說自己也曾特別喜歡吞下某些東西。我又說穿上合適的鞋子可以善待雙腳，她也同意要善待雙腳，以及眼睛、耳朵和牙齒。我說：「一頓美食後，妳真的吃飽喝足了，妳當然知道那種巨大的滿足感。」她是個很豐滿的人，看一眼便知道她的確喜歡食物。我指出我們的胃也理應有權快樂。我要她公平誠實地說，經過大量蠕動之後，直腸是否也應感到快感？腸子運動的強度應該如何？盛夏中的沙漠，烈日炎炎，你開始脫水，腸子會相當劇烈又穩定地運動。服用瀉藥後，腸蠕動會變得相當潮濕，因為腸子知道它是什麼狀況。胃從攝入的食物中選擇它能消化的，十二指腸也是如此，就這樣，整個腸道都在做合適自己的選擇。腸子認出瀉藥，然後考慮：「這個需要加水並排除。」

聽到這裡，她開始提問：「但胃腸氣是什麼？」我告訴她，那是一種象徵性的東西，腸道內的細菌借助自己的消化來幫助人消化，因此它們使食物腐爛並釋放出氣體狀態的物質。蛋白質的分解必須經歷一些化學改變，只要是胃腸蠕動，無論是猛烈的、柔和的、帶水的、帶氣的，只要幅度夠大，直腸都應該很享受。我還指出，做事要看時間和場合。你可以在桌子上吃飯，但無論如何，雖

不違法，也不能在餐桌上刷牙；餐桌上也不能洗餐具，除非在農村廚房，家裡沒有洗碗槽，才需要把洗碗盆擱在桌上洗。這是例外情況，只要有條件，還是該在洗碗槽裡洗碗。同理，腸胃運作也要看時間和場合，但必須意識到腸道的需求凌駕於人的需求之上。比如你驅車去某地時，眼裡進了沙子，你就該先停車，然後清理眼睛。一個人應該持續關注身體不同部位的需要，直到能夠將它們控制自如。

她精心訂定計畫，回家為自己準備豆類大餐。後來她告訴我說：「這真有意思，我整天都在放屁，小屁、大屁、剛屁、柔屁，各種各樣的屁。」她發現性關係並不會由於她可能放屁就受到干擾。現在她已經有一個孩子了。

儘管結婚和生兒育女都很「正常」，許多人仍會選擇不同的生活方式。他們不結婚，或為其他目的而結婚。接下來的案例闡述了艾瑞克森式為一對夫妻安排權宜婚姻的方法。

一位在我這兒受訓的精神科住院醫師正在治療一位醫院雇員，他很沮喪地來找我，說他的病人是同性戀，但他想結婚。他問怎樣才能找到一個女孩願意嫁給他當幌子，這樣他就能成為社區的一份子，並在鄰里間有好名聲。住院醫師不知情，但我正好知道此時也有一個在醫院工作的女孩是女同性戀，也有類似的願望，希望有個名義上的丈夫。

我對住院醫師說：「告訴你的患者，要他在下午四點

沿著醫院後面的人行道漫步，並走到某個地方，他會遇見他所要的。」

然後我告訴那個女孩在同一天下午四點，從另一個方向沿人行道漫步。我說到時候她會知道該怎麼做的。

他們都知道漫步時會發生些事情，但卻不知道那究竟是什麼。那裡除了他們之外，什麼也沒有，也就沒有強加給他們任何事。如果願意，他們也有擦肩而過的自由。

女孩比男人敏銳，她來問我：「你安排的，是嗎？」我說：「是的。」她告訴我：「看到他的時候，我就知道他是同性戀，我也這麼直截了當地告訴他了，他非常高興。我該告訴他你知道我們的事嗎？」我說：「也許這樣比較好，以便萬一你們兩人今後需要更進一步的建議。」

他們結婚了，體面地過著日子。他常去撲克牌俱樂部，而她參加橋牌聚會。約一年後，他在另一個州的醫院裡找到一個職位。他們來見我，想就他是否該接受職位聽聽我的建議，我認為這是個好主意。那所醫院裡有位我認識的醫師，我寫信給他：「某某先生將和妻子去你那裡，你會知道為什麼我要你多關心他們。他們需要保護、指導及一個掩護。」

他們離開後就去了那家醫院。醫師告訴他們他收到了我的信，說他們要來，但沒有說明原因：「我想他期望你們告訴我為什麼。」他們如釋重負地嘆氣——他們有機會告訴他原因了。

他們家裡有四個臥室，經常款待朋友們。他睡在他的臥室，她睡在她的臥室，其餘臥室則供朋友居住。

　　婚姻中會發生許多嚴重的精神病問題，過去的精神醫學似乎傾向於認為症狀與婚姻狀況無關，比如歇斯底里式失明，就被視為是個人對當下環境無意識的焦慮和恐懼反應，而環境本身或被忽視，或相對於症狀的「首要」原因，被認為是次要的；症狀的「首要」原因就是個體內在精神世界的動力學因素。更現代的觀點是，症狀的產生是適應難以忍受之情境的方法；問題一旦被解決，症狀就失去了功能，並會自然消失。婚姻中難以忍受的常見情境，就是伴侶間無法交流，且這種情況一再發生。儘管問題無法討論，但它必須被解決，於是症狀的出現會幫助問題得到處理。以下這個相當典型的歇斯底里式失明案例，既說明了艾瑞克森對困難的原因假設，又展示了他優雅得體的解決方法。

　　一位精神病院雇員被轉介到我這裡，因為他在上班途中突然出現了急性失明，他在驚恐的狀態下被帶到辦公室。帶著憂鬱和恐懼，他告訴我，那天早晨吃過早餐，正與妻子開著玩笑時，他突然對她講述的下流笑話感到極度不安。他憤怒地離家，放棄公共汽車而決定步行上班，當他繞過某個街角時就突然失明了。他難以控制地恐慌發作，此時開車經過高速公路的朋友帶他上車，送他去醫院，眼科醫生馬上進行檢查，並把他轉介過來。這個男人太過恐懼，無法提供足夠的病史。不過他說最近一直與妻子爭吵，她在家酗酒，他也發現了被藏起來的酒瓶，她卻堅決否認。

　　我問他離家時在想什麼，他說他正陷於對妻子的憤怒中，感到她不應該說那些不成體統的笑話。他模糊地憂慮

著，覺得也許他正邁向離婚法庭。

　　我要他在腦海中回溯從家中出來、直到突然失明那一刻的情景，他卻在心理上卡住了。我特別讓他描述一下那個街角，但他回答儘管曾多次走過那裡，此刻他完全想不起來那裡的任何事情，腦中一片空白。

　　由於我對那裡很熟，於是我提出各種引導式的問題，但沒得到任何資訊。我又讓他準確描述失明的過程，他說當時眼前突然出現強烈的紅色閃光，似乎像是直視著一個火熱鮮紅的太陽，這紅色一直持續著，不是一片黑色或陷入黑暗，他只看到璀璨到使人眩目的飽滿紅色。他非常恐懼，怕餘生除了這強烈刺眼的紅色以外，再也無法看到其他的東西。我們所談的讓他變得歇斯底里，我不得不用鎮靜劑讓他入睡。

　　患者的妻子被請到醫院。在反覆申明對丈夫無盡的愛之後，妻子終於艱難地承認自己在酗酒，但拒絕提及與爭吵有關的任何事，只說那個下流的故事是關於一個男人和紅髮女孩，沒有任何特殊意義。

　　我告訴她丈夫失明的地點，並詢問她是否知道關於那個街角的事。一陣支吾後，她回憶說街的另一邊有個加油站，他們經常在那兒加油。我再三追問，她記起那裡的一個服務員有一頭耀眼的紅髮。在我一再保證下，她坦白了自己和那個服務員的事：他被人們稱作「紅頭」，他倆好幾次當著丈夫的面親密交談，她丈夫萬分惱怒。後來經過慎重考慮，她說如果丈夫的失明能成功治癒，她就中斷與那人的關係，另外她要求對此進行職業保密。我指出她丈

夫無意識裡已發現了她的祕密，之後關於外遇，只希望她好自為之。

第二天病人還是無法提供更多資訊。我竭力向他保證失明只是暫時的，但他極不願意相信，要求把他送到盲人學校。我們費了很大的勁，才說服他接受實驗性治療，不過治療並不直接針對他的視覺。當他同意接受治療時，我告訴他催眠是目前最合適而有效的方式。他馬上問道，如果進入催眠狀態，他是否就能知道曾經發生了什麼。我告訴他那些真相只存在於他的無意識中，並不會在清醒狀態下給他造成麻煩。

我誘導他進入深度恍惚狀態，一開始病人無論如何都拒絕睜開雙眼，不過在我進一步解釋無意識的思想和遺忘等定義，並給他一些「催眠後暗示」之後，他恢復了視覺。我給他看我的藏書票，並讓他全面回憶所看到的內容；接下來我會將他喚醒，他再度陷入失明，而且不記得自己能看見藏書票，但因為暗示的存在，他將困惑但清楚地描述出其中的內容。確認他完全理解之後，我喚醒了他。我們漫無目的地談話，他也按照催眠後暗示，對藏書票進行了全面的描述。他極為困惑，因為他知道自己從未看過它。經他人證實，他終於相信了治療中所發生的事情，只是對此感到神祕不解。

隨後的再次催眠中，他對治療表示完全滿意，並願意以各種方式配合。我問他這是否意味著他會完全信賴我，他猶豫片刻，然後堅定地回答是的。

我從他以前的同事那裡得知，他對紅頭髮的女性雇員

有特殊興趣。我在不經意間問到了這一點，一番猶豫後他坦白了。我問他妻子對此怎麼看，他防衛地斷言她並沒有比自己好到哪裡去，不過他要求得對此事保密。

我立刻把話題轉向對街角的回憶。他緩慢而詳細地描述了街角，但直到最後才提到加油站。說到這裡時他有些斷斷續續，最後，他提到了自己對妻子和那個紅髮服務員的猜疑。

我問他是否正是在對紅髮女孩產生興趣時，才開始猜疑，以及他覺得要怎樣處理這整件事情？他若有所思地回答，無論發生什麼事，他和妻子都一樣有罪，因為誰都沒努力營造彼此共同的利益。

然後我問，對於視覺他想怎麼辦。他表達了對立即恢復視覺的恐懼，問說這「可怕的耀眼紅色」能否不那麼刺眼，能不能先讓視覺時有時無，然後逐漸提高交替頻率，直到完全恢復。我保證每件事都會如他所願，然後給他一系列的相應暗示。他回家休病假，不過每天要在妻子的陪伴下過來進行催眠治療。這時治療僅限於緩慢強化逐漸恢復視覺的暗示。約一週後他報告說，他的視覺已經完全恢復，可以重新工作了。

六個月後他又來了，告訴我他與妻子友好地達成了離婚協議。她打算回故鄉，他暫時還沒什麼打算。他對紅髮女孩的興趣也消失了，平靜地繼續自己原來的工作。兩年後，他在另一個地方找到了新的工作。

如上文所述的一些早期催眠治療，艾瑞克森只解決患者的症

狀，而讓患者自行處理他們的婚姻問題。有時尤其在夫妻雙方的要求下，他也會介入並試圖解決他們的問題。有時症狀的出現是為了避免面對伴侶的背叛，不過當夫妻明白問題所在時，他們就會著手處理。在下面的案例中，艾瑞克森用自己的方法幫助一對年輕夫妻度過難關。

　　一位年輕人帶著妻子來見我，他說：「我愛我妻子，我不想失去她。但她和我的一個朋友背叛了我——我知道此事已經一個禮拜了。儘管如此，我還是愛她，也不想失去我們的兩個孩子。我確信婚姻還是可以繼續的，我也相信她已經知道自己的行為有多荒唐。」

　　我用一個小時左右的時間證實了丈夫所言確實發自肺腑。他原諒她，想留住她。他已經嚴肅思考了自己的婚姻和孩子，也對現實情況進行了評估。於是我對他說：「好的，現在你去隔壁房間吧，關好門，找些書看看。」

　　現在只剩妻子和我了，她說：「我希望你明白，我丈夫並不知道所有的事。其實，我背叛他的時間已經不只一個禮拜了。」

　　「妳的意思是還有其他男人？幾個？」

　　「我可沒那麼說啊。」

　　「妳希望我瞭解的比妳丈夫更多吧。究竟幾個男人？」

　　「至少兩個。」

　　我沒質疑，但那意味著她至少有三個男人。我問她第一個外遇對象是否已婚，她說是的。

於是我說：「讓我們坦率真誠、直截了當地談談吧。第一段外遇結束時，那個男人是不是告訴妳：他已經對妳這個蕩婦感到厭倦？」

「這麼說話真難聽！」

「他嘴上說的好聽，可是心裡就是這麼想的。妳也希望我和他一樣嗎？」

「他只說回到妻子身邊會比較好。第二個男人和我交往三個月後，便稱我為蕩婦了。」

「我明白了。現在我們可以用比較文明的語言交談了。」

我又和她聊了聊，告訴她，她的丈夫認為她與最後這個外遇對象只交往了一個禮拜，實際上他們交往已經有兩週之久了。我說：「妳故意讓丈夫發現這個男人，妳才是那個希望外遇結束的人。妳一定是對整個事件都厭煩透頂，才會讓丈夫這麼快就發現了。」

我用這種方式表達，是為了把功勞全推給她——不過她得不辜負這些才行。我把功勞放在她面前，同時也從背後推了她一把，她不得不去維護它。但她並不知道我做了什麼，這些看起來只不過是文字遊戲而已。她決定回到丈夫身邊。

下面的案例說明了艾瑞克森處理婚外情的另一種方法。

一名年輕的丈夫在妻子出差時，誘惑了家中醜陋的女傭。她智商低下，有濫交史。他在妻子的床上幹了這事，

妻子發現真相後哭著來見我，她再也不許丈夫待在家裡，對那女傭也有著強烈的憤怒。

面談時我分別會見了他們。丈夫悔恨不已，女傭則相當難過並十分害怕。隨後的一次面談中，我同時約見了他們三人。我掌控談話，讓每個人都有機會對另外兩人說些什麼。丈夫終於能對妻子和女傭一吐為快了，因為她們兩人都反對他；妻子也有了機會表達對丈夫和女傭的不滿；女傭則抱怨這對夫妻過去對待她的方式……這真是一個相當戲劇性的場面，當著彼此的面，他們把自己真實的情感向對方表達出來。我要求丈夫尊重妻子對他的憎恨，以及她的傷痛；我也希望妻子能體會先生這麼做時，他感到多麼後悔和心痛；然後我讓丈夫轉向女傭並斥責她，同時也讓女傭斥責丈夫。對在場的每個人而言，這都不是令人愉快的場面，但它挽救了婚姻。

丈夫和妻子達成共識，把那個噁心的女傭弄去另一州，那裡有她的親戚。我還讓妻子命令女傭把丈夫的衣服打包並放到前院，要女傭再提著行李，把他趕出家門，這樣他就可以過他自己的日子去了；然後她又讓女傭把行李拿進來、把衣服取出；之後再讓女傭把衣服打包，再把行李拿出去……透過這樣的安排，妻子滿意地表達了行使權力的快感，我還特地安排丈夫在她的命令下才能回家。於是她要我通知丈夫可以回家，但我沒這麼做，而是對她說：「是的，我可以告訴他，讓他回家，但其他任何一個人也可以告訴他，比如郵差。」於是她感到如釋重負，寫信給丈夫。我不希望自己是第三方，但我知道這時必須有

第三方的參與。問題解決了，他們重歸於好。兩年後女傭回來了，希望能繼續在他們家裡做事，當然他們兩人都對此感到非常憤慨。

和許多家庭治療取向的治療師一樣，艾瑞克森更願意幫助夫妻度過困境，維持家庭圓滿。不過當他覺得婚姻本身是個錯誤時，他也會贊同將婚姻解體。如果他評估狀況危急，他會積極介入，並鼓勵伴侶盡快離婚。

一對來自加州的夫妻來見我，進辦公室後他們一起坐下。男人說：「我希望你能對我的新娘講講道理。我們結婚一個月了，我已經非常仔細地向她解釋，我們的第一個孩子肯定是兒子，他要跟我姓。她卻問我如果是女孩會怎樣。我告訴她如果不是男孩，我會開槍打死她，再打死那個嬰兒。」

我看看妻子，她顯然被嚇壞了。我轉向那個憤怒的男人，問他的教育程度。他說：「我是律師，受過良好訓練。我確信第一個孩子肯定是男孩。現在請你把道理說給她聽。」

他用平實的敘述吐出最具威脅性的言辭，而他竟是一個受過良好教育的律師。

我說：「現在請聽我說。從醫學角度而言，我不知道有什麼方法能人為控制孩子的性別。你必須等孩子出生後才能知道。孩子的性別形成於生命最初的三個月裡，此後你對孩子的性別根本無能為力。你們的第一個孩子只有

一半機率是男孩，你的妻子不過是這機率的受害者。我想她並不應該在辛苦懷孕九個月後，僅因為生個女孩就被處死。我也不認為你該冒險等待九個月後，成為一個謀殺犯，這太荒謬了。你想討論多久我都願意奉陪，不過我建議你妻子申請離婚。我認為她應該回加州，去其他城鎮生活，並且隱姓埋名。她不僅該申請離婚，還應該要求對她今後的住址保密。至於你，你為何不去東部？喬治亞是個不錯的地方，也許你有幾個朋友在那兒。（我隨口提到喬治亞，部分原因是我剛錯過了去那裡的旅行。）

他說：「哦，是的，我在喬治亞是有些朋友，我很想見見他們。」我說：「那你就直接從這裡出發去喬治亞吧，我相信這會是一次愉快的旅行。當你去喬治亞時，你妻子也會高高興興搬出你們的公寓的。」

第二天他們又來了，那是個週日，他們要求我就那個問題再討論一下，我答應了。他們最終也達成協議，願意按我的建議做。妻子回到了加州，打電話告訴我她正在申請離婚。丈夫也從喬治亞打電話給我，說他與朋友們度過了一段美好的時光。離婚批准後，他又打電話給我，感謝我明智的建議。他說在他再婚之前，他會重新考慮這件事的，也許他的想法錯了。我建議他今後在正式訂婚之前——無論與哪個女孩，都該就這個問題先和她全面討論一下。

妻子也來電告訴我離婚被批准了，他並無異議。她還告訴我，她現在的住址就連家人也沒有透露。她很重視他的威脅，我也覺得她應該這樣做。

　　治療師總會面對各種問題，但顯然沒有任何一種方法或措施可以應對所有情況。這也是艾瑞克森的特點，面臨任何問題，他都會按當時的情形做出相符的反應。他可能會非常強硬地要求一對夫妻做某些事，也可能會友好地間接影響他們。最典型的是，他採用的方法會「接受」一個人原有的行為模式，但「接受」的方法可能很特殊，會導致原有模式發生改變。如果夫妻總是爭執，他不會要求他們停止，而是鼓勵他們繼續。不過在他的安排下，爭吵會解決持續存在的問題。一對夫妻總和母親在飯桌上吵架，於是艾瑞克森要這對夫妻把母親帶到沙漠裡繼續吵。因為換了場地，爭執的根本原因也發生了轉換，爭執也就難以繼續下去了。

　　有時艾瑞克森會安排一場爭吵，以便某個症狀無法繼續充當衝突的一部分，症狀也就會隨即消失。接下來的案例中，一名男人總是擔心自己會隨時死於心臟病，儘管不知有多少醫生都向他保證過他的心臟沒有任何問題。他的妻子不知該怎樣對待自己的丈夫，她對他的無助和恐懼感到惱怒，但又不是很確定，也許他真的有什麼心臟問題。因為她對待他的方式搖擺不定，所以無論家裡發生什麼事，他都處於掌控地位，因為每件事都由他對自己心臟的恐懼狀態來決定。典型的情形是：丈夫症狀緩解時，妻子就開始變得憂鬱；而妻子一旦陷入憂鬱，丈夫又開始出現對心臟的恐懼，於是妻子開始幫助丈夫，同時又為此惱怒。面對危機，妻子感到自己是有用的，並有了目標；而一旦丈夫好轉，她就覺得自己失去了價值。這好像是他們之間的契約，他們需要心臟的恐懼才能存在下去。單獨處理丈夫的話，就算花費數年的時間，也可能毫無效果。

　　面對這個案例，我會運用人們所說的「復仇性憤怒」法。我同時約見丈夫和妻子，得知妻子很憤怒，丈夫用心臟病威脅並控制了她的生活，他總是無助地呻吟抱怨。妻子的生活很悲慘，所以一旦她確信丈夫的心臟沒有任何問題，她便會變得積極起來。

　　我讓妻子做些準備，收集城鎮裡的殯儀館資訊，於是她有了一疊厚厚的廣告，包括各種葬禮、臨終關懷等內容。當丈夫再度提及自己對心臟病的恐懼時，她就回答：「我得把屋子收拾一下，讓它整潔點。」於是她開始整理歸類那些廣告，丈夫會被此激怒，生氣地把這些扔出門外。不過資料非常充足，散落在房間四處，妻子會繼續整理。丈夫終於不敢再提他的心臟，他的恐懼也隨之消失。這就是我想介紹的復仇性行為——你在傷害我，既然你可以傷害我，我也可以用同樣的方式對待你，所謂「以其人之道，還治其人之身」。有時她還可以變換策略，比如為他多買一份保險之類的。

　　這種方法迫使丈夫不再用自己的症狀對付妻子，她也被迫採用不同的方式對待他，這樣他們才能面對和處理婚姻中真正的問題。

　　艾瑞克森的療法，總是強調那些促使人們來接受治療的主要問題。當病人希望從某種症狀中康復時，艾瑞克森會直接對症狀下手。在此過程中，他會根據需要去改變某些關係。他認為症狀的領域最為重要，對處於問題中的人來說是最為劇烈的，治療師從這方面下手，才能發揮最大作用，引起變化。如果夫妻一方出

現症狀，在處理症狀時可能就會改變婚姻。[1]

艾瑞克森認為，當夫妻雙方克服了已經出現的症狀，並有了孩子時，婚姻早期的問題就解決了。那時，他們進入了新的發展階段，需要著手解決的新問題也會出現。

有時向生兒育女階段的過渡會受阻，因為妻子或丈夫害怕自己無法成為稱職的父母。隨後的例子中，艾瑞克森透過提供病患不同的童年史，而解決了這個問題。他在一份個案報告中寫道：

> 1943年，我一名醫學院學生的妻子來訪，她說：「我和我丈夫正面臨一個十分棘手的問題。我們深愛對方，他還在服役，同時也學習醫學，將在1945年畢業。我們希望那時戰爭會結束，在他服完兵役後有個自己的家。但我對此有些恐懼。我丈夫有好幾個兄弟姐妹，他來自一個環境良好的家庭，而我是家裡唯一的孩子，我父親很富有，他在芝加哥、紐約、邁阿密都有辦事處。他現在正要回家來看我。
>
> 我母親是社會名流，她常在紐約、倫敦或巴黎參加各種活動。我是在不同的女家庭教師照顧下長大的。從很小的時候，我就由她們照料了，因為我母親不允許孩子干擾她的社交生活。另外，她堅持由女家庭教師照顧孩子，會比她親自照顧孩子更好，因為她們是受過訓練的。我經常見不到母親。在我入學之前，只要她回到家便會舉辦

1　有時會發現在某些案例中，夫妻雙方會有相同的症狀。艾瑞克森的一個典型案例就是丈夫和妻子都終生遺尿，而他的治療方法，就是讓他們故意同時尿床。見海利，《改變中的家庭》（*Changing Families*. New York: Grune & Stratton, 1971, pp. 65-68）。

大型聚會，而我不僅得在賓客面前步伐優雅地走路，還得吟誦各種兒童詩歌，贏得賓客們的讚揚，然後就匆匆離開現場。母親總會帶禮物給我，有時是漂亮的玩具娃娃，但它們必須得放在櫥櫃裡展示。她從不給我任何可以真正玩耍的東西。母親正好在家時，我也不過是她的一個展示品而已。父親則完全不同，他把握一切機會和我共度愉快時光。他帶我去看馬戲團，帶我去州或郡上的市集，帶我參加聖誕晚會。他經常盡量延長在家裡的時間，這樣就可以帶我去各式各樣的餐館吃飯，讓我點任何好奇的東西。我真的很愛父親，但對我而言，他的慈祥更令我孤寂地思念他。我年紀夠大時，就被送往寄宿學校，暑假又被送去夏令營，一切都那麼順理成章。最後我被送到女子精修學校，在那裡學習怎樣交談，言談得體。女子精修學校允許我所在的班級參加一所大學大三學生的舞會，我也因此遇到我的丈夫。我們互通書信，想方設法贏得更多的見面機會。隨著交往的頻繁，父親終於同意我們結婚，但母親同意我們結婚，卻是因為看了他的家譜。她精心策畫了一場盛大的婚禮，可是我知道自己難以忍受母親一手打造出來的社交婚禮，於是我們私奔了。母親狂怒不已，為了懲罰我，她飛回了巴黎。我父親說：『孩子，幹得好啊！』父親從未真正贊同過母親的上流社會生活。現在我的問題是，我很怕有孩子。我的童年那麼悲慘、那麼孤獨，從未有過玩伴。女家庭教師都覺得我是個累贅，因為沒人可以代班，她們難有片刻的休息時間。我很怕自己也這麼對待孩子。我真的對童年的美好一無所知，但我是希望有孩

子的，我丈夫也想要孩子，我們都希望孩子能夠幸福快樂。我丈夫送我來見你，看你是否能夠以催眠緩解我的恐懼。」

我想了好幾天，最後決定用一種我認為應該有幫助的方法進行催眠。我先檢測這位女性接受催眠的能力，結果證明她有夢遊症，對所有催眠暗示都有明顯反應。她很快就被催眠，並退行到「四或五歲」。我告訴她「下樓去客廳」，她將「看見一個陌生人」，這個人會與她交談。

她退行得很好，像孩子般睜大眼睛，好奇地看著我問：「你是誰啊？」我回答說：「我是二月先生，是妳父親的朋友。我在這裡等他回家，因為我要和他談點生意上的事。現在妳父親還沒回來，妳願意和我聊聊嗎？」

她欣然接受了邀請，告訴我她的生日就在二月。她說父親可能送給她一些可愛的禮物，或許今天就會帶回來了。她像四、五歲的小女孩般自由隨意地和我聊著，顯然是一個很孤獨的女孩。不過肯定的是，她喜歡這個二月先生。

大約半小時後，我說她父親就要回來了，她上樓以後，我要先去見她的父親，等我離開後，她一定會見到父親的。她問二月先生是否會再來，我向她保證會的，並且補充道，我想他要到六月才來。不過二月先生在四月、六月、感恩節前夕及耶誕節都現身了。她在二月先生出現的間隔期間會醒來，可以在清醒狀態下進行隨意交談。

治療持續了好幾個月，有時一週兩次。她會自發遺忘催眠的事，不過在退行的催眠狀態下，她會記住二月先生

之前的來訪。一開始與她面談時，我已特別留意她生命中某些重要的日子，以免二月先生偶爾闖入她重要的記憶。隨著治療的繼續，她在退行中一年年地長大，二月先生來訪的間隔時間也愈來愈長。到她十四歲時，在她生命裡去過很多次的真實地點，也可能會偶遇二月先生，偶遇的出現距她的真實記憶經常僅隔幾天。當她十八、十九歲時，她繼續著與二月先生的見面，她看見他時總是面露喜色，一遍遍地談論著青少年時期的趣事。

　　隨著我愈來愈瞭解她，一些新的童年記憶被發掘出來了，這能讓我在她退行的某個年齡裡，在她生命中重要事件發生的前幾天出現，和她一起期待它們的發生。或者我也可能在事件發生的後幾天出現，和她一起回顧那不遠的往事。

　　透過這樣的方法，她記憶中有了一種被接納以及與一個真實的人分享生活點滴的感受。她問二月先生還有多久才能再見，有時也要他帶些禮物或其他東西。他會滿足她的要求，不過那都是些轉瞬即逝的東西。她會有這樣的感受：她剛吃過一些糖果，或剛剛和二月先生一起在花園漫步。透過這些不同的事情，我可以肯定自己已經在她的記憶裡注入了一個情感上滿足的童年

　　治療繼續著，患者在清醒時愈來愈不關注自己是否會成為稱職的母親。她反覆問我在催眠狀態時對她做了些什麼，使她自信地覺得自己懂得與任何年齡的孩子恰當地分享不同的事物。無論在她清醒還是催眠時，我總是告訴她，就字面意思而言，別刻意記起催眠狀態下的任何事，

但她將牢記那些珍貴的情感體驗並享受它們,並終將和她可能擁有的孩子們一起分享。多年後我得知她有了三個孩子,並高興地看著他們茁壯成長。

【第六章】 孩子的出生及與他們的相處

　　孩子的降臨，創造了母親、父親、祖父母、叔叔舅舅、阿姨姑媽……等的存在，同時也為整個家庭系統帶來很多挑戰和影響。孩子可能是受歡迎的小生命，或者是個小麻煩；他可能會鞏固婚姻，也可能會使婚姻解體。通常，不管婚姻恆久存在著什麼樣的不確定性，孩子的出生都會使其浮上檯面。養育孩子的責任需要嶄新的承擔形式，婚姻的契約也同時發生了改變。初為人母的妻子，很容易被一種優勢情感所佔據，她依然希望丈夫能夠關心呵護自己，而丈夫卻對妻子的許多新要求感到無法理解。本已淡出年輕夫妻婚姻關係的婆婆或丈母娘，此時以孩子的祖母／外祖母之姿再次出現，也會對夫妻帶來新的影響。當某些情感問題出現，其脈絡往往是在變動中的家庭網絡。

　　隨著孩子的出生，母親常常會出現一些症狀，她會變得憂鬱，行為反常，被診斷為產後憂鬱症，或者以引起人們關注的方式行事。如果只注意到母親，而忽視了整個家庭的情況，當她的紊亂行為過度時，就會被送入精神病院。一直以來，這被認為是為了保護母親和孩子的保守治療。當母親被關在精神病院時，人們會幫助她理解是什麼困擾著她；但從家庭的角度而言，讓母親住院是對家庭的激進介入，往往會造成一些不幸的後果。

　　就整個家庭而言，年輕母親的住院會有哪些效應呢？顯而易見的是，很多明顯的問題會被忽視，比如誰來照料新生兒？常見的情況是孩子會被轉移到家庭的其他區塊，比如丈夫回到自己的

237

原生家庭，由他自己的母親照料孩子。於是孩子被整合到了新的家庭系統中，母親卻被孤立於外。當母親結束治療後返回家裡，她發現孩子已經是另一個家庭的一部分了。而母親不得不透過鬥爭，才能要回自己的孩子。當然，也有可能她只能無助地看著自己的孩子由他人照料。如果母親再次入院，會被認為是她的產後精神病加重了。沒有人會注意到她憤怒、堅決地要親自照料孩子，卻被自己親屬的不信任所激怒，在無能為力的狀況下，才再次住院。在這些例子中，丈夫會陷於兩難處境，一邊是妻子，她被專家們認定有精神疾病；一邊是母親，她現在的心思全放在剛出生的孩子上。當他的母親義正辭嚴地宣稱，她不想讓孫子由曾經是精神病患者的媳婦來照顧時，他不知道如何是好。曾經住院的恥辱使婚姻走入歧途，而原本用來解決問題的治療，卻使得問題變得更加複雜。

以下的案例，呈現了孩子降臨後，家庭中隱藏的困難、祕密和危機。

　　一個二十歲出頭的女性生下了第一個孩子後，變得極為心煩意亂，她整日哭泣，稱自己沒有價值，沒能力照料剛出生的孩子。當她離開醫院時仍然很不安，對什麼都缺乏興趣，什麼也不想做，只是不停地哭泣。她丈夫沒有把她和孩子接回家，而是把他們送到了他父母那裡。之後妻子開始接受當地一名精神科醫生的治療，幾次面談沒什麼效果後，她又被送入精神病院進行觀察。轉介醫生寫的報告說：「她一個早晨要服用十或十二粒安匹林（一種解熱鎮痛的複方劑），這加重了她的病情，也給了她丈夫及公

婆嚴重的警告。此時他們小夫妻仍繼續與丈夫的父母一起生活。我們希望她從醫院出來後能回自己家，但這又有些不可行。」在醫院住了兩週後，她似乎有了一些改善，但最終發現「這些都不過是為了能夠出院而製造的假象」。

她又開始了一週幾次的個別心理治療，其中包括幾次家訪，因為她聲稱自己無法來治療室。治療時她會哭著說自己是失敗者。經過四個月毫無成效的治療後，精神科醫生開始尋求另一種治療方法來處理她的病情。他把她轉介到另外兩位精神科醫生那裡，其中一名診斷她為「出現在一類相當不成熟個體中的分裂情感性疾患（schizo affective disorder）」，並認為休克治療可能會有用，因為其他治療無效；另一個醫師認為她患有一種「帶有強迫性特徵表現的歇斯底里性格結構（hysterical character structure）」，但還存在極少部分的精神病性特點；她又被轉介去一名心理學家那進行羅夏克測驗，而他「沒有發現精神病性特點」。在測驗中，她只對十張圖片裡的三張做出了反應。

經過這些諮詢後，這位精神科醫生最終把她轉介到我這裡嘗試催眠治療，看看症狀是否能夠緩解，或者至少能解釋她精神失常背後的原因。不過，同時她仍在進行個別心理治療。

我見了這位妻子並與其交談後，發現她非常難以被催眠，因此我放棄了使用催眠療法。（後來我得知在那天來治療的路上，她對丈夫說：「誰也別想把我催眠！」）

因為妻子只是不斷哭泣，我便邀請丈夫也加入治療，與這對夫妻一起面談。我透過這種方式鼓勵妻子少哭多說

話，因為她不得不開口糾正丈夫對她狀況的描述。

丈夫是個討人喜歡的年輕人，他為他父親工作。他對妻子的狀態感到困惑而不知所措，他指出儘管她說自己沒能力照料嬰兒，但實際上她能很妥善地為孩子洗澡和餵食。妻子打斷了丈夫的話，表示自己不行，也正是因為這樣，婆婆才會親自照料孩子。她還極力表示孩子好像不是真正屬於她的，因為她根本沒顧過他。當丈夫工作了一天回家後，也不會與她討論有關孩子的事，而是去他母親那兒，他們母子一起談論著一天中孩子的活動。這都是因為她沒有價值、沒有能力，她說著說著，再次開始痛哭不止。

現在可以從積極而不同的角度來看這個問題了。如果只考慮妻子，可以假設由於她過去的生活經歷，當她生了孩子而成為母親後，生活有了特殊的意義，這使她變得焦慮和憂鬱。治療可以幫助她理解這些，並把她目前的情況與過去她無意識裡的想法連結起來。

如果進一步擴展視野，丈夫也可以被納入目前的情景中。他和藹可親，似乎還不願意離開原生家庭，承擔起成年人的責任。他為自己的父親工作，當出現問題時，也似乎沒有能力違背母親的意願而支持妻子。妻子透過變得無能而迫使丈夫在婚姻中承擔更多的責任，而丈夫的反應卻是把責任推給自己的原生家庭。

從更大的家族脈絡觀之，這對年輕夫妻正處於一種異常的情形下。真正的母親被隔離，變得愈來愈遠離她丈夫和家庭範圍；而丈夫則退回到他以前的角色，成為了一個

未獨立的兒子。

　　從更加寬廣的角度來看，治療目標非常明確。這對夫妻應回到他們自己的家，像其他正常的家庭那樣，孩子由母親來照料。即便她不能照顧孩子，由聘請幫手來做也比由親戚代勞更為合適。當母親病情好轉，可以解僱幫手，但親戚卻不是那麼容易離開的。

要解決這個困難，可以採用以艾瑞克森治療風格為基礎的簡單方法。

　　既然在這樣的狀況下，妻子定義自己為無用的人，我在治療時主要就與丈夫交談，當她有反對意見時，便會加入到談話中來。談話內容集中在他們今後的打算上，丈夫說，他希望能回到自己家裡，這時妻子也含淚點頭。當進一步詢問時，丈夫說，如果他們回到自己家裡，他可以暫時放下工作，休假幾週來幫助妻子適應並照料孩子。既然前提是回到自己的家，剩下的問題就是具體回去的時間了。於是丈夫突然被問到：「要是本週三回到自己家，會太匆忙嗎？」那意味著兩天之後，丈夫對這個問題的回應是肯定的，並沒有顯得猶豫不決。此時妻子停止了哭泣，反對說兩天的時間不夠。她覺得房間已閒置幾個月了，搬回去之前應該好好清掃一下。聽妻子這麼說，丈夫也同意，不過他說自己可以明天就休假，用整整兩天一起努力，應該可以在週三前把屋子準備好。妻子很生氣，認為那不可能。她說嬰兒房還需要上漆，有太多事情要做。我

告訴她，週三他們可以搬回去住，她固執地說不可能，我堅持說可以，她生氣地表示週六之前是不可能搬回去的。最後我們的意見終於達成一致，決定週四搬回去。妻子很高興，因為她的觀點得到了支持。在接下來的三天裡，妻子忙於清洗、購物、裝修房子，根本沒有時間考慮搬遷的事情。她的婆婆面對既定事實，只能協助小夫妻的工作了。

丈夫並沒有花幾週時間放下工作來陪伴妻子，他在家待了不到一週便回去上班了。而年輕的母親雖然哭了幾天，但仍把孩子照顧得很好。兩週不到，她不僅不再哭泣，還對自己做為母親的能力表現出充分的信心，而且舉止十分得當。她以友好的方式終止了精神科治療。

人們對這種治療措施可能會提出這樣的問題：即便母親現在看起來正常了，是否所有的問題都被解決了呢？隱藏在症狀背後的是什麼？未來會怎樣呢？據瞭解，這位母親此後一直都很正常，孩子也成長為快樂健康的兒童（就像以前一樣，即便在他母親處於憂鬱狀態的時期）。「症狀背後」是什麼，永遠也不會知道了。

這個案例顯然說明，如果採用艾瑞克森的假設，治療可能會以驚人的速度進展，長期治療的目標也就變成短期的治療目標了。如果最終的「治癒」，被定義為這位女性能夠在自己家裡照料孩子，同時她丈夫也願意承擔應該肩負的責任，那麼治療就應立刻向這個目標推進，以便最終達成。但只要生活的環境不合適，目標就無法實現，因此問題的重點在於促成更為正常的生活

環境。要改變社會環境，並不需要像一些家族治療的倡導者建議的那樣，把所有的家庭成員聚集在一起，治療每一個人。常見的情況是透過對個體的介入來改變環境，或者就像這個案例，一對夫妻可以轉移到對他們而言在撫養孩子階段能正常運行的環境裡。治療師所要做的，就是幫助夫妻克服阻止他們向那個階段過渡的任何危機。

當一對年輕夫妻成功地有了孩子，他們就得用很多年時間來照料小孩，完成許多為人父母的複雜任務。儘管時常會有問題出現，但最常見的危機階段，是學齡兒童開始更頻繁地參與社會活動。這時，孩子和父母開始了彼此分離的第一步。

如果孩子在此時出現問題，常常是因為他在家裡採用的社交行為無法適應外在世界。一個常見的問題就是孩子拒絕上學，問題可能在家庭，或者學校，或者家庭和學校交界處。而在這個階段，困難常出現於家庭內部，但這並不意味著整個家庭都應被納入到治療中來。然而必須肯定的是，當治療師對這個問題進行介入治療時，必須考慮到整個家庭的環境。

艾瑞克森發展了各種處理孩子問題的方法。有時他會把父母帶入治療中；有時他只要求他們以某種方式進行合作。在很多案例中，他會把父母隔離在治療外，主要是為了與孩子建立起聯盟，來學習如何應對父母和更廣闊的世界。

在所有艾瑞克森對兒童問題的治療中，「玩」至關重要，這成為他與兒童一起工作時最顯著的特點。像對成人進行治療一樣，他的目標不是幫助孩子發現他對父母的感受如何，或者什麼事對他有怎樣的意義，而是促使改變的發生。「玩」這一個家庭作業就是促使改變發生的方法。艾瑞克森也會對孩子進行催眠，

但應該澄清的是：這並不是常規的催眠。針對孩子，他不會使用正式的恍惚狀態誘導，而是對孩子的話做出反應，他認為這是催眠技術的一部分。他使用處理自己孩子的一次意外事件做例子，來闡明這種技術方法。（他經常引用發生在他孩子身上的事件，來闡明自己的觀點。）

> 三歲的羅伯特從後樓梯上摔了下來，嘴唇撕裂了，一顆上排的牙齒也被撞入上顎，鮮血湧出。他痛苦而恐懼地大聲尖叫，我和他母親聞聲趕去幫忙。我們一眼便看到他正躺在地上尖叫，嘴裡的血不停地湧出，地面上到處都是血點。顯然這是個萬分緊急的情況，需要立即採取有效的措施。

> 我沒有試圖把他抱起來。相反地，在他停頓下來呼吸，以便開始再次尖叫的瞬間，我快速而簡潔地說：「這下子傷得真慘，羅伯特，這真是太嚴重了。」聲音中充滿了同情和憐惜。

> 那一刻，毫無疑問，我兒子明白我是發自內心地理解他的感受，因此他能認真地聽我說話，因為我已經用行動證明自己完全理解他的情況。對兒童進行催眠時，最重要的一點就是用這種形式與他溝通，讓他對你表示贊同，認為你是個聰明人，對情況的瞭解與他英雄所見略同。

> 然後我告訴羅伯特：「傷口會一直痛的。」這麼一句簡單的話就說出了他內心的恐懼，肯定了他的判斷，也顯示出我的智慧：我可以領會整個情況，也完全贊同他。從這一刻起，他認為自己這輩子都會這麼痛苦。

　　對我而言，也是對他而言，下一步是在他另一次呼吸時說：「你真希望不要再痛、不要再出血了。」我們再次完全一致。我認可了他的願望，甚至鼓勵了他，而這完全是他的願望，是他急切的需求。這樣定義了那時的狀況，我才可以提出一些他肯定能夠接受的暗示：「大概一或兩分鐘後，也許它將好轉一點，不再出血了。」這個暗示完全符合他的需求和渴望，而且我把它定義為「也許它將」，這樣也不會與他自己對當時情況的理解產生矛盾。如此一來，他就能接受這觀點，並對它做出自己的反應。

　　他確實接受了我的意見，我轉而開始進行另一件重要的事，一件對於他做為一個正遭受痛苦的人來說很重要的事，也是在整個事件中具有重要心理意義的事——就這個轉換本身而言，它做為改變當時狀況的初步措施，也同樣很重要。

　　在催眠治療或催眠技術的使用過程中，普遍傾向於過度強調已被接受的暗示，並且沒有必要地反覆確認，而非創造促使你所期待的反應進一步發展的空間。每個拳擊手都知道過度訓練的害處；每位商人都知道過度銷售的愚蠢；同樣，過度使用催眠技術也存在著危險。

　　下一步是重新定義這次受傷對羅伯特的意義——疼痛、失血、肉體傷害、他完整正常的自戀自尊之喪失，還有他做為一個生機勃勃的人，喪失對自己身體健康的自信。

　　羅伯特知道自己受傷了，他是一個有傷的人。他可以看見地上留有自己的血跡，嚐到自己嘴裡的血腥味，也

看見自己的雙手血跡斑斑。然而就像所有其他人一樣,他也會自戀地希望自己的不幸獨具特色,這種期望甚至高過於對自戀性舒適的期望。沒有人希望有輕微的頭痛,如果一定得承受頭痛,那最好是一種只有頭痛者本人才能夠忍受的劇烈頭痛。人類的自尊心竟能如此神奇地讓人感覺撫慰!所以這麼簡單的一段話,就表達了羅伯特心中最重要的兩個問題:「地上有很大一灘血,那血真鮮、真紅、真濃啊!媽媽仔細看看呀,我覺得是這樣,但我希望妳也這麼覺得。」

羅伯特認為某些東西非常重要,我需要用一種公開、直接的方法對他表示贊同。他想知道他的不幸對他人和自己來說都是災難,但他需要確鑿的證據來證明這一切。透過我說那是「很大的一灘血」,羅伯特能再次認同我睿智的評論,這評論也符合他模糊但真實的需求。羅伯特的意外對他來說有極大意義,透過提及血的顏色和新鮮度,這個問題所激起的心理反應也恰好符合他的心理需求。當人在受到嚴重損傷的情況下,會有一種強烈的情感需求,希望能得到美好的感受來做為補償。因此他母親和我查看了地上的血跡,我們都贊同那是又鮮、又紅、又濃的血液。用這樣的方式,我們再次使他安心,這樣做並不是基於情感的安慰,而是教育他實事求是地看待問題。

不過我們說如果能在浴室白色的洗手檯查看出血情況會更好一些,藉此肯定了對他血質的良好評價。此時羅伯特已經不哭了,疼痛和恐懼不再佔據主導地位,他開始對他血質這個重要問題感興趣,並全神貫注於此。

　　他母親抱起他，帶他去了浴室，水噴在他臉上，可以看看血水交融得是否那麼「恰到好處」，出現了「恰到好處」的粉紅色。剛才血的顏色已被仔細查看並再次肯定，而透過對他的充分清洗，又再次肯定了這「粉紅色」，這樣一來羅伯特就有了強烈的滿足感，因為他的血又鮮又紅，還可以把水變成「恰到好處」的粉紅色。

　　接下來的問題是他的嘴是否「恰到好處」地出血並紅腫。我們仔細檢查了一番，告訴他一切都很好，傷口情況很好，一切合乎常規，從各方面都說明他的身體極為健康。我們再次給了羅伯特一個完全滿意的答覆，令他如釋重負。

　　接下來要縫合嘴唇了。這很容易激起他的負向反應，對他而言，這的確是一個負面話題，因此我預先對他進行否定，同時提出了一個新的重要話題。我遺憾地說，嘴唇不得不縫很多針，可能他數都數不過來呢。事實上他可能連十針也無法承受，而他能數到二十。我又滿懷遺憾地表示，他無法像姐姐貝蒂・愛麗絲那樣，可以承受十七針的縫合，也無法像哥哥艾倫那樣承受縫合十二針的痛苦。不過我又安慰他，他要比其他幾個兄弟姐妹伯特、蘭斯、凱洛所能忍受的多。如此一來，整個情形被轉換為一種可以與哥哥姐姐們分享的普通體驗，還有一種令人舒適的平等，甚至是優越感。這樣他就不會恐懼或焦慮地面對外科縫合這個問題了，並且在手術過程中還會充滿希望，非常配合而出色地完成分配給他的任務，也就是「一定要正確無誤地數清楚縫合的針數」。在這個過程中，已經不需要

反覆保證，也不需要進一步進行不會疼痛的暗示了。

令羅伯特失望的是，他的傷口只需縫合七針。不過外科醫生說了，對他用的縫合材料比他任何一個手足用過的都更新、更好。他的傷疤會是一種不常見的W型，就像他父親所讀大學的字母。這種新穎充分地彌補了他的失望。

人們不禁會問，在上述哪個環節使用了催眠呢？實際上，從我對他說第一句話就開始催眠了。當他把全部注意力投注於對他的問題的醫學處理上，並對每一步成功都興致勃勃時，也就是催眠最明顯的時刻。

這個過程中，我沒有對他說一句假話，也沒有以他不能理解的方式強制地反覆保證些什麼。首先，我構建了與他相互理解的平臺。一步步地，我充分考慮他在當時情境下的主要興趣，然後決定是滿足他的興趣，還是給他足夠的贊同，以獲得他的接納。整個過程中，他的角色是一個興致勃勃的參與者，並對每個暗示都有充分的反應。

這個例子如此典型地展示了艾瑞克森的工作方式，甚至可以成為他對兒童和成人工作方法的概述。首先他完全理解和接納了患者所處的位置，比如這個例子，他先對兒子說：「這下子傷得真慘，羅伯特，這真是太嚴重了。」之後他並沒有反覆保證些什麼，而是說：「傷口會一直痛的。」許多人會認為這是個負增強，或者是對持續不幸的暗示。但對艾瑞克森而言，這是能夠和病人在一起的方法，透過這種方法，和患者建立起一種可能使改變發生的關係，這正是他的目的。一旦這個目的達到了，他便開始著手促使改變發生，他說：「大概一或兩分鐘後，也許它將好

轉一點，不再出血了。」

那些關注於「操縱」而不願「誠實直接」與人互動的人，應該好好用心閱讀此篇。正如艾瑞克森所說的，整個過程中，他沒說一句假話。如果只向男孩反覆保證不會再痛，並試圖低估所發生的一切，或者用其他方式驅散孩子當時的體驗，就不那麼誠實直接了。

另外，艾瑞克森聲稱在該過程中使用了催眠，顯然他所謂的催眠並不是一般意義上的催眠。對艾瑞克森而言，催眠就是兩個人彼此相互反應的方式，深度恍惚狀態也只是兩個人之間的一種關係形式而已。如果理解了這點，催眠就不需要一系列重複的指令，或是對某個設施的視覺凝視，或任何其他傳統的催眠手段。事實上，艾瑞克森更喜歡透過交談或一個突然的動作，來促成催眠反應、誘導一次深度恍惚狀態。下面就是一個完全沒有任何儀式的快速催眠誘導案例。

　　一個八歲大的男孩，被他父母半抱半拖地弄進了辦公室。他的問題是尿床。他父母嘗試向鄰里們尋求幫助，也在教堂裡當眾為他祈禱，但都無疾而終。現在，他們把他帶到「瘋狂醫生」的面前，並許諾面談後帶他吃大餐。這可是父母最後的希望了。

　　這個男孩毫不掩飾他的憤怒和憎恨。當著他父母的面，我說：「你是個瘋子，你有權繼續瘋下去。你覺得自己無能為力，但其實你可以有所作為。你不想見瘋狂醫生，但你來了；你想做些什麼，卻不知道具體怎麼做。你父母把你帶到這裡，是他們要你來的，那好吧，你也能

讓他們離開辦公室。事實上，我們兩人都可以這麼做。來吧！一起告訴他們『請出去吧』！」這時，我客氣地對父母下了逐客令，他們出去了。對這個男孩而言，他幾乎是立刻得到了令人震驚但又出乎意料的滿足。

我繼續說：「但你仍是個瘋子，我也是，因為他們要我治療你的尿床。不過他們不能像對你那樣，來對我發號施令。在我們討論正題之前……」這時，**我緩緩地做了一個誇張而引人注目的姿勢，指著一個方向**說：「看那些小狗，我最喜歡棕色的，但我猜你喜歡那隻黑白相間的，因為它的前爪是白的。如果你是個細心的人，你也會愛那隻小狗的。我喜歡小動物，你不喜歡嗎？」

令人驚奇的是，這個孩子馬上進入了夢遊式的恍惚狀態。他走過去（其實地上什麼也沒有），做出愛撫兩隻小狗的動作，似乎對其中一隻更加喜愛。當他抬頭看我時，我說：「我很高興你不再瘋狂了。我認為你或我都沒必要告訴你父母任何事。實際上，如果你等到這個學期快過去的時候，也許有機會回敬他們帶你過來的方式。不過有件事可以肯定，你猜得到的。如果你一個月都沒尿床，你會得到一隻那樣的斑點小狗。即便你從未對他們提過，他們會主動送給你的。現在你閉上眼睛，深吸一口氣，好好睡一覺，醒來後你會感到餓極了。」

這個孩子按我的指令做了，我讓他父母進來帶他回去，還私下給他們一些建議。兩週後，他成了一群內科醫生的教學病例，但我並沒有對他進行任何治療。

到了學年的最後一個月，每天早晨這個男孩都興師

動眾地把日曆上的當天劃掉。月底時他含糊地對母親說：
「該做好準備了。」

　　第三十一天，他母親說有個驚喜等著他，他說：「最
好是隻黑白相間的小狗。」正說著，他父親帶著小狗回來
了。男孩歡欣雀躍，忘記問任何問題。十八個月後，他的
床還是乾的。

就像其他許多案例一樣，艾瑞克森突然間給出了催眠誘導，
並產生了奇蹟般的反應。不過要記住的是，並不是單獨的指令，
就能暗示孩子產生看見小狗的幻覺，而是透過之前一系列的交
流，在精心準備後才有了這樣的結果。這些交流包括：站在孩子
的立場和他一起對抗父母，發出一系列暗示，神奇地把父母逐出
辦公室。指向小狗的驚奇動作是最後一部分，儘管看起來沒有關
聯，但正是這些交流產生了最後的幻覺。正如艾瑞克森的很多策
略一樣，為了達到隨後的目的，他會精心地去做很多基礎工作。
這些工作可能有很多不同的利用價值，當機會出現時，他便從中
選擇並加以利用。他稱這一過程為「播種」觀念，以便在經過不
確定的時期後，一旦決定向某個方向發展，基礎工作已經籌備好
了。

　　艾瑞克森用另一個例子來說明催眠技術，這個例子也涉及非
正式的催眠誘導。一名十六歲的女中學生仍有吸吮拇指的習慣，
這令她的父母、老師、同學、校車司機……以及每一個與她有關
的人都感到惱怒。她曾在教堂當眾接受祈禱，也曾穿上代表吸吮
拇指者標記的衣服。儘管看精神科醫生是一種恥辱，在絕望中，
她還是被帶到了艾瑞克森這裡，這是最後的孤注一擲。

艾瑞克森先和她的父母進行交談，瞭解了這個家庭的情況。他得知學校的心理師曾向這個女孩解釋，她的吸吮拇指是一種攻擊行為。她父母要求治療首先應基於宗教，艾瑞克森拒絕了，並要他們承諾，當這個女孩成為他的病人後，「整整一個月裡，無論發生什麼，父母中誰也不許干預」，也不許他們對女孩吸吮拇指的事提一個字，或者有任何告誡的表示。以下是他的措施：

> 這個女孩不情願地和父母一起來到辦公室。她煩躁地吸著拇指。我要父母先出去，然後轉向這個女孩。她放下拇指，毫不掩飾地說，她不喜歡我這個「瘋狂醫生」。

> 我回答說：「我也不喜歡妳父母命令我治療妳的方式。哼，他們竟然命令我。那是妳自己的拇指，妳自己的嘴，如果妳自己想吸，為什麼不可以？他們竟然要我為妳治療！我唯一感興趣的一件事，就是當妳想攻擊什麼並吸吮拇指時，實際上妳並沒有攻擊性，妳只不過是像嬰兒撒尿般地幹著無聊的事，妳根本就不知道該如何有攻擊性地吸吮拇指。我只想告訴妳，怎樣才能有足夠攻擊性地吸吮拇指，好讓妳那該死的老爸、老媽惱怒痛苦。如果妳對此感興趣，我願意告訴妳方法；如果妳不感興趣，我只能對妳嗤之以鼻。」

> 我用了「該死的」一詞，這完全擄獲了她的注意力。她知道，一名專業人士是不應該對一個定期參加教堂活動的女中學生說這種話的。而「攻擊性」不足這個學校心理師教給她的詞彙，更是引起了她的注意。

> 我教她怎樣讓父母惱怒痛苦，而且用那麼不恭敬的方

式，這更讓她集中注意力了。這樣一來，我所有的意圖和目的就都達到了，她已進入了催眠的恍惚狀態。然後我堅定地說：「每天晚餐後，你父親就像鐘錶般規律地去臥室看報紙，從第一頁到最後一頁。當他看報紙時，妳就去他那裡，坐在他旁邊，痛快地放聲吸吮拇指，讓他在二十分鐘裡都不得安寧。

　　然後去縫紉間，妳母親洗碗前都要在那裡做一小時的針線活。妳坐在她身邊，同樣痛快地放聲吸吮拇指，妳可以把她煩死，讓她覺得這二十分鐘怎麼都過不完。

　　妳每晚都這麼做兩次，直到妳可以做得完美無瑕。在去學校的路上，妳得仔細認出哪個骯髒的笨蛋是妳最不喜歡的傢伙，每當看見他時，妳就迅速張口把拇指放進去，看著他把頭轉開。不過要準備好，當他轉頭再次看妳時，一定要馬上把拇指再送入嘴裡。

　　再好好回想一下妳所有的老師，選一個妳最不喜歡的，每當他或她看著妳時，就開始吸吮拇指。我只是希望妳能夠真的具有攻擊性。」

　　我又說了一些散漫而不相干的話後，讓女孩離開。她的父母被叫進辦公室。我提醒他們絕對要履行承諾。我說，只要他們能忠誠地堅守承諾，女兒吸吮拇指的行為就會停止。

　　回家的路上，女孩並沒有吸吮拇指，一路上她都沉默不語。她父母很高興，打電話來表達滿意。那天晚上，令這對父母感到恐怖的事發生了。女孩遵從了我的指令，但她父母也遵從了承諾。第二天，他們很不高興地打電話來

彙報情況。我提醒他們要繼續遵守承諾,並再次表達了我
對他們女兒預後的預估。

接下來的幾個晚上,這個女孩都忠誠地履行著我的建
議,但她覺得愈來愈乏味,於是開始自行縮短吸吮拇指的
時間,延遲開始的時間,並提早結束。後來她漏了幾個晚
上,到了最後,她完全忘了吸吮拇指。不到四週的時間,
無論在家還是其他地方,女孩都停止了吸吮拇指。她開始
對同齡人的活動感興趣,她的適應性在各方面也都有所改
進。

大約一年後,我在一個社交場合又遇見了她。她認出
我,若有所思地看著我好幾分鐘,然後說:「我不知道自
己是否喜歡你,但我很感激你。」

與過去的治療措施相比,這個案例有些顯著的特徵。終生的
習慣在一次治療會談就被解決了,這已經很具特色。但更不同於
一般的是,艾瑞克森對這個方法是如此有信心,他竟斷然告訴父
母,孩子會在一個月內克服壞習慣。不過他還要求父母也參與到
治療中,他們得拒絕被激怒,也不能對女孩的行為進行勸告。如
果他們沒有確實執行,艾瑞克森將無法保證治療的結局。因此,
女孩還有父母都被迫以不同的方式行事。這個女孩被迫精心營造
自己的痛苦,而父母也被迫承受她的刺激。在很多類似的例子
中,艾瑞克森並沒有對症狀進行解釋,反而要求患者精心完成症
狀行為,他要讓這些進行中的行為達到荒謬的程度。

在類似的吸吮案例中,艾瑞克森還會告訴孩子說,單單吸吮
拇指完全不夠,他該坐在父母身邊,不僅吸吮拇指,還要把每個

手指都吸吮一遍。他會要求孩子看著錶，先是拇指，然後是其他所有的手指，還要吸吮足夠的時間。當成為一種責任後，吸吮拇指就不再具有吸引力了。這個措施重要的部分在於父母的配合參與，或者是願意參與。就像在這個案例中，女孩的父母雖然很不情願，但還是承諾當孩子放肆地用症狀激怒他們時，他們會保持沉默。

　　另一個案例也是僅靠一次面談就解決了問題。艾瑞克森採用了另一種方法，他沒有對患者催眠，但他認為自己利用了催眠技術。出現問題的是一個十四歲女孩，她老是覺得自己的腳太大。她母親單獨來找艾瑞克森，向他描述了孩子的情況。三個月來，孩子愈來愈退縮，不願去學校或教堂，也不願在街上被人看到。女孩不許任何人討論她腳的問題，也不願意去看醫生。

　　這位母親並沒有對女兒的問題反覆保證或者橫加干涉，但女孩還是愈來愈離群索居。艾瑞克森報告如下：

> 　　我與那位母親商量後，安排第二天找一個藉口去她家拜訪。女孩被告知我將去檢查她不太舒服的母親，看她是否患了流感。我到她家時，母親正躺在床上，我為她做了仔細的檢查，心肺聽診、查看咽喉等等。女孩也在場，我遞給她一塊毛巾，讓她站在旁邊，以防萬一我需要什麼東西。她很關心母親的健康，這也使我有機會打量她。她身材很結實，但腳並不大。
>
> 　　端詳了一下這個女孩後，我思索著能如何幫助她克服她的問題，最後我訂定了一個計畫。當我完成對她母親的檢查後，我故意讓女孩站在我的正後面。我坐在床上與她

母親交談，然後慢慢地小心起身，有點笨拙地後退幾步，腳後跟正好結結實實地踩到了女孩的腳尖。當然，女孩痛得叫出聲來，我轉向她，極為憤怒地說：「妳的腳也太小了吧，如果能長得大一點，讓人能看見，我也就不會踩到了。」當我寫處方箋、打電話給藥局時，女孩一直看著我，一臉困惑。後來她突然問母親，是否可以出去看一場演出，她已經有好幾個月都沒去過了。後來她也可以去學校和教堂了，那為期三個月的歸隱生活就此畫上句號。之後我進行回訪，看看情況怎樣，女孩對我很友好，也很愉快。她並沒有意識到我做了什麼，她母親也沒有——只是注意到那天我曾對她女兒很沒禮貌。她無法把這和她女兒行為恢復正常連結起來。

不言而喻，這個技術基於催眠的理論。就像艾瑞克森自己解釋的那樣：「對這個女孩而言，她無法反抗我抱怨她腳的尺寸，也無法對此爭辯，『如果她能讓她的腳長得夠大，讓一個男人看得到』。這女孩不可能說我很笨，因為我是她母親的醫生。無論如何，她都無法回敬我，除了接受她腳太小了這個絕對證據外，她束手無策。」艾瑞克森經常運用催眠，安排受催眠者接受無法拒絕的想法。在這個案例裡的社交場合之下，雖然沒有使用催眠，他也達到了這個目的。

艾瑞克森治療孩子的過程中，有一個最重要的根本性假設，就是孩子天生要和父母對抗。他們與父母是不同世代的人，必須得考慮到世代間的衝突。對那些喜歡從孩子與父母血脈相連角度考慮問題的人來說，這個假設可能令人很不舒服。但奇怪的是，

我們通常又會假設使父母和孩子一起來到治療室的原因，正是他們的興趣和利益發生了衝突。就像艾瑞克森曾經在談話中說的：「當和一對夫妻交談時，你可以問他們彼此喜歡對方什麼；當和一個孩子交談時，則會問他不喜歡父母的哪些方面。」

因為這樣的假設，艾瑞克森一般會加入孩子這一方，去對抗父母。這並不意味著他視孩子為受害者，而是從治療操作的角度出發，這種立場最容易與孩子建立關係，也最有利於催眠的進行。同時在孩子意識或沒有意識到的情況下，艾瑞克森也可能會加入父母的陣容來對抗孩子。

當加入孩子一方時，他會直接處理問題，或會用隱喻間接地交流。接下來的案例中，他談到了肌肉控制的某些特點，以影響不同類型肌肉反應的方法，這與一個來訪者有關。這也正是艾瑞克森運用比擬或隱喻與患者交流的典型方法，促成了改變發生。

　　一位母親打電話來，告訴我她十歲的兒子每晚尿床。他們嘗試了各種方法，希望能使他不再尿床。毫不誇張地說，這對父母真的是把兒子拖著來見我的。父親拽住兒子的一隻手，母親拽住另一隻手，兒子則在中間拖著腳步，不情願地前進。在辦公室裡，他們要兒子把頭低下來。我把父母推出辦公室，關上了門。這個男孩一個勁地哭叫著。

　　當這個男孩停下來換氣時，我說：「他們這樣真該死。他媽的，我一點也不喜歡這樣。」我這麼說令他很吃驚，他吸氣時顯得有點猶豫了。我告訴他，也許他可以繼續哭叫。於是他又哭了起來，當他再度換氣時，我也

哭了一聲。他轉頭看我，我說：「輪到我了。」然後又繼續說：「現在輪到你了。」於是他又哭了起來，我也接著哭了一聲，說又輪到他了。然後我說：「現在我們開始輪流說話，不過這真會累壞人，我寧願坐在椅子上輪流說。那裡還有一張空椅子。」所以輪到我時，我就坐在椅子上說，輪到他時，他也坐下了。現在治療有了希望——透過輪流哭喊，我們之間建立了關係，而我進一步改進了遊戲，開始輪流入座。我又說：「你父母命令我治療你的尿床，他們以為自己是誰？憑什麼差使我？」他父母已經對他進行了足夠的懲罰，所以我說了那些話，表明了我和他站在同一陣線上。我告訴他：「我寧願和你談其他的話題，讓我們放棄談尿床吧。我該怎麼和一個十歲的男孩交談呢？你上小學。你的腰部肌肉很結實，踝關節也很強健。我是個醫生，醫生會對人的身體狀況感興趣。你的胸部很完美，渾圓而結實，絕不是那種胸部乾癟、肩膀瘦削的人。你的胸部發育得很好，非常顯眼。我猜你善於奔跑。從你較小的體型來看，你無疑在肌肉協調控制方面很優秀。」

我向他解釋所謂的協調性，並說他可能很擅長於那些需要技巧的運動，而不是只要四肢發達、骨骼健全就可以做的運動。需要技巧的運動，可不是四肢發達、頭腦簡單的人能夠勝任的；其實很多運動都需要技巧。我問他參加哪些運動，他說：

「棒球、弓箭和射擊。」

「你的箭射得如何？」

「相當好。」

「哦，那可是需要眼睛、手、手臂，以及身體其他部位的協調運動。」我還得知他弟弟打橄欖球。就像家裡的其他成員那樣，他弟弟比他高大。於是我說：「如果你只是肌肉和骨骼很發達，橄欖球是個很適合的運動。很多身材高大、過度發育的人都喜歡它。」

於是我們談論起那些運動及肌肉的協調性。「當你拉滿弓弦、瞄準箭靶時，你知道自己的瞳孔在做什麼嗎？它關閉了。」我向他解釋，眼睛裡有不同的肌肉，扁平的、長的、短的，還有輪狀的括約肌。「就像你胃底部的肌肉。當你進食後，胃底的括約肌就關閉了，食物會停留在胃裡，直到完全被消化。當胃想排空食物時，輪狀括約肌會打開，清空食物，直到下一頓飯後，它們又關閉起來，以消化食物。」小男孩知道「胃底部」是什麼位置嗎？他只能猜測是個很低的位置罷了。我們就此討論了一個小時。下個週六他自己來了，我們談了更多關於運動的事，以及其他的話題，就是對尿床隻字未提。我們聊了童子軍和露營——所有男孩子都感興趣的事情。第四次面談時，他一臉燦爛的笑容。他說：「你知道嗎？我媽媽已經努力多年想戒掉她的壞習慣，但她一直做不到。」她母親抽菸，一直想戒掉。我說：「是的，有的人可以很快改正自己的習慣，而有的人會對此高談闊論，只是紙上談兵而已。」然後我們又轉到了其他話題。

六個月後，他社交性地來拜訪我，上高中後又來看過我一次，現在他已經讀大學了。所有我所做的只是與他談

論胃底部輪狀括約肌的關閉，儲存著食物，直到它想排空食物。當然，這是象徵性的語言，但這一切：眼睛、手、身體都是那麼渾然天成地協調統一。我們甚至根本沒有提及尿床，它已經消失了。

儘管艾瑞克森在辦公室裡以各種巧妙的方式談天說地，就可以處理棘手的問題，不過偶爾也有他無法解決的問題。下面的例子就屬於這種情況：

> 一名十二歲的男孩被送來見我。我認識他的很多親戚，對他的家庭也有所瞭解。他的繼母告訴我說，一天早晨，這個男孩手持自行車鏈條，走下樓來說：「我想看妳跳舞。」他繼母說：「你在開玩笑嗎？」他回答：「不，不。」他指向坐在嬰兒餐椅上的嬰兒說：「妳看見那個嬰兒了嗎？」他說著同時舉起了手中的鏈條。結果他讓繼母在廚房的地板上跳了一個小時的舞，於是他父親送他來見我。我從未見過如此窮凶惡極的孩子，最後我告訴他：「你知道，我不喜歡你，當然你也不喜歡我。你那故意帶有口音的腔調，令我渾身起雞皮疙瘩。我會要你父親來接你，帶你回家，然後帶你去見另一名精神科醫生。」我很想揍這個孩子，他的腔調明顯到令人惱怒。這是他對付我的武器，他知道自己在做什麼。他父親請求我再看他一次，我沒答應。

很難判斷艾瑞克森是根據什麼來決定他無法為這個孩子治

療，這似乎取決於與他是否能夠保持冷靜、不被孩子激怒，而能有效工作。很顯然地，他並不是根據問題的嚴重性或者家庭的不幸程度來做選擇的，就像下面這個關於孩子的棘手問題所闡述的。

　　一位母親來找我，希望我能夠治療她的孩子：「他是個說謊的傢伙，一個騙子，動不動就發脾氣，弄得家裡雞犬不寧，對再嚴厲的斥責都無動於衷。」

　　這位母親非常痛苦：「他父親是個性變態。我不知道他所作所為的細節。偶爾他也會和我上床，但通常他都會獨自一人做些變態的事。他利用其他女人和我的衣服來進行，在我的衣服上射精，我不得不把衣服送到洗衣店清洗。他們父子之間沒有什麼感情。做父親的一副壞脾氣，經常對孩子叫嚷。」

　　她說孩子不願來見我，但她已經嚴正聲明，如果有必要，會強制他來的。她還說曾經帶孩子看過其他醫生，他在那裡只是大發脾氣，這些醫生都拿他沒辦法。

　　於是男孩被帶了進來，他相貌英俊，聲音柔和：「我想我母親已經把該說的都說了。」

　　「她講了一些，但不是面面俱到。還有很多事情只有你一個人知道，關於這些她就無能為力了。我現在想知道你是否願意從那些事情裡面，選一些說給我聽。」

　　他說：「我可能不會。」

　　「讓我們來做個選擇吧。我寧願就和你坐在這裡，什麼也不做，純浪費時間，也不願看你發脾氣、在地上打

滾。所以接下來會怎樣？是發脾氣撒野打滾，還是就這麼坐著浪費時間，或者也可以進入正題？」

「並非一定要怎樣，」他笑道，「我們可以浪費時間，也可以談論正題，我還可以發我的脾氣。」他是一個目光敏銳、反應迅速的孩子。

不過和我在一起時，他從沒發過脾氣。我曾激起他強烈的憤怒，尤其是有一次，我要他描述他向鄰居房子投擲水球時，那種驕傲、興奮、愉悅和幸福勝利的感受，這徹底地激怒了他。我說：「你希望在這裡發脾氣。你還沒有在這裡發作過，但你願意的話，這是個不錯的地方。現在你想幹什麼？發脾氣或者告訴我你的感受？」於是他告訴我他有多憤怒。

他在家時的行為改變了，開始有了朋友。現在他在家裡和學校的表現都很好，並且很享受自己的創造力。他對自己過去的行為也覺得很好笑。

艾瑞克森沒有事先設定好的方法，他總是根據特定的人及當時的情境做出反應。他覺得只有透過對此時此刻的體驗，才會知道對一個特定的孩子該做什麼。他成功的很大一部分，在於他工作時的堅韌不拔。如果一個方法不見效，他就會嘗試其他方法，直到奏效為止。他願意讓自己的治療保持很高的自由度，可以在患者家裡，或任何需要的其他地方。下面的案例中，艾瑞克森並沒有按照父母所希望的方式，而是以自己的方式治療孩子，從中我們可以看到他的意願和他的堅韌。

　　一個九歲的女孩成績退步，並日益脫離社交場合。當問她為什麼時，她只是憤怒而眼淚汪汪地回答說：「我就是什麼也做不了。」

　　前些年她一直成績很好，但在玩耍時總顯得無能、猶豫而笨拙。父母只關注她的學業，要我對她進行精神醫療上的協助。由於這個女孩不願來我的辦公室，我就每晚去她家裡見她。我得知她不喜歡某些女孩，因為她們總是玩拋接子遊戲、滾輪溜冰或者跳繩。「她們從不玩些有趣的東西！」我知道她有一套拋接子遊戲用的小物件和一個小球，但她「玩得很糟」。小兒麻痺症已經使我的右臂殘廢，但我還是挑戰地說，我可以比她「玩得更糟」。她接受了挑戰。經過最初的幾個晚上，我們建立了競爭而友好的融洽關係，這對誘導淺度到中度的恍惚狀態較為有利。遊戲有時在她處於恍惚狀態時進行，有時在她清醒時進行。不到三週，她便成為了一名優秀的玩家，但她父母卻極為不悅，因為我明顯對她學業方面的困難不感興趣。

　　玩了三週的拋接子遊戲後，我說，我滾輪溜冰也比她差，因為我的腿瘸了。和玩拋接子時一樣，滾輪溜冰的進展也非常順利，這次她僅用了兩週時間就溜得相當好了。接下來是跳繩，看她是否能教會我。一週左右後，她對跳繩也很在行了。

　　接下來我向她挑戰騎自行車比賽，我說，就像她所知道的，我實際上自行車騎得很好。這次我勇敢地說我可以戰勝她。我說，只有她真的相信我將擊敗她，我才允許她接受挑戰。她答應了，承諾會努力應戰。早在六個多月前

她就有了一輛自行車，但她從未騎超過一個街區的範圍。

在約定的時間裡，她騎著自行車出現了，不過她要求：「你一定要誠實，不能故意讓我贏。你該竭盡全力，我知道你騎得快，你可以擊敗我。我會注意看的，所以你不能騙我。」

我騎上了我的自行車，她也跟著騎上了她的。她不知道對我來說，要用雙腿踩踏板是有障礙的，通常我都只用左腿。女孩好奇地關注著我，見我用兩條腿非常費力地踩踏板，但速度並不快。最後她毫無疑問地超過了我，滿意地贏得了比賽。

這是最後一次治療。她進步得很快，成為校際拋接子和跳繩的冠軍，學習成績也有了同樣的進步。

幾年後女孩找到我，問我是如何讓她在騎車比賽中獲勝的。學習玩拋接子、跳繩、滾輪溜冰的過程，大大地增強了她的自信，但她可以把這些成績歸於我身體上的殘疾。不過騎自行車的情況不同，她說她知道我是個好手，並肯定我能戰勝她，也沒想過她能真正取勝。事實上，我是真的盡力而為了，她的確戰勝了我，這使她相信「她可以做好任何事」。在勝利的鼓舞下，她發現學校和生活中的一切困難，都不過是一種令人愉快的挑戰而已。

艾瑞克森願意把自己身體的殘疾做為治療的一部分。他的殘疾程度常被低估：十七歲那年，他第一次得小兒麻痺症，之後他獨自一人划獨木舟航行了一千六百多公里，以此增進體魄；1952年第二次宿疾復發後，他靠雙拐在亞利桑那州完成了更為艱難的

徒步健行。

在這個案例中，他對小女孩進行了特殊的恍惚狀態誘導，稱為「拋接子誘導」。我們可以看到，艾瑞克森願意做任何事，只要他覺得那對帶來改變來說是必須的。如果需要在街上騎自行車，他就一定會騎。

艾瑞克森的另一個特點是，當孩子和父母陷於一場雙方都將以失敗告終的爭鬥時，他會安排一種方法，使雙方都成為贏家。一般他會化繁為簡，繞過雙方的矛盾，以不同的方式處理孩子的問題，就像在接下來的案例中所做的那樣：

> 一個男孩被帶來見我，他本該在學校讀七年級了，但他卻無法閱讀，而父母卻堅持認為他可以。由於他父母試圖強迫他閱讀，他在各方面的活動都被剝奪了，暑假也毀在家教的手中，而他的反應就是拒絕讀書。
>
> 我開始工作了，我說：「你父母真是老頑固。你知道你不能讀，我也知道你不能讀，但他們還是把你送到這兒，堅持讓我教你怎麼讀書。不過，只有你和我時，就把這事忘了吧。我應該為你做些什麼，做些你喜歡的事情。現在告訴我，你最喜歡什麼？」
>
> 「每個夏天，我都很想和父親一起去釣魚。」
>
> 我問他父親在哪裡釣魚。他告訴我說，他父親是個警員，常在科羅拉多、華盛頓及加州釣魚，甚至計畫去阿拉斯加。他總是沿著海岸線釣魚。我開始好奇這個男孩是否知道這些地點所在城鎮的具體名稱。於是我拿出了一張美國西部地圖，試著在地圖上為這些城鎮定位。我們不是

在閱讀，只是在尋找那些城鎮的名稱。你是在看，而不是讀。

我故意混淆某些城市的位置，試著在加州尋找名叫科羅拉多泉（Colorado Springs）的城鎮，他不得不糾正我。他並沒有讀，他只是在糾正。很快他就學會在地圖上為我們感興趣的城鎮定位了，但他並不知道他在讀那些地名。就這樣，我們一起看地圖，尋找好的釣魚地點，並在地圖上標註這些地方。他開始喜歡來我這兒，並和我討論釣魚以及釣魚時要用到的蟲形魚鈎，我們還在百科全書裡尋找各種魚。

快八月底時，我說：「讓我們跟你的老師還有父母開個玩笑吧。你不是已經被告知開學時會有閱讀測驗了嗎？你父母一定會感到焦慮的，你的老師也一樣。所以第一級閱讀測試時，你得認真表現出結結巴巴的樣子來，但還是要結結巴巴地通過；二級測試時可以表現得略好些，在三級時更好一點……到八級閱讀時，你可以表現得盡善盡美。」他認為這是個完美的玩笑，並照計畫去做了。後來他乾脆曠課跑來告訴我，他父母和老師目瞪口呆的表情。

如果正確流利地完成一級閱讀，就他而言，那將證實他的失敗。他在第一級閱讀時錯誤百出，卻通過了第七級，並在第八級中表現出色，這讓他成了贏家。他使他的老師費解，令他的父母困惑，於是他成了公認的贏家。

由於艾瑞克森的多數治療都具有指導性，而他治療藝術的一個重要部分，就是說服別人執行他的指令。他有很多方法讓別

人按他希望的去做，其中之一就是他會在治療開始時朝向某個方向，然後再偏離這個方向。他這樣描述了他的方法：

> 當我同時面談家庭中的幾個人，也許是丈夫和妻子，也許是母親和孩子，我會做一些事。人們來尋求幫助，也是來主張某種態度的，並且希望能保留顏面。我很重視這些，因此會注意自己說話的方式，讓他們感到我站在他們那一邊。然後我突然偏離他們能夠接受的，但這樣又幾乎令他們的希望落空。他們不得不承認我的偏離是正確的，卻沒預期到我會這麼做。處於期望落空的搖擺上，是個很不舒服的位置。他們希望問題有解決的方法，而我已經把他們帶到解決的邊緣上了，所以他們更願意接受我所說的內容。他們渴望聽到決定性的話語，但如果我立即給予指令，他們反而可能會持反對意見。然而一旦你偏離了方向，他們又希望你回來，他們會非常樂意接受你決定性的意見。

艾瑞克森用兩個案例來闡述這一策略，這兩個案例都涉及十二歲左右男孩的問題。

強尼因為每晚尿床，被他母親帶到艾瑞克森那兒。他母親希望能解決這個問題，但他父親卻並不希望這樣。父親是個嚴厲而冷冰冰的人，他指責妻子對「小傢伙的事情管得太多了」。但當孩子向父親求助時，他會把一切都推卸掉。母親試著彌補父親的行為，孩子最終的反應是：「我想得到來自父親的愛，可是得不到。母親總要干涉，好像父親沒必要愛我一樣。」從男孩懂事

起，他父親就總是說每個孩子都尿床，不尿床才不正常呢；他自己就一直尿床，接近二十歲後才停止。當然，母親對尿床早就受夠了，希望能做些什麼來改變它。艾瑞克森的報告如下：

> 我曾有一次機會和這位父親面談，並對他進行了評估。他嗓音洪亮，走進我的辦公室，一坐下後就開始說話。他的嗓門之大，就好像我和他相距十八公尺之遠似的。他問我知不知道所有的孩子都會尿床，直到他們十六歲左右。他就是這樣，他父親也是，可以肯定地說，我也是這樣，當然其他男孩的成長過程都是這樣。對他兒子的尿床行為進行治療，這豈不是一件荒唐的事嗎？我讓這位父親就他的觀點向我徹底解釋了一番。這次面談他很愉快，結束後還和我握手。他很高興有我這麼一個聰明的聽眾。
>
> 當兒子和母親一起來時，母親說：「我丈夫告訴我，他已經解釋過了。」
>
> 「是的，他解釋得非常詳盡。」
>
> 她臉上流露出的表情像是在說：「是的，我知道。」兒子則一臉痛苦。我告訴他們：「就我而言，我會忘記他所說的一切。你們不一定要這樣，當然了，否則你們也不必來我這裡。對他所說的，你們只能先接受一部分，我則會全部忘記。因為妳、我，以及強尼更為重要。這些想法妳有、我有，強尼也有，這些想法才是重要的。」
>
> 你明白我在做什麼嗎？一開始我努力接近強尼，然後又用相反的方式接近他。我先和強尼結盟，接下來又使

母親成為我的盟友。你看，強尼將站在我這邊，因為我會忘記他父親的話，強尼希望我這麼做。然後我使母親也加入我，忘記父親的話。這就把父親放在了一邊，但並不是敵意性地放置一邊。我已經充分聽取他的意見，他們都知道，因為父親回家後告訴他們了。我只是把他的話忘了而已，並沒有對此憤怒或不滿。因為父親那絕對性的意見，他是不可能被納入治療中的，所以在這個問題上，他需要被放置在一邊。

當母親和兒子在一起時，我評估了一下當時的情況。很明顯地，強尼對母親干預自己尿床一事充滿敵意。他很憤怒，並和她進行抗爭。我告訴強尼，我為他準備了一種治療，不過他是不會喜歡的，因為它絕對有效，肯定能幫他克服毛病，但他是不會喜歡的——可是他的**母親**會**更**不喜歡。現在，強尼會怎麼做呢？如果他母親比他更不喜歡這個治療，那麼這個治療就可以被接受了。他可以忍受一切能使他母親更為痛苦的事情。

我給強尼的指導非常簡單。我說，他母親可以在一大早大概四、五點起床，此時如果他的床是濕的，她就把他叫起來；如果床是乾的，她就不會叫醒他。不過，如果床是濕的，而她把他叫醒，這時他可以起床，坐在桌子旁，任意選出一些書，從中挑選出大量章節進行抄寫。他可以從四點抄到七點，或從五點抄到七點，就這麼寫著。他母親可以看著他做這些，看著他練字。這個男孩的字真是一塌糊塗，的確需要練習。

對強尼而言，一大早四、五點起床聽起來是件可怕的

事情，但他母親得先起床。讓母親坐在身邊看他練字聽起來並不愉快，不過他只有在床是濕的時候，才需要做這些事。沒什麼比一大早起床練字更令人討厭的了。

他們開始實施這個計畫。沒過多久，強尼就不會天天尿床了，他開始隔天尿床。又過了沒多久，他一週只尿兩次床，此後是十天尿一次。不過母親還是不得不每天早晨起來檢查他是否尿床。

後來他一個月裡只尿了一次床。最終，強尼重新調整了自己，他有了一些朋友——之前他一個朋友也沒有。在這個夏天，一些孩子來和他玩，他也去和他們一起玩。九月份後，他的成績有了很大的進步，這是他第一次有了自己真正的成就。

這位母親在對抗兒子，兒子也在對抗母親。治療中我只說了簡單的幾句話：「我為你準備了一種治療，不過你是不會喜歡的。」然後就話鋒一轉，說他母親甚至會更不喜歡。強尼讓我詳細談談這種療法究竟是什麼，然後他就完全同意了。練字成了首要目標，不尿床成為了附帶的、或多或少可以接受的事。這樣一來，不尿床就不再是主導性的威脅話題了。

母親看著兒子練字，會為他的成績感到驕傲，兒子同樣也為此驕傲。當他們兩人拿著男孩的作品給我看時，我看到的是一個熱切的兒子和同樣熱切的母親，他們一起來向我展示這優美的筆跡。我一頁頁仔細欣賞著，並指出字母「n」、「g」、「t」可謂點睛之筆，我很認真地與他們一起討論這筆跡的優美之處。

　　自從強尼不再尿床，他父親就開始和他一起打球，下班回家的時間也提早了。這位父親的反應真是完全出人意料，他說：「你停止尿床的時間比我早，一定是因為你比我聰明很多。」這位父親真是慷慨大方，他毫無保留地向我透露了他的想法。他還說，並不是精神科醫生治好了他兒子的毛病，而是因為他兒子那出眾的大腦功能，這得感謝他的遺傳。現在這個家庭有了共同的成功，並被父親祝福，兒子也得到了父親的認可和接納。

　　無論是尿床或其他兒童問題的症狀，通常都有一個大人對孩子的問題過度涉入，要進行治療，就得把這彼此糾結的一對鬆綁開來。上面的這個案例中，艾瑞克森分配給母親和孩子一個任務，這迫使他們彼此分開來。而接下來的案例中，透過讓兒子與父親共同完成某個任務，從而解決了一個令人惱怒的問題。

　　兩年來，一個十二歲的男孩一直在挖自己前額的粉刺瘡口，導致瘡口持久不癒，變成持續性的潰瘍。他的父母用盡各種懲罰手段，希望能讓他不再挖傷口；他的老師和同學試圖改變他，醫生也向他解釋，瘡口長期不癒會導致癌症，並替他用繃帶和膠布包好傷口。他們採取了一切可以採取的措施，以免他再碰那裡。但男孩還是會把手伸進膠布和繃帶下，繼續挖那個瘡口。他說他無法控制那種衝動。

　　他父母已經嘗試了一切方法，但他們也發現懲罰根本沒用。父親甚至採用了極端的方式：他沒收了孩子所有的

玩具，賣掉了他的自行車，並弄斷了他的弓箭。

無奈之下，他們把男孩帶到我這裡。我先和母親交流了一次，瞭解了一些家庭情況，以便從中挑選出治療中可以利用的素材。我得知這個家庭的價值觀和各自的責任義務，其中之一是男孩需要幫忙家務。他們家有個大草坪和大花園，這是由他負責的。我還得知，兒子對父親的各種懲罰非常憤怒，尤其是父親毀壞他的弓箭；而母親站在兒子這一邊。我也發現這個男孩有拼寫的問題，寫字時總會遺漏字母。我想調查一下他的學業，看看究竟是什麼問題。

一次面談中，我同時約見了父親和兒子。我以弓箭為引子，直接討論物權是怎樣定義的。我問，這是誰的弓箭？父親承認弓箭屬於兒子，是送給兒子的生日禮物。我又問，潰瘍應該怎麼治療？我們都一致同意應該用繃帶以及藥物來治療它。我問父親，你怎麼可以用弓箭來治潰瘍呢？把弓箭弄壞就可以治好了嗎？聽我這麼說，父親顯得很難堪，而兒子則瞇起眼睛看著父親。看見父親已經滿臉通紅、窘迫得坐立不安了，我轉而向兒子發問：說老實話，難道他不承認父親是出於好意嗎？儘管行為愚蠢了點。他們父子都不得不接受我說的話。透過這樣的方法，兒子可以認為父親的行為愚蠢，但同時也必須承認父親是出於好意。

然後我問，對於那無法發揮作用的醫療措施，我們該進一步深入討論，或是把這些都忘了？我說：「你們已經用那些方法治療兩年了。從折斷弓箭到賣掉自行車，所有

的方法都不管用，我們該怎麼辦呢？」男孩認為我應該接手處理這個問題。

　　我對他說：「好吧，我來處理。但你絕不會喜歡我的方法。我會清除你的潰瘍，但你一點也不會喜歡我要做的這些事。你希望潰瘍被治癒，這才是你喜歡的。」我說希望他每個週末都能努力治潰瘍，**而父親要替兒子完成他週末的雜活**。聽我這麼說，兒子得意地看了我和他父親一眼。

　　我們討論了一下兒子週末要做的雜活，包括割草、修剪草坪、清除狗糞、為花園除草等等。我問做完這些雜活後由誰來檢查，他們回答說是由父親來檢查的。

　　「好的，在週六治療潰瘍的間歇中——並不用持續不斷地治療——你可以出去檢查你父親那些雜活做得怎麼樣了。」

　　這時男孩對週末的治療內容已經很感興趣了，此時我才岔開話題，以緩慢、拖延而滑稽的方式，提出我的治療計畫。當你這麼做時，患者已迫不及待地希望你能談及問題的關鍵了。他想知道自己究竟會做什麼，他相信你的計畫是經過周全考慮、精心準備的。他知道你不會對他敷衍了事，等著你提及正題。當你終於談到治療措施時，他自然會主動接受計畫。

　　我對男孩說：「你的拼寫很差，因為你寫單詞時非常喜歡漏掉字母。」然後我又說：「我想你應該在週六早上六點開始治療潰瘍。要知道，當你早起做某件事時，你會更加嚴肅認真的，這本來就是一件嚴肅的事情。當然，如

果再過五分鐘就六點了，你或許可以從那時就開始，不必一定等到六點。或者你可以在六點零五分開始，反正是五分鐘，有什麼差別嗎？」

我繼續說：「現在你用鋼筆寫字，也可以用鉛筆。有些鉛筆的筆芯是彩色的，不過你只要用普通筆芯就可以了。你可以用鋼筆和墨水，原子筆也行。我覺得最好是用打橫線的紙，行距大概這麼寬，也可以再寬點，這麼寬也行。我想你父親會給你足夠寬的橫線紙的。」

最後我終於向男孩揭開謎底：「你應該抄寫這句話：『我認為，挖我前額的瘡口並不是個好主意』。」我緩慢又認真地重複著，並補充說：「現在，你要慢慢地寫，頁面整潔，認認真真。寫好後，你得清點每一行，再繼續緩慢而仔細地書寫。你要一直檢查核對每個單詞，因為你不想遺漏任何一個字母。你也不想遺漏治療過程的任何一個小部分，尤其是發生在這樣一個瘡時。」

我告訴他，我並不知道瘡需要多久才能癒合。我覺得它已經持續一年了，要癒合的話，再怎麼樣也需要一個月的時間。他可以每隔三、四天就照鏡子檢查一下，看看進展如何，但不要每天都看。這樣一旦瘡癒合了，他就能發覺；而當瘡癒合後，他還得繼續抄寫一個禮拜的句子。

他早上六點開始抄寫，然後吃飯。我私下對他母親說，準備早餐時一定要慢吞吞的，這樣他就得在那裡等。每隔兩小時會有休息時間，他可以喝點果汁或水，並休息一下。然後他可以去檢查一下父親的雜活做得怎麼樣，之

後回來繼續抄寫。我解釋說，第一個上午，他可能會感到手臂有些酸痛，這樣的話該怎麼辦呢？在休息期間，他可以快速伸開手、然後握緊，這樣雖然會增加疲勞，但也會使肌肉保持鬆弛。而晚飯過後，勞動了一天，他可以好好地放鬆一下。實際上，如果他四點鐘就不寫了，我也不會在意的。我表現出對結束時間的漠不關心，這也就不是一種懲罰了。

　　每週六、日，這個男孩都要抄寫一整天。我得到了極為龐大的一堆橫線紙，每張紙上都寫著那句話，字裡行間都流露著驕傲和快樂。他父親不需要催促他了，他是如此地以自己的筆跡為豪，令他父母都很吃驚。他第一千次抄寫的那句話十分漂亮。我清楚地表明，由我來監督他的書寫工作。如果他想給父母看，當然沒有問題，但我才是他的監督檢查者。我檢查了每頁紙，告訴他我已經快速大略地看過他寫的內容，並問他是否能回憶起，有哪幾頁應該更加注意？透過這樣，他可以避免讓我的檢查草草了事。

　　這個男孩愈寫愈感到檢查他父親的工作是合情合理的，同時也愈感到他應該寫得更精確無誤，他的一筆一畫都帶著可喜的進步。用這種方法，我使他把強迫性挖瘡口轉變成強迫性書寫精確，而這種強迫完全是健康和值得驕傲的。

　　父親說：「我知道自己該做什麼，我把草坪園藝的工作做到超乎想像地完美。」於是每當在草坪上發現一片落葉，都會令男孩歡呼雀躍。父親把草坪和花園徹底整修了一番，也維護了花園的欄杆，所有雜活幹得井井有條。而

男孩一直在寫那句話。

　　一個月內，男孩的潰瘍癒合了；一年過去，還是沒有復發。那慢性、無痛，但又可怕的潰瘍終於癒合，連疤都沒留下。

　　我把那堆高高的橫線紙夾在病歷紀錄裡，我問那男孩應該保留它們多久，他說應該保留幾個月。我又問，那時又該怎麼處理這些呢？他說：「那時，它們就僅僅是一堆廢紙了。」

　　這個案例就像艾瑞克森一貫的風格，他並沒有直接處理父母之間怎麼對待孩子的衝突。就孩子在父母戰役中被利用的問題上，他說：「當你糾正或治療好孩子的問題，父母就有了一個他們所不熟悉的孩子。這樣他們就只好回到兩個人的私下戰爭中去，不再把孩子牽涉在內了。孩子已經是一個陌生的人，並且還是一個完全自主的人。」

　　儘管艾瑞克森會和孩子一起玩，還常常加入孩子的行列，與他們一起反對父母，但這並不意味他認為養育孩子時應「過分縱容」。他和父母一起工作，教他們如何和孩子玩；他限制父母過分嚴厲，也阻止他們無效的懲罰，但他會安排父母設定堅定的界限。當一個孩子的行為異常時，他不會幫助他理解其中的原因，而是讓他的行為更加得當。也許這些觀點聽起來有點過時，比如一個孩子不吃早餐，母親為此很煩惱，艾瑞克森會教母親解決問題的方法：他會讓她為孩子煮一頓美味的早餐，如果孩子不肯吃，就把早餐放進冰箱，到午餐時間再拿出來當中飯吃；如果孩子還是不吃，她可以在晚飯時再拿出同樣的飯菜，直到孩子吃了

為止。

對行為嚴重紊亂的孩子，尤其像自閉症兒童，艾瑞克森會用不同的方式對待他們。這些兒童擁有更多的力量，甚至超出了他們所能承受的極限；而自閉症兒童需要的關愛量也與其他兒童不一樣。他覺得，兒童的不安全感源於對自己所受限制的不明確，而治療的方法在於強化這些界限。問題的關鍵就是幫助父母來設定界限，而不是做為孩子的治療師，以陌生人的身分介入其中。在處理孩子問題的過程中，他對整個家庭環境和對孩子本身的關注一樣多。

接下來的案例，呈現了艾瑞克森處理有行為問題的孩子時，所採取的措施。

　　一位二十七歲的母親，面臨了兒子的各種問題。八歲的喬，似乎每天都變著戲法般地與她作對。這位母親兩年前與丈夫離婚了，理由很充分，被所有相關的人士認可。除了這個兒子，她還有兩個女兒，一個九歲，一個六歲。懷著再婚的希望，她偶爾與男人約會。幾個月後，她發現兒子變得十分叛逆，並出現了完全出乎預料的問題。在他出現叛逆行為時，大女兒也會短暫地加入。母親慣用的方法是軟硬兼施，先發怒、吼叫、訓斥，甚至憤怒地打孩子屁股，然後曉之以理，動之以情，與孩子進行明智、合理、客觀的討論後，問題就解決了。以前這些方法對幾個孩子都很管用，但現在兒子對此卻沒有任何反應。她試過反覆地責打、剝奪他的玩具、在他面前流淚，甚至招兵買馬徵求其他家人的協助，但都沒有用。喬只是說，他想幹

什麼就幹什麼，無論什麼人、什麼事，都別想阻止他。

男孩的叛逆行為進一步擴展到學校和左鄰右舍，在他的破壞下，簡直沒有什麼東西是安全的。他毀壞學校的公共財物、公然藐視老師、侵犯同學、打破鄰居的窗戶、損壞花壇。鄰居、老師都介入此事，但結果除了暫時威嚇住男孩外，沒有任何作用。

最後，喬開始破壞家裡值錢的物品，他特別喜歡在母親入睡後行動。第二天早晨他會厚顏無恥地否認一切，這令他母親狂怒不已。

最後一次惡作劇之後，母親決心帶他來治療。當她敘述這一切時，喬一邊聽，一邊毫不掩飾自己的勝利之色。母親說完後，他馬上得意地宣布無論我做什麼都無法阻止他。只要他高興，他會繼續想幹什麼就幹什麼。我嚴肅而誠摯地保證，我完全沒必要為了改變他的行為而試遍各種辦法，因為他是個高大強壯的男孩，並且還很聰明，他會完全靠自己改變行為的。我向他保證，他母親會盡她所能給他一個機會，讓他「完全透過自己」改變自己的行為。喬聽完我的話，覺得這簡直荒謬至極，並表現出嗤之以鼻的樣子。我說我將告訴他母親一些簡單的方法，她可以按照要求做，以便他改變自己的行為。說完後，我讓他離開了辦公室。我以最友善的方式挑戰了他，並試圖解釋一下這些簡單的方法可能是什麼。這可以迷惑住他，使他在等待母親採用新辦法時，稍稍表現出反思行為。

我單獨和母親討論了孩子的需要：他需要這麼一個世界，在其中他是一個比目前的自己更強大有力的人。迄今

為止，她兒子正愈來愈絕望地吶喊，這個世界是如此不安全，唯一強大的人是他自己，一個八歲的小男孩。然後我給了母親一些謹慎但清楚的指導，告訴她接下來的兩天該做些什麼。

離開辦公室時，男孩挑戰地問我是否建議母親揍他，我保證除了給他充分的機會，讓他自己改變外，我沒什麼其他的建議，因為這個世界上沒有任何人能改變他的行為。這個回答令他有些費解。回家的路上，母親為了讓他不影響自己開車，以保證駕駛安全，她嚴厲地揍了他一頓。不過我早料到會有這樣的錯誤行為發生。我建議母親可以快刀斬亂麻地迅速處理，但不要和孩子爭論。和過去一樣，那晚母親還是讓孩子按自己的意願看電視。

第二天早晨，祖父母來接走他兩個姐姐。喬計畫好去游泳，他命令母親為他準備早餐。令他極為不解的是，他看見母親把一些包好的三明治、水果、果汁、咖啡，還有一些毛巾拿進了臥室。她把這些穩穩當當地放在大沙發上，旁邊還放著電話和一些書籍。喬命令母親馬上為自己準備早餐，不准延誤，並威脅說如果不快點的話，他就要動用武力了。母親只是微笑地看著，突然一下子抓住他，把他摔倒在地，臉朝下而動彈不得。這還不夠，她還把自己全身的重量都壓在他身上。當他叫嚷著要她走開時，母親說她已經吃過早餐，除了想辦法讓他改變自己外，沒有其他事情可做。然而，她也指出自己肯定不知道該怎麼做，所以一切都隨便他。

男孩憤怒地掙扎、反抗著，但無論在體重、力量還

是戒備的警覺性等方面，都與母親相差甚遠。他大叫，嘶吼，用盡了他所能想出的污言穢語，但根本沒用。他開始哭泣，可憐兮兮地承諾做一個好孩子。母親回答說承諾沒有任何意義，因為她還沒想出該怎樣改變他的行為。這激起他又一輪的狂怒，但最後還是平息了。隨後他急切地懇求想去浴室擦洗一下，母親溫柔地解釋說，她還沒有結束思考。她給他一塊毛巾，讓他擦擦眼淚和汗水，這誘發了一次更加激烈的掙扎，但沒多久他就筋疲力盡了。藉著他安靜下來的時間，母親打電話給祖母，喬側耳傾聽，母親卻向祖母隨意地說她的思考還沒有任何結果，不過她真的相信喬會改變的。聽到這裡，喬用盡全身力氣大聲尖叫起來。他母親解釋說喬正忙於尖叫，而無法思考怎樣改變自己，她還把話筒遞到喬的嘴邊，以便他可以對著話筒尖叫。

喬陷入略帶慍怒的沉默，突然間，他開始激烈發作，尖叫著大聲質問，夾雜著時不時的嗚咽，最終變成了可憐兮兮的哀求。而母親始終以溫柔的輕拍和撫摸做回應。時間一分一秒過去，母親倒了咖啡、果汁，邊吃三明治，邊拿起書開始閱讀。快到中午時，男孩禮貌地告訴母親，他要去廁所。母親坦承說她也要去，她還說如果男孩答應回來後會重新趴在地板上，讓她舒服地坐在他身上，他就可以去。哭了一會兒後，男孩同意了。之後他履行了承諾，趴在地上讓母親坐在自己身上，但幾乎就在母親坐上去的同時，他又發起了一輪新的激烈掙扎，拼命想把母親給掀下來。每次眼看要成功了，卻總差那麼一點，於是他繼

續努力，這讓他更加筋疲力盡。當他休息時，母親就吃水果、喝咖啡、漫不經心地打打電話、翻翻書。

五個多小時後，喬屈服了，可憐兮兮地說願意做母親要他做的任何一件事。母親簡單而又真誠地說，她現在腦中一片空白，不知道該讓他做什麼。男孩又哭了，但很快就嗚咽著說，自己知道該做什麼。母親輕聲細語地回答說很高興聽到他這麼說，但她認為他並沒有對這個問題進行充分的思考，也許再思考一個小時左右會更好些。母親開始安靜地看書，男孩一聲不響地等待著。一個小時過去了，母親說，時間過得可真快，不過她希望能把這一章看完。喬只好一個人嘆息顫抖，輕聲嗚咽，等待著母親把書讀完。

母親終於讀完了，她站起來，喬也站了起來，怯生生地要求吃點東西。母親大費周章地解釋說，現在吃午餐已經晚了，而早餐比午餐更早，所以吃早餐也晚了。她建議他喝點水，之後的時間在床上舒服地休息一下。

喬很快睡著，聞到渴望的飯菜香味時，他醒了。他的姐妹已經回來，他想和她們一起坐在桌邊等待晚飯。

母親嚴肅、簡單又清晰明瞭地說，按照習慣應該是早餐、午餐，然後才是晚餐。不幸的是，喬錯過了早餐，所以也錯過午餐，現在他將不得不失去晚餐。幸運的是明天早上就可以開始新的一天。喬回到房間，一個人哭著睡著了。母親那天晚上睡得很淺，但喬一直沒有起來，直到她準備好第二天的早餐。

喬和姐妹們一起進入廚房，開心地坐著等待早餐，母

親為姐妹們準備了鬆餅和香腸，在喬的面前卻放了一個大碗。母親說為他準備了特殊的早餐——麥片粥，這是他最不喜歡的早餐。眼淚湧入喬的眼眶，但他還是按家裡的習慣向母親表示感謝，並狼吞虎嚥地把早餐吃了。母親說她多準備了一些，所以喬可以再來一份。她還愉快地說，如果剩很多的話，他午餐吃這個也夠了。為了避免午餐還是吃麥片，喬拼命地吃著，但母親做的實在太多了。

吃完早餐，不用任何提醒，喬著手打掃了房間。之後他問母親是否可以去鄰居家，母親不知道他的目的，但還是答應了。她在窗簾後看著他到了鄰居家，按下門鈴。門打開後，他好像簡單地講了些什麼，然後朝街上走去。母親後來瞭解到，就像他之前「有條理地」威脅鄰居那樣，這次他也「有條理地」向鄰居道歉，並保證他將盡快彌補所犯的錯誤。他還解釋說，對他而言，彌補所有他所造成的傷害需要相當長的時間。

喬回來吃午餐，他吃了濃稠結塊的麥片粥，然後自願幫忙擦乾盤子。下午和晚上姐妹倆都在看電視，而他一直在看課本。晚餐很豐富，不過是剩飯。喬什麼也沒說，安靜地吃著。到了睡覺時間，喬自發地上床了，而姐妹們卻像往常那樣，在母親的堅決要求下才去睡覺。

第二天喬去了學校，向老師和同學道歉，承諾會彌補他的錯誤。他們接受了，但顯得有點詫異和警覺。當天晚上，喬與姐姐發生了孩子間典型的爭吵，姐姐大聲尖叫著喊媽媽。母親進入房間時，喬渾身發抖。母親讓他倆坐下，讓姐姐先講事件的經過，輪到喬時，他說他同意姐姐

的講述。隨後，母親向喬解釋道，她希望他成為一個正常的八歲男孩，像所有其他男孩一樣有著普通的煩惱。母親說他倆的爭吵毫無意義，完全可以避免，他倆都默認了。

　　母親的教育背景使她可以徹底執行我的指導。處理兒子的問題是件相當困難的任務，她有大學學歷，是具有社交興趣和責任感的高智商女性。在面談中，我要求她盡可能全面地描述喬在學校和社會中所做的破壞，隨著這些描述，傷害在她心裡被痛苦地放大了。（植物可以再生，碎玻璃和爛衣服能被替換，但在回顧兒子的所作所為時，這些都無法給她安慰。）

　　接下來，我要她描述過去的喬——他相當快樂、品行端正，是個果斷聰明的孩子。我反覆要求她將喬過去和現在的行為進行對比，每次的比較都更加簡要，關鍵的重點卻也更突出。隨後我要求她按照喬「慣常的過去」，以及根據他目前行為總結出「可能的現在」，去推測他的未來。我提供有益的建議，幫助她透過鮮明的比較而描繪出「未來的藍圖」。

　　討論之後，我要她詳細思考整個週末她所能做的事，以及如果和喬在一起時，所有她能扮演的角色。她並不知道自己完全處在被動的位置，這樣一來我就可以提供一些建議了。她壓抑了自己對兒子及其不良行為的憎恨和敵意，其中還夾雜著些許內疚，這些都在我的指導和建議中被利用了。我讓她做的每個努力，都重新引導出一個令人滿意、可預測的期望，讓她謹慎仔細地挫敗兒子，而這個孩子正試圖證實自己的不安全感和母親的無能。

　　很明顯地，母親會認為自己六十八公斤的體重完全壓在八歲的孩子身上，這實在太重了，她很難做到。母親這番話是贏得她充分合作的重要因素。首先應盡量避免爭論這個問題。我協助母親有系統地列舉了她對我的計畫所有的反對，但些都隱藏在母親無可置疑的論點背後──她的體重太重，孩子無法承受。當她愈來愈捍衛這一點時，我則細數整個週末的可能性，字斟句酌地與她討論，這使她愈來愈希望自己能做到我提出的各種事情。

　　當母親似乎進入合適的情感狀態時，我再提出並處理她的體重問題。我簡單地向她保證，她根本不需採用醫學觀點看待這個問題，翌日從兒子那裡，她會知道她的體重對他來說簡直微不足道。事實上為了應付兒子，除了自己的體重之外，她還需要充分掌控自己的力量、靈敏性以及隨機應變的能力。她甚至可能由於體重不足而對付不了兒子。（母親不明白對於這樣的爭論，為何我給出了這麼簡單的回答，兩者之間到底有何意義。她極力想證明她確實太重，為此她需要兒子合作。而我確信以這個孩子激進的行為模式，他不可能消極地屈服於母親的體重。這樣一來，兒子將使母親放下對我建議的防禦，而且他非常激烈的行為還會迫使母親進一步接受我的建議。）就像母親後來解釋的那樣：「他像野馬一樣突然躍起，想把我甩到一邊，我必須全力應對，使自己不被掀翻在地。這成了誰更聰明的問題，我知道真的該採取行動了。然後我開始預測和回應他的動作，並樂在其中，簡直像在玩西洋棋。就像他曾徹底地讓我感到挫敗一樣，我體會到了挫敗他之後的

巨大滿足。

當然，我曾經一度非常難過。他從浴室出來後，開始躺在地板上，他看著我，是那麼可憐，那一刻我真想把他擁入懷中。但是我記得你說過，不能由於同情而放棄，除非問題已經被解決了。於是我極力克制自己，不被任何同情心影響。那時，我知道自己已經贏了，這使得剩下的部分很容易，我能真正明白自己正在做什麼，以及這麼做是為了什麼。」

接下來幾個月直到仲夏，一切進展順利。後來，並沒有什麼特別的原因，只因為喬與妹妹的一次普通爭吵，母親有點偏袒妹妹，喬冷靜而堅定地宣稱，他不會再「吃你們那套了」。他說他能「踩」任何人，特別是我，而那晚他竟要母親帶他來見我。母親有點手足無措，立即把他帶到我的辦公室，進門時，她不太準確地宣稱，喬威脅要「踩」我的辦公室。我馬上輕蔑地說，他的力氣大概根本不足以踩地板。喬被我激怒，抬高他的腳，用牛仔靴拼命地踩著鋪著地毯的地板。我優越感十足地說，對一個八歲小男孩來說，這麼努力非常好。他能重複那麼幾次，但不會太多的。喬生氣地大聲喊道，如果他想的話，他能用力踩五十次、一百次、一千次。我回答說，他僅僅八歲，無論再怎麼生氣，他都無法踩一千次。事實上，他連一半的次數也達不到。如果他試著這麼做的話，不久就會很疲憊，踩的幅度會變小，力量會變弱，必須從一隻腳換到另一隻腳，還得休息一下。更過分的是，我還告訴他，當他休息好之後，雖然沒有搖搖晃晃，也不想坐下，但他還是

站不穩。如果他不相信，他可以繼續踩地板。當他疲憊得像個小孩時，他可以站著休息，直到發現自己站不住。在狂怒下，喬想挽回面子，他莊嚴地表達了他的意願，宣稱要把地板踩出一個洞，即使需要一億次才行。

我讓他母親回去，並指示她在「四的平方根」的時間內返回，她理解為「兩小時」。就這樣，喬並不知道母親何時會回來，雖然他知道一個成人正在告訴另一個成人一個特定的時間。當母親出去並關上門後，喬用右腳站立平衡身體，左腳踩著地板。我假裝驚訝，並評論說，他踩得比我想像中要好，但我懷疑他是否能堅持下去。我說喬不久就會虛弱無力了，然後他會發現自己甚至站不穩。喬對我的話嗤之以鼻，面對我的貶損——他的踩腳將虛弱無力——他又拼命踩了很多次腳。

我的激將法使喬更賣力，踩了三十次左右時，他才意識到他大大高估了自己的能力。當他的面部表情明顯流露出這樣的理解時，我屈尊俯就地告訴他，他用腳輕拍地板一千次也行，因為他搖搖擺擺地無法站穩。喬拼命想維持自己的尊嚴，他拒絕輕拍地板，聲稱他仍想站著。他快速挺立，手放在兩側筆直站好，並看著我。我立即要他看時鐘，說儘管時鐘似乎滴滴答答走得很快，但分針很慢，時針更慢。我轉向桌子，開始在喬的病歷本中寫下紀錄。

不到十五分鐘，喬就開始在兩腳之間來回換重心，並轉動脖子、扭肩膀。半小時過去了，他把手撐在椅子的扶手上休息了一會。然而每當我似乎要抬頭的時候，他都會很快地把手收回。一小時後，我帶著歉意地說，我要暫時

離開辦公室。喬充分利用這個機會動來動去，再也沒有安靜地回到他之前的位置。

當母親敲辦公室的門時，我告訴喬：「你母親進來時，按我說的做。」母親進來後坐下，好奇地看著喬一動也不動地面對桌子，硬邦邦地筆直站著，沉默地向母親傳達某些資訊。我轉向喬，命令他：

「把地板踩響一點，讓你媽媽看看你是多麼用力。」喬嚇了一跳，但很快就照做了。

「喬，現在讓你媽媽看看你的身體可以挺得多硬，站得多直。」一分鐘後，我又給了喬兩個命令。然後我說：「夫人，我和喬的對話是我們的祕密。喬，不要告訴母親發生在辦公室的任何事，你我知道就行了，好嗎？」

喬和他母親都點了頭。母親有點困惑，喬則顯得很高興。回家的路上，喬很安靜，悄無聲息地坐在母親旁邊。半路上喬打破了沉默，說我是一個「好醫生」。母親後來說，不知道為什麼，這句話減輕了她的困惑。她既沒詢問，也沒有要喬解釋辦公室裡發生的事情。她只知道喬喜歡、尊重、信任我，並願意偶爾以社交或半社交的形式來看我。此後，喬的行為一直很正常，就像一個普通的聰明孩子那樣，時而犯點小錯誤，但都在期望和可允許的範圍之內。

兩年過去，喬的母親訂婚了。喬喜歡他未來的繼父，但他問了母親一個嚴格的問題——我同意她和這個男人訂婚了嗎？如果我同意了，那麼他將毫無疑問地接受。

這是個混沌的世界，理智和情感此消彼長，製造出一

種封閉的不確定狀態，每分每秒，每種情緒都在變化，沒有確定感和安全感。正如人們知道無須以卵擊石，以指撓沸，喬充分學習到什麼是真正的堅強有力，什麼是真正的牢靠安全。

【第七章】　婚姻和家庭的困境

　　在婚姻中期，夫妻的問題往往是習慣性的模式。有時孩子也會捲入他們的爭鬥，但承認婚姻有問題是最常出現的主訴。這時候的典型問題，是丈夫和妻子之間對於在婚姻中誰占主導地位的權力鬥爭。自然界中，所有具有學習能力的動物都有階級組織，而婚姻中持續存在的問題也常常是誰是第一位，誰又是第二位。有些夫妻能靈活處理這個問題，某些方面由妻子主導，其他時候或其他方面則由丈夫主導；更多的情況下他們是平等的夥伴關係。當夫妻中的一方只習慣以一種固定方式處理問題，而另一方對此不滿時，婚姻便面臨困境了。有時，夫妻中的一方會對另一方提出似是而非的要求，常見的情況是妻子要求丈夫能夠更具主導性，但她卻希望丈夫按照她告訴他的方法來主導她。

　　當陷入這樣的權力爭鬥時，儘管夫妻雙方都不想這樣，但鬥爭卻會持續數年。做為鬥爭的一部分，在這種情況下他們會以各種行為和症狀做武器。艾瑞克森有多種方法用來解決婚姻衝突，消除那些已經僵化和循環不止的行為。以下兩個案例將向大家展示，艾瑞克森是怎樣用兩種不同方法處理類似問題的。

　　一對夫妻共同經營一家餐廳，他們的婚姻陷入了一場不相上下的權力之爭，爭鬥的焦點就是該由誰來管理餐廳。在第一個案例中，艾瑞克森僅透過與妻子的面談就解決了問題，整個過程丈夫並沒有直接參與。

案例中的男人，就叫他史密斯先生吧，五十歲，畢生經營餐廳。他是從中學裡的一家熱狗店起步的。從他有了第一家餐館開始，妻子就每天都詳細盤問餐館的情況。從訂婚開始，直到婚後這麼多年，這一幕日復一日地上演著。妻子對我說，她必須詳細盤問，才能確定丈夫是否正確經營。她自己也感到沒有必要，但實在難以克制。丈夫對她的檢查感到憤怒，但還是接受了。她每天花兩個小時來檢查經營情況，包括要求他彙報買了什麼、做了什麼安排等。

她說她不想這樣控制丈夫，只要能停止這每天的檢查，要她做什麼都可以。既然她對此感到無能為力且不得不每天重複，我就決定利用她的強迫習慣，讓她的強迫性檢查不再針對丈夫，而是用在自己身上。我安排了一個任務，和她一直以來的行為一樣，要她對丈夫提問，但必須寫出經常問的問題。然後她得列出一系列和自己的活動有關的類似問題，在對丈夫提問後，她必須回答自己這些相似的問題。這幾乎就是向丈夫提問，但由她自己回答。比如她問他關於餐廳這些、那些的存貨問題，於是她也會問自己家裡的存貨如何。她得回答「我訂了七盒牛奶、買了兩條麵包」等等。

丈夫仍被詢問，但同時她也得扮演丈夫的角色。她不僅親自對他逐字提問，還必須回答所有問題。一切都在她的掌控下，但她又僅僅是個敘述的角色。

她的反應在我的預料之中：她討厭整個過程，因此不再每天詢問丈夫。我最後一次見她是在治療結束後不久，

她告訴我，她只在和朋友們一起時才會去丈夫的餐廳，去那裡也是為了吃飯。她不再盤問餐館的經營情況，同時也不必彙報每天的家務。但她把那價值五萬美元的房子打理得井井有條，她丈夫滿意極了。

這一案例的經典之處在於，利用強迫行為，艾瑞克森使一個有強迫症狀的人克服了自己的困難；而不尋常之處在於她的丈夫甚至沒有參與治療。一直監管丈夫的妻子，被要求按她監管丈夫的方式來監管自己，這樣就中斷了多年來使丈夫憤怒、使婚姻痛苦的程序。此外，重要的還有艾瑞克森在釋放妻子對丈夫的監控前，已經確定丈夫有獨立經營餐廳的能力。

在另一個相似的案例中，艾瑞克森同時治療丈夫和妻子。他巧妙地利用當時的情景，透過簡單的指導來製造變化，解決了長期的婚姻衝突。

丈夫和妻子一起經營餐廳很多年了，他們常常因為餐廳的管理爭吵。妻子堅持丈夫應該親自管理餐廳，而丈夫卻認為她從不讓他這麼做。他說：「是的，她一直告訴我說，我應該管理餐廳。我要做司機，要做工友，要擦地板。她對我嘮叨要買東西了、該查帳本了、地板得擦了……我確實需要僱個人擦地板，但我的妻子等不及，所以我只能自己完成，然後也就不需要僱人了。」

妻子的解釋是，她想讓丈夫照顧好餐廳，因為她情願待在家裡。她想做縫紉，還有讓丈夫每天至少能吃上一頓特地為他準備的飯菜——他喜歡家常菜。丈夫回答道：

「那只是說說而已。你可以清楚聽到她這麼說，我也是，但明天一早她保證會出現在餐廳裡！」

我得知他們的營業時間是早上七點到晚上十點，於是我問妻子誰帶鑰匙開門，她說：「我們都帶鑰匙。我總是第一個到，而他還在停車呢。」

我指出她應該試試，如果丈夫比她早到半小時會怎樣。他們只有一輛車，不過餐廳離家也只有幾個街區，她可以半小時後自己走到餐廳。她同意這樣的安排時，衝突也就解決了。

和同事討論過這對夫妻的情況後，艾瑞克森將問題大事化小，小事化無，他叫妻子比丈夫晚到半小時，就解決了問題。由於針對這個方法，艾瑞克森本人似乎比他的聽眾更為清楚，所以就聽聽他的解釋吧。

丈夫比妻子提前半小時到餐館後，他就要帶鑰匙開門，要準備每一樣東西，安排餐館的營運。當妻子來時已經落後一步，很多事情已經由他處理了——他在管理餐廳。

當然，她早上在家多待半小時，就可以洗完餐具並做好家務。而如果她能晚去餐廳半小時，也就能晚去三十五分鐘。事實上，她根本不記得自己幾時同意過晚到四十分鐘、甚至一小時的安排。這樣一來，她發現丈夫沒她也能單獨經營餐館，丈夫也同樣發現自己是能管好餐廳的。

一旦妻子讓步，同意晚去半小時，她對於晚上提早回

家也會讓步，並能為丈夫準備睡前宵夜。這意味著是他一直在負責餐館的營運，直到晚上打烊為止。

　　妻子也學會了理家，這對她來說更為重要。我給他們的最後建議是：她待在家裡，但也可以去餐館做收銀員，或當其他雇員生病、度假時，暫時頂替一下他們的位置。其他時候她就不需要待在餐廳了，當然她也沒有去過。

　　討論這個案例時，一個同事指出這不只是妻子的問題，丈夫實際上也在主動讓妻子參與管理餐廳，因此這是雙方共同作用的結果。艾瑞克森同意這個觀點，但他認為製造改變不一定非要丈夫意識到自己的錯誤。正如他說的：「我不覺得告訴丈夫是他自己請妻子管理擦地板之類的事，就能解決問題。他不可能理解的。但妻子的晚到讓他真正明白，這整整半個小時，完全是他在處理餐館的事務。他對這種掌控完全滿意。」

　　要讓妻子做出改變並堅持下去通常很難，當她喜歡掌控時尤其如此。艾瑞克森指出，妻子之所以願意接受並執行他的建議，是因為他提出建議的方式得當。他建議她晚到半個小時，看看會發生什麼事，這樣一來，她就被放在了掌控者的位置，當然她會樂意接受。

　　處理夫妻問題時，治療師通常會發現這樣一種模式：在治療室裡妻子控制著話題，很難聽到丈夫對問題的看法。每當問他些什麼，妻子總會替他回答，根本不給他機會。你可以建議妻子安靜下來，以便讓丈夫闡述他自己的觀點。但有時妻子會無視你的建議，對於這種強勢的妻子，艾瑞克森也有多種應對的方法。

　　如果我詢問丈夫時，妻子總是插話，甚至不顧我的要求，仍不斷打岔，我就會設法使其安靜下來。比如我會對妻子說：「雖然妳一直在說，但我還是希望聽到妳丈夫的觀點。我知道妳想幫忙。妳有帶唇膏嗎？」當然一般她都會帶著，於是我讓她拿出唇膏來。我說：「可能這對妳來說比較可笑，但假設妳這樣拿著唇膏，」我把唇膏輕輕放在嘴唇前邊，「現在別動，就這麼讓唇膏輕輕地碰到妳的嘴唇。我會繼續問妳丈夫問題，希望妳能注意到妳的嘴唇有多麼想動，妳會發現這非常有趣。」女性會覺得好奇，並觀察自己的嘴唇在接觸唇膏狀態下的顫抖。藉此我讓她正當地使用唇膏，雖然她不太明白，但會感到很有趣。

　　當女性很強勢，甚至不讓丈夫參與養育孩子時，艾瑞克森會站在她的角度，勸她看看如果丈夫進一步參與時，又會怎樣。

　　當我面對在婚姻中非常強勢的女性時，我會恭維她，表示欣賞她的耐心，並在此基礎上提出疑問。我告訴她像她這麼聰明的人，竟不知道利用丈夫的能力，真是難以理解。然後我指出，從生物學來看，男性和女性是不同的，男性的人生觀也不同，他的生理功能會對孩子產生不同的影響。

　　女性完整的性行為需要十八年的時間來完成。她接受精子，然後懷胎十月，這些都導致了她身體的變化。她要照料孩子，教導他、哺育他、教育他，在孩子漫長的童年期進行指導和保護。就生物學而言，這是女人的天

性。當那個強勢的女性聽到這些時，她會覺得撫養孩子理應強勢，理由充分。然而，就像她完全接受這些正當理由一樣，她理所當然地覺得自己有責任去利用周圍環境中任何好的影響，這其中就包括了她的丈夫，那個代表另外一種生物學體驗和認知的人。她的孩子必須生活在這樣的世界裡，有男人也有女人的世界裡，他得和不同性別的人交往，所以，她的孩子必須充分瞭解這兩種不同性別的特徵。然後，妻子就會真正明白，為了她的孩子，她必須利用自己丈夫的生物學特點，那些天生的、固有的東西。

有人告訴艾瑞克森，一個妻子對丈夫管得極嚴，她替他接電話，如果對方不報上姓名，她就把電話掛掉。她的行為似乎顯示了所有與她丈夫有聯繫的人，都必須先通過她的篩選。這個人問：面對這樣逆來順受的丈夫，該如何處理？艾瑞克森卻說他寧願從妻子下手。

　　我會單獨見妻子，委婉地告訴她自我完整的重要性。對於個體來說，有些事情必須保密，即使對再親近的人也不能透露。我會指出，女性不需要把自己第一次月經的時間告訴丈夫，雖然這對他很重要，但畢竟是很隱私的事情。然後我們會討論，有些聯繫和交往也應該保密。沒有哪個妻子會訓練自己的丈夫知無不言、言無不盡，為老婆買的聖誕禮物或者生日禮物都事先報告，連要小姨子給妻子買禮物也搞事先通知。同樣地，他讓妻子當選為教堂禮拜小組負責人的事情，對鄰居的妻子也該保密。很多祕

密對於人生的完整性很重要。我們甚至連對自己都保守祕密：有多少人知道自己穿褲子的時候先穿哪條腿？

　　我會讓這個女性知道，她可以對每件事都瞭若指掌，但是無所不知只會帶來苦惱。她既有責任讓自己快樂求知，也應對某些事情選擇性地敬而遠之，同時提供丈夫充分的隱私權利。

　　雖然夫妻關係中比較常見的問題是妻子比較強勢，但是有時也會發生丈夫強勢的狀況。很明顯地，問題不在於「婚姻究竟該是怎樣的」，而在於夫妻雙方對理想婚姻的認知不同。通常，夫妻會對兩件事情達成共識，他們表面上說丈夫處於控制的地位，但實際上家庭生活的大部分領域是由妻子把持的。每對遭遇這種矛盾的夫妻，都誤以為在早年——大概往前追溯兩代人——婚姻生活和現在是完全不同的。比如說，我們都認為在維多利亞時代，父親的權力更大，且處於主導地位。但我們對於那個時代家庭結構的一知半解，大多來自道聽塗說。舉個例子來證明吧，我曾經向一些二十世紀初在維也納生活過的老人請教，問他們當時的家庭結構是什麼樣子。我很想知道在西格蒙特‧佛洛伊德的時代，家庭氛圍是什麼樣子。佛洛伊德認為父親是強大的、不可缺少的人物。一個維也納婦女告訴我，當她小時候，父親是家裡的強權人物：「我們甚至不能坐父親的椅子。」我很好奇，問她父親是怎樣不讓孩子坐他的椅子的，她回答道：「父親沒有不許，主要是母親，她告訴我們，如果我們坐了父親的椅子，屁股上就會長瘡。」這樣看來，似乎她父親至少是被人捧上權力中心的。

　　近些年有些婦女來進行治療，抱怨說婚姻問題是丈夫的強勢

行為所造成的，她們對任何事情都沒有發言權。無論是赤裸裸的強權管制，還是更微妙的權謀手腕，艾瑞克森總有辦法應付。請看以下兩個案例：

　　一位女性對我說，她和丈夫之間存在嚴重的問題。他們結婚數年，並且賺錢準備購買一棟房子。這是他們生活中的一件大事，但是，選擇房子的時候，丈夫堅持認為她在這件事情上沒有發言權，選擇房子和傢俱是他的權利。她說丈夫一直都很霸道，但是在這件事情上，她認為自己必須有所作為。房子關係到她今後的日子，她必須在這方面具有發言權。

對於這種問題，有很多種可能的治療方法：可以單獨治療妻子，讓她不再感到無助；也可以把夫妻雙方都叫來，教他們進行清楚明瞭的溝通。艾瑞克森傾向於從眼下這個問題著手，用一種高效率、經濟的方法解決：

　　我對丈夫安排了一次單獨的訪談，沒有要妻子一起來。我和他討論在家中應該誰說了算，我們都同意應該是丈夫說了算；我們也同意，如果買房子的話，在選擇房子和傢俱方面，也應該是丈夫說了算。和他交談的過程中，我提出一個問題：什麼樣的丈夫才是**真正的**老大？當他表示好奇，我就暗示他：真正的老大在小事上要允許嘍囉做主，這才算大丈夫。透過這種方式，我勸他自己負責一些較高級的大事，**讓**妻子去處理細節問題。我們最後決定，

297

由他提出購買房子和傢俱的二十種方案，讓妻子在其中挑選。結果妻子很滿意，丈夫也同樣很滿意，因為他的確掌控了全局。

用這種方法解決問題，艾瑞克森拓展了夫妻之間的關係，從而使他們彼此都有足夠的空間，可以和平友好地相處。

另一個看似丈夫霸道的案例中，情況又有所不同，因為丈夫看起來是那麼仁慈。

這對夫妻已結婚數年，長期爭吵不休，從不心平氣和地交談。丈夫出身於富有的新英格蘭家庭，一切有人代勞。他很注重細節，要求所有的事情都必須認真仔細，他的妻子也被嚴格地要求遵守禮節。妻子在一個農場長大，習慣了隨意的生活，喜歡野餐、露營和一些無拘無束的活動。

這位丈夫煞費苦心、無微不至地安排了他們生活中的一切，妻子對此很反感，但是卻無法表達，因為丈夫的做法看起來永遠是那麼正確、那麼細緻而又出於善意。不幸的是，這反而對他們的性生活造成了不良的影響。她對丈夫很冷淡，而丈夫出現了早洩問題。她有性渴望，但丈夫早洩，又導致她不能夠滿足。等到丈夫能夠控制射精的時候，她對性已經完全沒有興趣了。做愛的過程中，她會表現得興味索然，甚至呵欠連天。

我透過同時處理他們生活中的不同面向，來解決這個問題。我選擇一些能引起他們爭執的話題進行討論，比如

他們在餐館吃飯，丈夫送花給妻子的種類，還有他們的結婚周年慶等。

　　妻子喜歡外出用餐，丈夫也樂意帶她去，但去餐廳的過程會演變成一場荒謬的明爭暗鬥，並以兩人都很不滿告終。假定丈夫樂意帶妻子去她想去的任何地方，讓她選擇任何想吃的東西等等，但不知何故，最後卻變成了妻子從來無法去她想去的餐館吃飯，無法坐在她想坐的位置上，也沒有吃到她想吃的食物。但是她還是不得不承認那是一家很好的餐館，味道也不錯，一切都很完美。她只好強壓怒火，無助地回到家裡。她的丈夫總會給她機會，讓她去糾正他，但愈是這樣，她愈是無法那麼做。

　　在我對他們同時進行面詢時，這個問題變得很明顯。聽到妻子暗示說，她從來無法選擇想去的餐館，丈夫抗議說：「相信我，我從沒做過那樣的事情，我肯定不會那樣剝奪妻子的權利。」隨後他會向妻子解釋，事情並不像她描述的那樣，直到最後，妻子當著我的面承認他確實沒有那樣做過。

　　我問他是否願意以這樣的方式帶妻子外出用餐，讓妻子來挑選餐館，給她驚喜。他說當然願意，因為他想讓妻子開心。於是他們下次過來的時候，我提前給了他們一些指令，讓他們去完成。我要丈夫開車，由妻子將指令讀給丈夫聽。他們帶著地圖，我列出了他們所需要經過的所有街道。從家裡出發，他們一路上要經過很多街區，左轉、右轉，然後往北走，再經過很多街區，就這麼一直開著車，一旦道路右側出現餐館，就立即停下。妻子之前說有

些餐館他們從來沒去過，其中就包括這家，我們姑且稱之為「綠湖餐廳」。實際上，我讓他們在城裡繞了一圈，但是餐館就在他們家附近。

　　我的指令不僅包括了怎麼去餐館，還包括了當他們進入餐館之後，應該怎麼做。他們要走過第一個隔間，走過右手邊的座位，走到對著牆的那個隔間，繞過另一張桌子，最後在一張特定的桌子坐下。侍者會給他們菜單，我給了這位妻子非常仔細的指令。我指出，侍者會先給她一份菜單，然後會給丈夫一份。當他看菜單的時候，一般都會從上到下、仔仔細細地看一遍。此時她會說：「我們交換菜單吧。」這看起來是很簡單的事情，卻改變了他整體的定位。她在丈夫的菜單上進行選擇，當丈夫問妻子想吃什麼的時候，她告訴他點菲力牛排，三分熟，用洛克福乳酪做調料的主廚沙拉，還有其他的一些東西。丈夫反覆看著自己手上的菜單，看兩眼後又闔上，再打開，反覆不止，並且詢問妻子想要點什麼。這個一絲不苟的男人認為自己的菜單在妻子手上，所以必須讓妻子代他點菜。

　　這次進餐相當愉快。他高興地認為我的指令做得很精確，剛好把他們帶到「綠湖餐廳」，這位嚴謹的男人稱讚它為藝術作品。接下來一次，他們出去吃飯，這次由丈夫帶路，他說這麼荒謬的開車方式很有意思。「讓我們以同樣的方式開車出去，看能找到什麼樣的餐館。」然後，他重複上次的路，經過一段相當長的距離後，他說：「我們再開十個街區，只要看見外觀漂亮的餐館就停車。」（我已經禁止他們去已經去過的餐館。）妻子看見了一間還不

錯的餐館，然後他們就進去了。那是一個很大的地方，他還不清楚該點什麼菜，這時妻子立刻按著自己的想法點了菜。就像在綠湖餐廳時一樣，他們這次用餐同樣愉快。雖然他還不清楚自己對待妻子怎麼算得上獨斷專行，但他瞭解到這是妻子與他在一起時，第一次親口表達自己的快樂。他從未享過如此的殊榮，這鼓勵他繼續用這種方式和妻子進餐。

這對夫妻準備慶祝結婚紀念日時，一個重大的變化發生了。之前總是丈夫安排好慶祝派對，妻子雖不高興，卻也無話可說。她告訴我，丈夫總是會訂做一個華麗的蛋糕，邀請一些身分得體的客人，然後看著他們舉起最佳年份的香檳，彬彬有禮地乾杯，一切都是那麼地合情合理，但沉悶而乏味。

我單獨約見了這位丈夫，並且告訴他，他們的結婚紀念日快到了，如果能給他妻子一個驚喜，那真是再好不過，而且這個驚喜還要讓她終生難忘。他驚恐地看著我，於是我為他出了個主意。我告訴他去租一輛小貨車，並且購買睡袋還有其他的一些露營設備，準備好燻肉、雞蛋、熱狗、漢堡還有其他的類似的食物。他從小姨子那裡得知妻子衣服的尺碼，為她買了一條李維牛仔褲和一雙堅固的鞋。我要他在結婚紀念日的下午把車開到院子裡，然後告訴妻子：「這裡有妳的衣服，穿上吧，給妳一個驚喜。」他全都照辦了。他們睡在貨車的後面，在沙漠裡度過了一個晚上。第二天，又在營火旁共進了結婚紀念日早餐。我之前還告訴他，次日要選擇去爬山，並且在野外再做一頓

飯，然後上車走人。

這次丈夫又按照我的說法去做了。他告訴妻子，他們不會直接回家，而是要隨機選一條不曉得通向哪裡的陌生道路。那次旅行非常愉快，那年夏天他們每個週末都去露營。他妻子非常喜歡那次周年紀念，她是多麼懷念婚前的野餐和露營啊。

現在，這位丈夫大概每年都來見我三次，回顧一下自己和妻子的一些改變；而妻子每年大概來見我兩次，只是來談談近況。我知道，一些心理治療學派在處理這種心照不宣的夫妻時，會建議他們開誠布公地交流，從這方面來著手解決問題。而我個人的觀點是，如果可能，最好迴避這個問題。如果一個房間不乾淨，不必嘗試去打掃，不妨搬到別的房間去。

在處理夫妻間權力爭鬥的案例時，如果感覺到其中有危險，艾瑞克森會迅速採取行動。他認為治療師不能打著「不干預私生活」的旗號而置身事外，更不能口頭談談、點到即止，尤其是有風險的時候。例如，一個母親帶著孩子前來，訴說關於她丈夫的事情，艾瑞克森告訴她要立刻離開這個城市，甚至不要回家收拾行李。她聽取了艾瑞克森的建議，隨後她丈夫也來找艾瑞克森，他對艾瑞克森的安排非常不滿，因為這導致他找不到妻子。但是這個丈夫承認，他已經買了槍準備殺害妻子。後來艾瑞克森同時約見了妻子和丈夫，解決了他們之間的問題。

艾瑞克森對治療患者方法的自信，部分來自於他對自身道德準則的確信。他對人們應該怎麼做，有很明確的看法，同時他也

可以接納各種不同的生活方式。他的道德準則並不僵化，當然，他並不像很多自由而善於思考的治療師那樣，對道德準則有著持續的質疑。

一般情況下，艾瑞克森的道德標準並不建立在某個抽象的觀點上，而是以「什麼能夠讓生活最為美好」為依據。有時夫妻中的一人看起來在占另一人的便宜，他會讓這種狀況發生改變。

　　我的一個患者，他的妻子之前曾經結過十四次婚，但是他以為妻子只結過兩次婚。我很喜歡這個患者，他很善良，性格堅毅。他知道自己孔武有力，卻不想對妻子動粗，畢竟妻子是個溫柔美人，有點神經質，犯過錯。她曾經被婚變傷害過兩次，如果對她橫加指責就太不應該了。

　　我單獨約見了這位妻子，她並不打算把之前的十四次婚姻告訴我，但是不知何故，她還是「自覺地」告訴我了。她要我保證不告訴她丈夫。我說她的丈夫對她很好，很有耐心。她偽造支票，丈夫為她收拾殘局；她發脾氣毀壞了汽車，丈夫負責付錢修理。但她還是屢次和其他男人一起出去鬼混。我告訴她，現在她的丈夫正在考慮分手。我問她：「妳不認為該把妳那從未提及的另外十二次婚姻告訴他嗎？」她說：「不！」我回答說：「好，這可是妳自己的回答，可不許變卦。」

　　當然，她把此事主動告訴了她的丈夫。我告訴她「不許變卦」，而她不肯接受男人下達的指令，為了和我對抗，她就向丈夫坦承真相。

　　這位丈夫發現妻子之前所有的婚姻時，他改變了

態度。他問妻子：「在以前的婚姻裡，妳撒過多少次謊呢？」她照實說了。「妳和其他男人出去鬼混過多少次？」她也照實說了。他接著說：「好的，我娶了妳，而且我愛妳，即使妳是個寄生蟲也無所謂。如果再有任何欺騙、再和其他男人出去一次，我就會離婚。我會處於有利地位，因為妳刻意隱瞞重要資訊。」

這位妻子終於改邪歸正了，因為她很怕失去第十五任丈夫。

當處理夫妻之間的問題時，艾瑞克森通常會避免有所偏頗，這是一個非常重要的原則，除非有暴力或者非常不合作的情況出現。有時他單獨見夫妻中的一方，有時雙方一起見。通常他在候診室裡就會做出決定，他說：

當夫妻前來，我去見他們，我總是會問：「你們誰想先和我談，還是想一起見？」然後我就觀察他們的面部表情和頭部動作。

如果我看到他們對望一眼，好像是在說：「你願意和我一起嗎？」我就會邀請他們一起進來。如果我發現丈夫很驚恐地看著我，並且做出手勢表明他的妻子要先進來，那麼我會看一下妻子，看她是否也同樣指向丈夫。如果是，我會邀請他們兩個都進來。如果他指向妻子，而妻子看起來對此很期盼，我就會讓妻子先進來。

有時丈夫也會說：「在你和我的妻子會談之前，我想要先和你談一下。」或者妻子也會說類似的話。我並不

一定總是會滿足他們的願望，有時我會說：「好的，但是為了更清楚瞭解你們的情況，我先和你們一起談五、六分鐘，然後單獨和一方談。」我之所以這麼做，是因為他們在誰先見我這方面都比較獨裁，都希望自己來做決定，所以得由我來決定。我和雙方一起交談時，可能會把時間延長十五到二十分鐘，但大多數的時候我會遵守五到六分鐘的約定。然後我會讓他們其中的一個出去，我會說：「現在我要和你們其中的一個單獨談五到六分鐘。」我通常對此進行限定，給自己機會去重新安排這個過程。

有時候，夫妻其中之一會拒絕進入辦公室來解決婚姻問題，這種情況常見於丈夫。對這種情況，不同的治療師有不同的處理方法。一般可以直接要求不情願的一方進來；萬一不奏效，艾瑞克森有一種看起來很獨特的方法，可以讓另一半進入治療室。

一個丈夫帶著妻子來見我，說他已經厭倦了五年來每週三次付錢給精神分析師，而妻子經過多年治療，狀況反而每況愈下。他說他並不想和我談，他只是帶他的妻子來，讓我和她談談，看我能否為她做點什麼。

在試圖讓丈夫來見我之前，我已經和這位妻子進行了七個小時左右的治療。我用了處理這類案例時慣用的方法：每次我都向她提起一些她丈夫可能不喜歡的話題，嘴裡說的卻是「不知道妳丈夫對這個問題怎麼看」。這些問題要是被她丈夫聽見，恐怕多半會認為我理解有誤。每次訪談結束之後，她的丈夫總是東問西問，而她每次都會提

到我的這些小問題。經過這七次的治療之後，他要妻子替他預約。他覺得必須來給我好好上一課，而我則終於有機會同時會見他們兩個。

有時候，艾瑞克森認為有必要同時約見夫妻兩人，他是這樣描述這種情況的：

當夫妻兩人都非常不信任對方、對彼此都很惱火時，你就有必要同時約見他們兩個。你必須立刻確定自己的角色。如果丈夫說出很多懷疑的事情，說明他可能很敏感，那麼我會轉向妻子說：「他說得言之鑿鑿，都是實話嗎？」妻子會想：「他是站在我這一邊的。」丈夫則認為我是站在他那一邊。我隨後對丈夫說：「現在出於禮貌，讓我們聽聽你妻子的說法。」因為她處在防禦的位置，因此懷疑和指責的意味要輕得多。然後我會轉向丈夫，做出和剛才相同的評論：「她也說得真心誠意而言之鑿鑿啊。」這樣，妻子會突然意識到我不是站在她這一邊的，而是和她丈夫同一條戰線；丈夫也會做出相同的反應。我會給他們足夠的時間來消化這些，然後說：「現在你們過來尋求幫助，肯定希望我對你們雙方都能夠理解和同理，這樣我才能瞭解事實的真相。而我很確定你們倆都不怕真正的事實。」這樣一來，我把真相定義為「我對該事的看法」。他們各自認為我站在對方那一邊，而實際上在他們全心全意的合作下，我是站在事實的那一邊。

通常，我認為處理婚姻問題時，自己應該不偏不倚，

但是有時我會持完全不同的態度。如果一個人大喊大叫地抱怨，我會看看這個人是如何不可理喻，然後轉向另外一個人說：「他真的相信這一切，確信無疑。現在，你知道他所說的大部分內容，甚至每一句話，都是無稽之談。你希望他能瞭解有真憑實據的事情，拋棄那些無端的猜測，就像他希望拋棄所有不合適的東西那樣。」

透過這種方式，我支援了大聲抱怨的一方，並且要求另一方要抱持絕對客觀的態度。因為我已經告訴那個大聲抱怨的人，要拒絕一切不客觀的東西。現在聽起來，似乎我在精心地指導和控制，實際上，我這樣做是想讓他意識到自己的想法是可以改變的。我僅僅是指出：「這個地圖上有很多條你沒有發現的路可走。」

當發現一對夫妻因為有罪惡感而不願意談論一些事情的時候，艾瑞克森會限制他們的交流，從而讓他們認為談論這些東西是合適的。

有時候我同時約見丈夫和妻子，並禁止他們互相看對方。他們對這個限制反應強烈，會偷偷看對方是否遵守禁令，但是又覺得這樣做不合適。如此一來，他們雖然心裡不想，嘴裡說的東西可就多起來了。你看，他們需要刺探對方，但又不能大大方方地去做，就只能換一種方法。既然不能偷看，就只能透過語言交流。因為他們對偶爾偷看對方，會引發罪惡感，因此所談論的話題也就和罪惡感多少相關。這種情形就是要觸發並探討罪惡感。但是你必須

嚴密觀察，以免他們就此相互報復，或者開始揭醜攻擊：
「他不願意帶我出去吃飯」之類的，若發展成這樣，就是
自找麻煩了。

　　在治療室裡，艾瑞克森會用各種方法來限制交流，而且無
論是在治療室內外，他都會非常心安理得地要求來訪者完成一些
奇怪或不合適的行為，以達到同樣的結果。有時候他的方法會讓
治療看起來很荒謬。他可能會要求患者駕五十幾公里的車到沙漠
裡，再找出去那裡的理由。他也會鼓勵婚姻生活中一些看似荒謬
的行為。

　　有一次我告訴他一對年輕夫婦的案例，這對夫婦以極端的方
式來表達一些很普通的問題。丈夫無法自發主動地做事，無論做
什麼，都希望妻子能夠指導他。一個典型的例子是每週六妻子打
掃房間的時候，他會跟著妻子從一個房間到另外一個房間，看著
妻子進行清理工作。這種行為激怒了妻子，但是她不知道如何處
理。無論她進入哪個房間，丈夫都會站在旁邊看著她工作。她丈
夫說喜歡看著她工作。艾瑞克森向我解釋了他對類似問題的處理
方法。他說，他會單獨約見妻子，並且要她在接下來的週六還是
照舊工作。她打掃完每個房間之後——丈夫當然是一直跟著，她
會說：「好了，完工。」然後把吸塵器中的垃圾袋取出來，然後
回到清掃過的房間，在乾淨的地方都倒上一點垃圾。當她在所有
房間都堆放了一些垃圾後，她會說：「下個週六再收拾吧。」而
且她得拒絕和丈夫討論此事。艾瑞克森認為這樣她的丈夫就不會
再跟著她了，他們會在那一週針對一個比較重要的婚姻問題吵上
一架。

　　當艾瑞克森希望在相敬如賓的夫妻之間製造戰爭時，他可能會不著痕跡地去處理這個問題，或者採用比較荒謬的方法。不著痕跡地處理這個問題時，他會說：「如果妳是個沒涵養的女人，而你是個沒涵養的男人，你們設想一下，當你們不同意對方的意見時，會怎樣呢？」這樣一來，夫妻雙方都被往前推進了一步，不得不表達出意見和分歧。

　　當討論如何用更極端的方式挑起家庭紛爭時，艾瑞克森說：「引入任何難以理解的事情都可以挑起紛爭。讓孩子去擦你的鞋，當他弄好的時候，你故意灑點水到上面，然後愚蠢地問：『水把鞋弄髒了，是嗎？』這種茫然的感覺是非常令人不愉快的，並會導致某些行動。或者要求對方幫你縫鈕扣，但當別人不情願地幫你縫上時，你再把它們扯掉，說道：『這還真結實，是不是？』如果你破壞已經做好的東西，或者做一些不可理解的事情，就是在製造破壞性。」

　　有時候艾瑞克森並不挑起夫妻之間的紛爭，而是鼓勵他們用習以為常的方式進行吵架。在外力的驅迫下爭執，爭吵的本質就發生了改變。鼓勵人們按通常的方式做事，是艾瑞克森的典型技術，這似乎出自他的催眠技術。想催眠一個人時，他會鼓勵這個人去抵抗。他處理一對酗酒夫妻的例子就可以說明這個問題，他鼓勵夫妻兩人還是按照原來的方式做事，但結果卻與平時不同。他的報告如下：

　　　　一對夫妻來找我，妻子嚴重酗酒。每天丈夫從辦公室回到家時，都發現妻子醉醺醺的，於是他們整晚吵架，丈夫怒氣沖沖地在家裡四處找酒瓶，找不到就誓不甘休，

為此妻子也感到自己要瘋了。他們之間的關係逐漸演變成一種較量，除了整夜的爭吵外，還包括尋找酒瓶方面的對抗。

我發現他理想的週末是靠在椅子上看《商業週刊》、《華爾街日報》，或者隨便一本什麼書；她理想的週末則是在院子裡蒔花弄草，當沒人注意的時候，偷偷喝一口她藏在地下的威士忌。她很享受園藝工作，也很享受威士忌。

他們都在我辦公室的時候，我說，每晚他都很辛苦地去找被藏起來的酒瓶，而她從藏瓶子的過程中得到了樂趣。我告訴他們一切照舊，他繼續找酒瓶，而她得想方設法藏好。如果丈夫找不到，**妻子就有權在第二天將這瓶酒喝光**。

我讓他們玩了這個小遊戲一段時間。這不是個好遊戲，雖然丈夫不喜歡尋找，但妻子從中獲得了很多樂趣，但是這個過程同時也**剝奪了她偷偷藏酒瓶的權利**。這變成了有目的的儲藏，而不是那種夾雜著罪惡感、羞恥感的偷偷摸摸隱藏，因而降低了不少樂趣。我建議他們把藏起來的酒瓶做為獎品，丈夫找到就歸他；否則就歸他妻子，這時他們流露出非常震驚的表情。其實這個遊戲他們已經持續玩了十二年。

下一步是讓丈夫買一輛房車，在沒有威士忌的情況下，帶著妻子去大峽谷釣魚。我選擇划船做為娛樂，是因為我發現妻子是在湖區長大的，但是她討厭湖，也討厭釣魚。丈夫同樣也討厭釣魚。

　　我又指出，在小船上獨處，漂流在水中間，沒有威士忌，可以讓妻子保持清醒，這對她的健康有好處。而對丈夫而言，外出呼吸新鮮空氣，比把頭埋在報紙裡更有利於身體健康。

　　可以預見的是，他們會使用房車，但不會坐船去釣魚。他們選擇了週末出去露營，這是兩人都喜歡的活動。妻子從此清醒過來，兩個人開始享受生活。他們放棄了爭吵，每週都去露營。

　　這個案例說明了艾瑞克森式的另一種典型技術。案例中的夫妻被要求去買房車，然後去湖上釣魚，艾瑞克森希望改變他們週末的行為模式，他希望他們能夠外出，嘗試新的週末活動，而不是待在家裡玩藏酒瓶的遊戲。但是艾瑞克森選擇了釣魚，這是個夫妻倆都不喜歡的活動。他們按他的要求打了一個擦棒球，選擇了另外一種活動，在週末去進行他們都喜歡的露營。這樣一來，對於怎麼共度他們的週末，夫妻倆「自發」地做出了不同的選擇。

　　除了鼓勵人們繼續他們原來的行為，艾瑞克森也讓他們準備面對變化，從而預測他們身上會產生的變化。如果能夠引導人們做出只有在變化產生之後才會做的事，那麼變化就更可能自然發生。

　　另外一種解決酗酒的方法證明了這一點。因為艾瑞克森認為像酗酒這麼嚴重的問題，不僅僅是個人問題，因此在這樣的案例中，艾瑞克森通常會針對整個家庭進行工作。他早就發現，當一個酗酒者不再酗酒時，他的配偶通常會有一些消極的反應，促

使酗酒者重新走上老路。艾瑞克森能預測到這種反應，並因勢利導，用它促成改變。他說：

> 當酗酒者浪子回頭，妻子就失去了嘮叨抱怨的機會。通常她會感覺到失落，生活中也失去了目標。我處理這種問題的方法之一，就是同時約見夫妻兩人。我會要求丈夫描述當前的問題所在，他可能會這樣說：「我認為如果我的妻子不整天嘮叨，我可能不會是酒鬼。」我對妻子的評論是：「我懷疑妳是否真的在嘮叨他。我認為妳只不過是在他飲酒過度時，適度地表達了心中的遺憾而已。過去這消耗了妳大量的精力，當他改過自新的時候，妳將如何使用妳多餘的精力？」

> 我勸她好好考慮這個問題，這樣就給了丈夫一個機會去關注妻子，看看她將精力用在其他什麼地方。他必須戒酒，如此一來妻子才能騰出精力。你總是把這兩者拴在一起，卻不告訴他們。當你要她將時間、精力用在其他地方的時候，你同時也在告訴丈夫，讓他去給妻子這樣一個機會。

> 我會指出：「每天早上醒來時，妳就分配好自己的精力。白天妳將精力耗盡，晚上準備睡覺時已經很累了。妳想上床休息，以便恢復精力。當他停止酗酒時，白天妳準備怎麼使用妳的精力呢？」

> 既然嗜酒的情況改善了，家庭裡總會有相對應的反應，有時我對整個家庭也採用同樣的方法。我可能問女兒和妻子：「原先妳們花時間希望父親不要喝酒，阻止他喝

酒或盯著他改正。當他停止酗酒了，現在那些時間妳們準備做什麼呢？」我聽到女兒說：「我可以把時間花在學習幾何上。」我聽到妻子說：「我可能會去教堂從事委員會的工作。」

現在不僅有很多年輕人濫用藥物，連父母也被他們的藥物所牽制。最常見的藥物之一就是鎮靜劑。艾瑞克森與很多精神科醫生不同，他並不把藥物看作是一種讓人安靜鎮定的方法，而認為這是一種不恰當的生活方式。有時他會接受一些求助，幫助一些人解脫藥物的牽制。他是這樣說的：

> 我不給人們開鎮靜劑。通常我要處理的問題是幫助人擺脫鎮靜劑。當有人要開這類藥時，如果我僅是拒絕，他們會跑到其他醫生那裡，其他醫生會開給他們。因此我不拒絕這種要求，但也不提供藥物。
>
> 例如有個女人跑來找我，拼命問我能否繼續為她開正在吃的鎮定劑。我說：「當然可以。」並開始在桌子上找。「我的處方手冊就在這裡。」我說。在第一個抽屜裡沒找到，第二個抽屜也沒找到，桌子上面也沒有。在這樣的案例中，我會表現得積極主動，但就是找不到處方手冊，找的過程中我們開始交談。不知怎麼地，在訪談結束時她離開了，我們都忘了開鎮靜劑的事。如果她已經累積了很多藥，就不得不動用她庫存的藥品，因為下次訪談時我會繼續「遺忘」。
>
> 我遺忘時，她也遺忘了，她沒有能提醒我，這讓她在

訪談外的時間想著「我必須提醒他」,而不是去找其他醫生。不過顯然我是出於善意的故意遺忘,而她是無意中忘記了。透過這個方法,她會只想著找我開藥。

當有些人已經服用鎮靜劑成癮時,我不得不為他們提供一些,但我給的是藥商給我的樣品。我指出這樣能讓他們省下高昂的藥費。如此一來,他們只從我這裡拿藥,我就能控制他們用藥的頻率和劑量。

有時艾瑞克森使用他所謂的普通治療來處理鎮靜劑成癮的人。下面的案例就是採用這種治療,處理了一個嚴重的問題。報告如下:

一名醫生發現有個女人因服用鎮靜劑而導致肝臟損害,他打長途電話問我,是否願意接受這個一碰到風吹草動都需要服用鎮靜劑的病人。她和丈夫一起來訪,看她的樣子是希望被我當做正常人對待。不管她本人多麼希望配合治療,如果我膽敢暗示她有神經質的狀況,就會立即激起她的敵意。她曾經接受過一週數次的精神科治療,但仍搞不清楚所以然。在交談中,我得知她有音樂學位。她的丈夫看起來頭腦冷靜,有理科博士學位。因為她主要對古典音樂感興趣,我告訴她,如果想要治她這個病,就要用古法,得長期堅持。

我指出,看她的外表、她翹腿的樣子、雙臂緊抱的姿勢,很顯然是服用了太多的鎮靜劑,深受其苦。我說,我有很多種鎮靜劑,她肯定會喜歡,她丈夫也贊成。我說,

這都是極為有效的藥物，但在她服用這些藥物之前，得做不少準備工作。接著，我告訴她那些藥物的種類。我說，每當她感到有想服鎮靜劑的衝動時，她就要坐下，用力大聲說出她所知道的所有污言穢語。她和丈夫都認為這主意不錯。我的話對她起了作用，她覺得自己真的沒什麼毛病，只要體內殘留的鎮靜劑消散，一切就水到渠成了。他們高興地離開了我的治療室，順便預約了下一次的面談。

當我建議她去說污言穢語時，我解釋道，她在童年和青年時期一定備受壓迫，積了一肚子怨氣，有髒話也沒處罵。她表示贊同，還對我說了關於她母親倒行逆施的種種事例。比如在她結婚第一年時母親的種種刁難，平時她也是獨斷專行。我指出，用髒話發洩情緒的方法古已有之，效果極佳，其歷史可追溯到穴居人時代。她很願意與我交談，並接受了這種解決方法。這是對正常問題的正常解決。

下一次再見到這對夫婦時，我問道：「你們覺得還有什麼問題需要談的嗎？」他們同意我所說的，前塵往事還是不要再提，也不必認真了。

把家庭視為一個團體訪談

從1950年代初起，人們普遍接受了家族治療，並將其定義為所有家庭成員一起接受訪談。那時很多治療師會選擇這個方法，艾瑞克森也是其中之一，但他在家族治療方面並不是很有名，因

為他很少發表有關家族治療方法的文章。儘管他的治療傾向於把精神病理的問題定義為家庭問題，但通常他不會在一次治療中約見整個家庭。即使約見整個家庭，他也有自己特有的方式，這與其他家族治療師大為不同。比如當整個家庭聚在一起，有時是母親的操控性和防禦性很強，阻止家庭中的其他人表達自己的觀點。很多家族治療師處理這個問題的方法，是要求這個女人保持安靜，不過一般很難奏效，只好容忍她的不斷干涉；或把家庭分為小組，這樣其他家庭成員才有發言的機會，但這通常是沒有用的。艾瑞克森則用完全不同的方式處理這個問題。

　　一個父親來問我是否願意看看他的家人，他是瞞著妻子悄悄過來的。他說他過得很悲慘、不開心，兒子還官司纏身。後來他帶著家屬來了，很明顯地，母親認為家裡其他人都沒必要說話，一切由她代勞。

　　我告訴這個母親，她必須準備好面對不尋常的情況。我把她的手放在膝蓋上，讓她仔細感受，保持兩個拇指距離大約六公分，始終盯著它們。我告訴她看著拇指，保持距離不變。我又說，保持不說話對她來說是場艱難的掙扎，但不管家裡其他人在說什麼，她都不能開口。我向她保證，隨後我會讓她做最後發言，但現在我只希望她把注意力放在拇指上。然後我要丈夫保持沉默，接著我要大兒子、二兒子也保持沉默。最後我對家裡最小的孩子說話，他是家裡最不重要的人，我讓他開始發表對於家庭每個成員的觀點。他們耐著性子靜靜地聽著，包括他母親，雖然她噘著嘴、不屑一顧的樣子，因為那不過是個孩子的話。

一旦母親接受了這個狀況，她也肯定了第二個兒子和大兒子說話的權利，當然她丈夫說話的權利也被肯定了。她必須得注意聽，因為最後發言時，她要回答前面幾位說了些什麼，而且我還會時不時地提問：「妳真的在聽嗎？」她一說話就忍不住動拇指，所以每次她想開口說話時，我都會指一下她的拇指，她又會安靜地聽。像這樣讓拇指保持某個姿勢，其實並不重要，但在她能做其他事之前必須保持這個姿勢，而且對於為什麼這麼做，根本沒有理由。

　　用這種方法能夠限定家庭裡的某些交流，這樣他們就被激勵去做更多的交流。這只是臨時的限制，如果你先聽小強尼說，再聽老二威利，接著老大湯姆，每個人都被先前的發言者刺激得更為健談，因為他們都有發言權。當母親最後開始說話的時候，她談到了所有的事，因為她是最後發言的。一般情況下，她會漫無邊際地談上好幾個小時，但似乎又什麼都沒說；但這次她能夠提到每個人的觀點。這樣簡單的安排能帶來大量的訊息。

　　讓某人在他自己的領域裡掙扎，而不是在別人的領域裡掙扎，這是艾瑞克森喜歡用的典型方法。這個女人是說話的專家，但無法讓自己的拇指保持某個固定的間距。艾瑞克森使用了一個小陷阱，她中計了，並拼命向艾瑞克森證明她能夠做到這一點。結果她發現自己能夠合作了，能讓家庭中的其他人說話，而這才是艾瑞克森的目的。

　　當艾瑞克森與整個家庭會面時，他喜歡幫他們一一安排座次，然後讓他們交換座位。

他還有其他鼓勵家庭交流的有效方法。他是這樣描述的：

當家庭中有人不說話，但我覺得他應該開口時，我就請他出來，對他說：「對於我們剛才交談的內容，你覺得有哪些部分描述不妥？」接著我面對其他人，讓他們繼續交談。然後我再面向這個人說：「毫無疑問地，有些事情與你相關，你認為描述不妥。」然後我會繼續讓其他人交談。之後，當到了第三輪後，我會說：「你決定先從哪件事開始為我們撥亂反正呢？」在他回答之前，我會再次轉頭和別人說話，讓他感到受挫。

讓某人在談話中感到受挫，也是鼓勵他說話的一種方法。有時候有人準備想談論情感問題，我會說：「你叫什麼名字？多大了？從哪來？支持哪個棒球隊？」每次病人都掙扎著要回答，剛開口想進入正題時，我下一個問題又來了。這會讓他們有抑制不住的衝動想談論正題。當面對沉默的病人時，你問過問題後只停一會兒，不要給他機會反應。問下個問題時，你可以停頓一下並等他回應，但時間不要太久。你是如此誠懇，這會讓他們感到受挫。直到最後，他們說：「你能閉嘴嗎？答案是……」他們迷失了原來的方向，又獲得了新的方向，而這個新的方向正是你贈送給他的。

有時候在初次訪談中，很有必要幫助別人說話。人們來找你傾訴問題，但還是不太情願開口。一種處理辦法是對他說：「這是你和我的初次訪談。你告訴我，你想談一些很痛苦的事情。換句話說，我猜有些事情你寧願不告

訴我。我想，如果告訴我這些事情，會讓你很痛苦、感到難以忍受的話，可以跳過不提。從最無關痛癢的話題開始吧。你千萬別把那些你感到難以忍受的事告訴我。」他會開始說話，到了治療時間快結束時，他會說：「哦，我已經把自己難以忍受的事情都告訴你了。」如果可以選擇自己的行動，他們會想：我敢不敢把這件事告訴他呢？我可以瞞著不提，也不怕知無不言。他們通常會選擇說出來，不過要稍等一會兒。這就是我們所說的抑制。

對夫婦也能用同樣的方法。你說：「現在我想聽聽你們倆的故事，但肯定有些事你會不太願意說。你不會說，是因為你寧願讓妻子告訴我，也不願親自開口。」如此一來，你實際上是在說：「你是願意自己告訴我呢？還是想讓其他人代勞呢？」這是一個讓大家面對現實的問題。有時會有人告訴我，有些事還是不提來得好，希望我不要追問。我會回答說，如果他自己主動講了，就不該指責我追問。一般情況下，他還是會自己告訴我的。

艾瑞克森還有一種鼓勵人們交流的方法，是給家庭一些簡單的指令，要求他們自我克制。

我將同時會見一家子中的母親、父親和兒子，並明確要求他們不要說出不希望他人知道的事情。換句話說，我要求他們要留心自己所說的話。但是當他們對自己說的話很關注時，對別人所說的話也會非常注意。母親會注意自己的言辭，但也將看到父親和兒子如何言不由衷。這樣造

　　成的不僅是爭吵，還有憎恨。他們無論如何都要爭吵，透
　　過這個方法，可以把爭吵限制在你能力所及的範圍內，控
　　制於股掌之間。這個方法還能使你免於遭受家庭成員的聯
　　手討伐。

　　儘管艾瑞克森時常會一起約談全部家庭成員，或同時約見夫
妻雙方，但他還是寧願透過治療一個家庭成員，來改變整個家庭
的問題。他只是偶爾約談家庭的其他成員。當艾瑞克森想解決一
個問題時，會先仔細籌畫解決方案，下面的例子將講述他是如何
安排的，同時也說明他的觀點——他認為對問題的正確理解會引
發改變。他並不熱衷於「洞察」這個詞，他這樣評論這種方式：
「幫助一個病人理解自己、更清楚地意識到自己，並不能使他發
生改變。大多數精神科醫生讓患者更清楚地認識自己，但從不讓
病人去意識到他自己能夠做什麼。分析人行為的成因沒有意義。
如果你去看看那些生活幸福、環境適應良好的人們的生活，你會
發現他們從來不會自尋煩惱地去分析自己的童年或父母的關係，
現在不會分析，以後也絕不會分析。」
　　然而，艾瑞克森的確認為有一種特定的理解是有益的。正如
他所說的：「當人們超越了眼前情感禁錮的局限，能夠客觀地看
待某些事情時，他們會有不同的視角。這樣一來，他們一定會產
生許多新的見解，積極接受變化。」接下來的個案正好可以說明
這一點。

　　我曾經見過一個妻子，她有一系列的風流韻事。她
　　丈夫表面上似乎毫不知情。她告訴我，她希望丈夫知道那

些事情，這樣他們就可以結束婚姻，或在健康完好的基礎上重建婚姻。我告訴她，我將在週六下午一點鐘見她的丈夫，希望她先離開小鎮，直到週日早晨再回來。

她的丈夫（姑且稱他為傑拉德）一進門就反覆地強調說他有一個多麼美麗可愛的妻子。他真不明白，為什麼他們之間還會存在著矛盾，或者會有什麼麻煩。

他談論起夫妻生活，每次他出差，妻子就孤零零的，所以他的一個朋友會來造訪。他很高興有朋友過來，剛好與妻子做伴。他提到那個朋友留下一管牙膏在浴室洗手檯上；另一次他注意到那兒有一個丟棄的刮鬍刀片，不是他自己用的那個牌子。他談論來訪的朋友，他們似乎週六來，晚餐時離開，週日又來，晚餐時又離開。朋友和妻子一起聽唱片、聊天。

他說自己試圖適應妻子的生活，也想調和他們之間的爭吵與摩擦。隨後他還提到妻子在鎮上的貧民窟當社工，結果染上了陰蝨。有時候他出差回來，發現家裡有與以往不同的早餐食品，有時候還能看到兩套用過的餐盤，好像妻子一個人吃了兩份早餐似的。

他從一點鐘開始談論，最後在六點鐘時他談到：「你知道，如果我妻子是個普通女人，我一定會認為她有外遇。」

我問：「你妻子怎麼樣不普通？」

他說：「我的上帝，她其實就是普通女人！」說到這裡，他非常沮喪，大聲喊叫，揮舞雙臂，然後又繼續回顧那些同樣的細節。浴室的牙膏、刮鬍刀刀片、早餐。這一

次他把每個細節都看透了。

　　整個下午我一直都在尋找這樣的切入點，於是我一遍又一遍地讓他重複故事，希望能夠從中找到一些隻字片語，能讓我把他從禁錮的情感中拉出來。只要他認為他妻子是「普通女人」，他就不得不對此有新的理解。

　　第二天，我約見了他和他妻子，和兩人一起會面。我對妻子說：「現在妳保持安靜，妳丈夫有話要說。」自從她從鎮上搬走後，他們就沒有一起說話過話。我也不想讓他們現在一起說話，我只是想讓她傾聽。

　　丈夫複述了整個故事，詳盡到不能再詳盡。他故意冷冷地提到牙膏、刮鬍刀、盤子，還有雜貨店收據上她特別為男朋友做菜買的東西等等。妻子坐在那裡不說話，但明顯很不自在、很痛苦。她對於丈夫無意識的敏感很驚訝。關於究竟發生了什麼，傑拉德說的也不全屬實，但因為她必須保持安靜，就只能放任他說。我並不希望她為自己辯護，也不希望她去改變自己的處境。她想為自己辯護，但情感告訴她：「我還是忍受恥辱的好。」她在用丈夫提供的武器懲罰自己。

　　當丈夫說完，我告訴妻子：「妳先迴避一下，我想問妳丈夫接下來該做什麼。」從妻子的沉默中，他感到她被動地承認了，他知道自己的猜測全是對的。他說：「我該怎麼辦？」我說：「你需要想很多。還想繼續你的婚姻嗎？你想離婚還是分居？」他說：「我很愛她。我想把這些都忘記。」我告訴他：「這不過是你一時衝動下說的話。我希望你下週這個時間再來見我。這段時間裡不要見

妻子，你自己一個人好好思考一下。」

　　他回家了，她在我的建議下去了旅館。我和他們分別約了一週後再見，但剛好把他們約在同樣的時間，而他們並不知情，以為自己是要單獨見我。所以他們在沒有準備的情況下過來了。

　　當他們進來時，我問了一個問題，如果丈夫已經思考過接下來該怎麼辦，他可能也會問同樣的問題。我說：「今天的訪談能夠決定你們的未來。在此之前，我想問一個問題：上週妳一直住在旅館裡，妳的床只有妳一個人睡過嗎？」

　　她回答說：「我被引誘了好幾次，但我想丈夫可能會希望我回去，我自己也希望回去，所以不想為了幾分鐘的快樂，賭上終生幸福。」

　　他們為這事討論了一會兒，我不得不問一些他們個人的問題。我說：「你的好朋友傑克怎麼辦？」他說：「他曾經是我的好朋友，以後就斷交算了。」我問他妻子：「比爾怎麼辦呢？」她和六個大學生發生過關係，我特意提到她丈夫比較關注的幾個人，問她對這些人準備怎麼辦，並且問她對剩下這些人的看法。他們的回答都是不會再理這些人了。

　　我希望他們當場對質，而不是回去後再爭論，不然就等於回到過去的行為模式了。他會想：「如果我這樣說……」而她會想：「如果我這樣回答……」這是過去模式的再次肯定。讓他們面質，然後隔離，然後再面質，這樣他們就不可能爭論，直到這充滿火藥味、一觸即發的情

景冷卻下來。要他們既往不咎簡直太難了——我想知道將來，而不是過去。這是你們關係的結束還是新的開始？如果這是結束，那就為一切畫上句號；如果這是新的開始，你們想怎樣開始？

他們倆一起回去了，問題沒有再出現。一年後我再見到他們時，他們正在存錢計畫要生孩子，後來他們果真有了孩子。幾年後我在社交場合遇到了他們。若干年後，我曾經再次和丈夫交談，他回憶婚姻往事時說道：「就在那時，我發現妻子不過是一個普通女人。」他的語氣中帶有一絲玩笑的味道。

有些婚姻問題很明顯是在婚姻中糾葛的一部分；而另一些婚姻問題，則表現為其中一個人出現某種症狀。很多個人症狀都是婚姻狀況的產物，經過艾瑞克森用某些方法處理，症狀和婚姻問題都會解決。下面將詳細為大家獻上一個案例，從中我們可以看到他工作方法的精妙之處。

一個病人因窒息和氣喘發作的問題來找我，胸部全無知覺，總覺得自己轉眼就要死掉。什麼時候會出現這些陣發性的窒息、喘氣呢？她說：「白天夜裡都會，睡前發作尤其頻繁，午間、傍晚也會發作。如果朋友來拜訪，講了黃色笑話，我也會發作。」我發現病人刻意將病症與臥室隔離，將之與鄰里閒談、社交聚會做連結。不過我主要設法讓她回憶隔壁鄰居在聚會上說的黃色笑話。通常我會反對病人向我敘述整個故事。我們要阻止病人敘事，這

樣的目的是透過設立禁止，讓病人內心受抑制的部分釋放
出來，正常運行。對這個病人，我們要抑制她的故事，阻
止她講述，而不是抑制她的呼吸。直接要她放棄現有的抑
制模式是無濟於事的，要給她大量的機會，將這些抑制措
施善加利用。所以我讓她抑制自己不對我講故事，但是由
我**指導**她抑制自己。她不用再告訴我什麼，由我主動去瞭
解。接著我指出：睡前就胸悶，那鋪床很不容易吧？被浴
室的蒸汽薰到時，是不是加重了病症？她在考慮這個問題
的同時，卻沒有意識到，此思考至此會讓她聯想到自己的
裸體。這樣一問，連寬衣解帶都免了，直接就讓她想到自
己赤身裸體的情景。所以，當她思考我直接提出的那個問
題時，順便就帶出了我真正想瞭解的問題。接著我問她，
洗完澡從淋浴間出來，走到浴室的墊子上，從濕熱的浴室
一下過渡到乾而涼的臥室，該不會是這一冷一熱刺激了她
的窒息和喘氣吧？如果是，用浴巾擦乾並按摩身體，能否
能改善、減輕問題？對問題有影響嗎？這個女人會聯想到
自己，而且會聯想得更遠，她會想到自己赤裸地暴露在開
闊的房間裡，沒有浴簾遮擋，於是她能開放地和我討論問
題了。

　　接下來我想和她討論的是，**臥室**裡的什麼東西可能會
引起窒息和喘氣，會讓她感到胸悶。因為她總是在睡前的
一個小時或一個半小時出現症狀，必然是臥室裡某些東西
引發了心理症狀。不是某些將進入臥室的物件，而是已經
在臥室裡的東西。

　　透過我對她的觀察，我推測她的問題應該與臥室裡

的某些東西有關。我注意到她不厭其煩地反覆整理裙子，非常仔細地把腳蜷在椅子下，整個人顯得僵硬而拘謹；她還穿著寬鬆的高領上衣，頭髮很古板地梳在腦後，是那種完全端莊的髮型；我還知道她只有一個孩子。她的所有行為舉止都極度刻板、拘謹，十分規矩、謙遜。她的行為表現證明了這一點，但我並不知道猜得對不對。不過事實就是她僵硬而拘謹，規矩而謙遜，而且每個晚上都窒息和喘氣。

　　在討論中我已經提到，她面對這樣的場景——光著身子在房間中央，一個陌生男子正在談論她裸露的肌膚。做到這點竟然這麼快、這麼容易！聽起來似乎不切實際，但這就是事實，的確已經做到了。接下來她應該知道我們要談論與臥室相關的更多話題。目前為止，我在晤談中已經提到，毫無疑問地，她的症狀出現在她探訪父母、走訪親友時——言談之間，我一直暗示她的病根並不一定就在**她的臥室裡**，我已經隱約猜到問題的根源或許和她丈夫有關。我幫助她避免意識到病症與丈夫之間有關聯，但是由**我在幫忙她掩飾**。臥室裡究竟有什麼？有窗子、窗簾、椅子、梳妝台。我很感興趣地問她：「妳的嫁妝箱也在臥室裡嗎？妳知道嫁妝箱象徵了什麼嗎？它象徵了適婚女子對婚姻、性愛的猶豫，以及種種疑慮和禁忌。」幸運的是，她的嫁妝箱碰巧就在臥室裡。我事先並不知道，只是想確認一下。

　　當她提到嫁妝箱時，我問她，那箱子是全部用雪松打造的，還是那種只以雪松做框架的？還是那種混合手藝，

用雪松做框架和表面，內裡全用合板的？我忘了她具體怎麼回答，只記得她說嫁妝箱很漂亮。我又問：「妳結婚多久了？」「大約十二年。」我說：「這麼多年，尤其是妳的女兒出生之後，嫁妝箱裡的東西肯定變了不少吧。」我只是說「嫁妝箱裡的東西有變化」，並沒有更多的說明和分析。但之後我停頓了很長的時間，使她有機會在意識層面和無意識層面思考，回憶自從那個嫁妝箱進了家門以來的內容變化，畢竟是十二年的婚姻生活啊。

　　臥室裡還有什麼？當然有地毯。擺明的事情，臥室裡**當然**有地毯。你注意到這種語氣了嗎？這是明知故問，強調一些眾人皆知的東西。當然有地毯，顯然還有床。我強調地毯就是為了暗指床的存在。雖然我一個「床」字也沒提，大家都心知肚明。當然還有其他東西，記得我提到過衣櫃、窗子、窗簾、椅子。我偏偏留了一件傢俱沒說，她顯然也注意到了，明白我是故意沒把話說完。她不想談到床，我也就順水推舟。但是該面對的問題不能一直逃避，所以她才需要找醫生。現在繼續話題，談起臥室裡的傢俱，我最後畫龍點睛地說：「當然還有地毯。」這裡的「當然」意味著：「這是臥室，你不用一一指出臥房裡的東西。」現在病人知道我準備問臥室裡的行為。精神科醫生該怎麼做？我的病人受過高等教育，她當然知道，與性有關的問題已經呼之欲出了。我準備問她在臥室裡做什麼：「晚上妳把衣服掛起來，是把它掛在椅子靠背上嗎？掛衣服的椅子放在臥室的哪一側？」我實際上是在談論她在床的哪邊脫了衣服，右邊、左邊，還是床尾。但我不能

直說，只是談論她把衣服掛在哪裡。例如，妳把上衣放在椅子的靠背上，還是椅子的扶手上？這是一個重要的問題，引入了「背」和「手」，這兩個敏感字眼不知不覺地進入了人的無意識。因為我猜想她對性有著焦慮或恐懼的衝突，所以就透過脫下的衣服放在哪裡為切入點。接著我又提及了與浴室有關的問題。我不知道妳是喜歡冷還是喜歡暖，有些人睡覺時就愛暖和，穿著長睡袍還要裹毯子；有些人睡覺時則愛穿得少，尤其有些女人喜歡超短的睡衣。有些人喜歡超短的睡袍；而有些人喜歡長睡袍或長睡衣，這通常也是皮膚對溫度變化做出反應的一種功能。我們一直在討論與上床睡覺相關的一些問題，比如體溫、皮膚感覺、睡衣覆蓋程度。接著我開始談論睡覺時體溫的問題，這也是婚姻中的問題之一，通常是生理反應不同的結果。有時丈夫要蓋厚棉被，有時他什麼也不蓋。有時丈夫和妻子生理上一致，就沒有必要分別準備被褥了。但我已經提到了丈夫和妻子之間有不同意見，他們彼此適應有困難。她回答說喬喜歡裸睡，她則喜歡穿著長睡衣睡。我得到了想要的資訊，透過層層推進，一步步地突破了她的防禦，令她毫無痛苦地吐露真話。

　　接著我跟她談論不同的睡眠模式。有些人睡得很熟，有些人睡得很淺，而有些人睡得很平靜。我不知道妳的窒息和喘氣對睡眠模式有何影響，但我想要妳去思考女兒和丈夫的睡眠模式，再考慮妳自己的。她告訴我說女兒是那種天塌下來都能繼續睡的人。我指出：「如果妳還有其他孩子，就會發現他們的睡眠模式各不相同了。順便問一

句：這個女兒是計畫懷孕來的嗎？妳只想要一個孩子嗎，還是更喜歡一個大家庭啊？」當我問計畫懷孕、只想要一個孩子之類的問題，實際上是在問什麼呢？是在問他們從前對性生活是否有計畫，如今是否還有規律的性生活。這是一個不經意的提問，像好友聊天一樣。她說這個孩子是計畫中的，他們後來非常想再生，但那徒勞無功。「那徒勞無功」，你聽，她提到了性關係，而且很直截了當。接著我馬上把話題轉換到了長睡衣上。「妳晚上覺得腳會冷嗎？」現在我們都知道腳會冷意味著什麼。「有沒有什麼特別的東西加劇了妳的窒息和喘氣？比如，丈夫要吻妳、和妳道晚安時，這會加重妳的病情嗎？」她說：「我們不親吻道晚安的，因為他總是在親吻道晚安時，緊緊地抱住我，我的胸部承受不了這樣的壓力。」我對此表示同情，當然做愛也會令妳的胸部承受不了的，是嗎？大家可能會注意到，這成了一種離題的觀察。我們正在討論的是親吻道晚安，而我卻做出離題了的觀察，提及擁抱的困難會形成性交障礙。藉由如此的順帶一提，等於給她找了個臺階，使她可以很快、很容易地向我解釋，面子上也好看。我教她如何在解釋性問題時，能保護自己。與其放任她自由發揮，還不如採用我的方法，至少我能控制場面。如果用其他方法來談論這個問題，她可能早就會說性交上沒有困難。就這樣，我使她在性生活上的困難浮上檯面。接下來，我說的主要內容是這樣的：妳知道我早晚要提到妳和丈夫之間性生活協調的問題。假設我們現在就已經開始了，不過我不確定需要瞭解多少細節，但我想說，任何妳

覺得不正常的事，都應該拿出來討論。現在我不知道妳的
性生活是否協調，性高潮是否有困難。我覺得妳的胸部主
訴會影響性生活。妳覺得有哪些地方在我看來是不正常
的，但說無妨。她說：「好吧，我告訴你我的想法。如果
我告訴你，我總是在黑暗中脫衣服，你會嘲笑我吧？」

　　一開始我讓她順著自己的思路，接著又讓她好好想
想為什麼來就醫。她習慣於自己的思維模式，因為那是絕
對安全的，所以她開始在這種安全的情況下思考。接著我
讓她想想為什麼要求醫，她來找我求助是安全的，因為是
她自己決定要來就醫的。她就這樣如實說了，還要我別見
笑。我問她，整整十二年的婚姻生活，有這樣一個心結一
直主宰著妳的行為模式，這好笑嗎？她說不好笑。我提到
了十二年的婚姻和人的行為模式，這是什麼意思呢？無非
就是「十二年來的性生活」的美化說法。所以我問：「妳
丈夫能夠體諒妳的這種極端自卑嗎？」她回答說：「他不
能。」「妳責怪丈夫對妳的這種極端自卑感到不耐煩嗎？
或者妳意識到他是一個男人，他會像一個男人一樣思考和
行動嗎？」

　　在這裡，我瞭解到她的一個重要行為特點。一個女人
不得不在黑暗中脫衣服，這告訴我：她丈夫喜歡開著燈，
喜歡看妻子脫衣服。接著我又問：「當然妳一個人在家的
時候也是這樣，是嗎？」我為什麼會這樣做呢，因為她不
可能真的承認害怕丈夫；如果她承認自己懼怕婚姻，就會
感到屈辱，這可不好，因為她會自責，眼下她的自責行為
已經很離譜了。所以，我要追問關於她獨自在家的問題。

　　早些時候我提到窗子和窗簾，現在我知道這也和她脫衣服的行為有關，因此我回過頭來問窗簾的事情。我發現它們很特別，她的窗有篷，有軟的百葉簾，她甚至用特製的防水簾子遮住浴室的磨砂玻璃窗。打聽出這些細節之後，我又問她：「設想一下，和準備上床有關的事情裡，妳覺得最恐怖的是什麼？心裡想著就行了，不用告訴我。我覺得這樣能夠為妳打開全新的視野。不過妳不用告訴我，只要默默地想：妳準備上床時所做的事中，什麼最可怕。」她坐在那裡想，臉上一陣紅、一陣白，當她面紅耳赤的時候，我說：「妳真的不想告訴我，是嗎？」接著她不得不去思考，並斟酌自己是否真的不想告訴我。上面我所說的，從字面上看只是一個指令——「盡情去幻想吧，幻想什麼都可以，但是要把它藏好，因為妳真的不想告訴我。」最後她突然大笑起來，說道：「不知道怎麼搞的，我差一點就說給你聽了。」我說：「好的，妳要想清楚，確定妳是否真的想要告訴我。如果真的那麼有趣，我倒是很想見識一下。」她說：「如果看見我跳著脫衣舞走進臥室，喬會暴斃的。」我說：「我們可不能讓他心臟病發。」**我們可不能讓他心臟病發**——你明白這句話的意思了嗎？我們讓喬「怎麼」一下，但是不能讓他死掉。我快速有效地打下了基礎。我已經告訴她應該把喬給「怎麼」一下。接著我對她說，當然，如果妳跳著脫衣舞走進臥室，喬並不會真的因心臟病發而暴斃，但妳可以想一下，如果妳真的這麼做，他可能有各種反應。她說：「是的。」聲音有些顫抖。我說：「當然，妳可以幻想這樣進

入臥室，也可以付諸實踐。妳可以在黑暗中脫好衣服，裸體進入臥室。妳丈夫通常會把燈關掉，是嗎？因為他是個很體貼的男人。妳可以在黑暗中裸體跳著舞走進臥室，他根本不會知道。」你們能猜到這對她的性觀念會有什麼影響嗎？我實際上是在告訴她：妳可以把這荒謬的幻想變成現實，妳會發現這很有趣，一方面非常安全，另一方面又能體會種種禁忌的樂趣。於是我把她引上了實踐之路，讓她面對現實，正視自己的感受。末了語氣還要一轉，告訴她不要太急於動手。我再三提醒她，今天不急，明天不忙，下個禮拜也繼續觀望。等到下下個禮拜，隨便哪天再動手也無妨。

　　她說這事太幼稚了，沒什麼道理。我告訴她實踐是檢驗真理的唯一標準。等女兒去了托兒所，她一個人在家，為什麼不把屋子弄黑，體驗全裸的美好感覺呢？接著，我開始討論裸泳的快樂。直到發現裸體比穿著泳衣滑水更輕快時，人們才意識到原來泳裝是個累贅，原來游泳可以使人更快樂。如果有所懷疑，不如穿著泳衣進浴缸試試，她會發現衣服有多麼不方便。接著我問她喜歡跳什麼舞。哦，原來她喜歡圓舞——曾經也跳方塊舞——她還會一點芭蕾；她喜歡跳舞。順道一提，她也很會做針織、刺繡、鉤針編織、縫紉等裁縫活。她自己縫製鍋墊和圍巾做為聖誕禮物；她喜歡縫紉。當我發現這些時，就接著問她：是否睡衣也是自己做的？我指出她應該自己做睡衣，至少得「趕製一套」。之後我也用了同樣的詞，這是一句裁縫的術語——趕製一條裙子，趕製一件上衣。在之後的訪談

中，我開始讓她想像「睡衣套上她的脖子，然後又跑到床頭」。她**真的**跳起脫衣舞了，並且樂此不疲。她說這是她生命中第一次真正喜歡進臥室，說自己睡前都忍不住咯咯笑，丈夫很好奇，想要知道她在笑什麼。

當小孩子感到他們做了荒唐而膽大妄為的事情，他們會怎麼樣？他們會背地裡竊笑。尤其是做了不可告人的事情時，會笑得更厲害。他們會笑個不停——她咯咯笑著睡覺，沒跟丈夫說個究竟，睡前的窒息和喘氣也消失了。做了荒唐可笑、大膽、尷尬的事情後，她只顧著興奮，哪裡還顧得上胸悶氣短。她藏著不告訴丈夫，不向他炫耀。她有不少禁忌，它們都是可笑的。接著我向她指出：「當妳這樣咯咯笑時，你丈夫一定很想知道其中原委。你們沒有做愛真是太可惜了；妳經常這麼笑，這種情緒很適合做愛。」你應該會看到她的眼睛裡充滿了渴望。當然這只是我的隨意評論。接著我問她還應該做什麼，是否真的很享受這種身體自由的感覺？當她裸體跳著舞走進臥室時，她的睡衣在**哪裡**呢？她說：「我把它當圍巾圍在脖子上，上床前套上。」

我開始直接處理她的性問題，我問道：「妳覺得和他的性生活怎麼樣？我們真的該著手談這個艱難冰冷的問題了，也就是關於妳的適應不良。當妳覺得可以談論性適應不良時，請告訴我一聲，直接說也好，間接說也行。我不介意究竟是哪一種，只是如果我太遲鈍，沒聽懂間接暗示，請麻煩提醒我。」下一次她進門時就開門見山地說：「我希望你告訴我所有關於性關係的事情，男女雙方應該

如何表現。」接著她充分描述了有關自己的性冷淡，她談到內心的害怕、焦慮，並談到窒息和喘氣。她說，一想到被插入、處女膜被刺破，就感到窒息。她喘著氣，而喬則是笨手笨腳、猶豫不定。接著她又說到母親對她灌輸的僵化教育，整個高中和大學時代她都在種種禁止中度過，無法接觸到任何性教育，甚至想都不能多想。她想知道性高潮是什麼，要我講解女人性高潮時的感覺。我告訴她女人的高潮感受各不相同。「我只能向妳描述不同女人告訴我的不同體驗——這並沒有多大意義。妳需要自己去體驗、去發展。現在，妳和丈夫之間的性行為有什麼需要我確認的嗎？很長一段時間裡，妳用窒息和喘氣去反對性生活。現在請假設一下，如果我堅持讓妳利用窒息和喘氣來做些其他完全不同的事情，會是怎樣呢？」

有多少病人會反對你拿走他們的苦難？有多少人把切除的闌尾收藏在自己家裡？是否曾經有人對你炫耀過：「這是醫生切掉的闌尾，你知道我為闌尾炎受了多少苦？」你就會發現，患者喜歡珍藏他們的病症，但他們想把它藏得很安全。我對她說的是：「讓我們把妳的窒息和喘氣放到一個標本瓶裡——妳仍然可以擁有它，它是妳的。」她告訴我，她想要利用窒息和喘氣行為去做什麼。她說：「有一對夫婦和我們是老朋友，但我不喜歡他們。他們總是來登門拜訪，上了門就討酒喝，每喝必醉。除非我們有最好的威士忌，否則他們總要找碴。喬喜歡他們，但我不喜歡。喬總是忽視一件重要的事情，他沒有注意到，每當那位妻子不在房間裡時，先生總會提到他最近又

認識了一個金髮美女。我知道他和妻子不和，不時有出軌行為。我想擺脫他們，不想和他們做朋友。」後來每次那對夫婦來拜訪，她總是有意讓窒息和喘氣發作。如今她已經擺脫了這對夫婦。

　　現在，她對於談論性已經很自在了。她裸睡，房事之後穿上睡衣。她喜歡穿睡衣睡，喜歡裸體做愛。每週有三次或四次性生活，有時在週六晚上和週日早晨，有時在週日晚上，有時週日下午當她女兒去看朋友，只剩下他們夫妻單獨在的時候，他們也會很自由地做愛。她設計了一些女式短睡衣，當著丈夫的面送給她的母親。母親被嚇得呆坐在當場。她說：「我為母親感到難過，因為我完全知道她的感受。我希望她不再有那樣的感覺。」

　　這個案例說明艾瑞克森對待病人極為細心，有時會對他們加以保護，不讓他們直接面對自己的問題，直到他們做好心理準備為止。他會仔細安排訪談，避免患者受到突如其來的打擊。同時他又很靈活，對於某些患者，如果他覺得別無他法，就會開門見山地把問題擺出來，要他們面對。接下來的案例描述了艾瑞克森面質的方法，也能說明隨著他年齡的增長，採用的療法也越發趨於經濟、高效率。這個案例中的家庭有很多成員，每個人都有很嚴重的問題，並且對以前的治療產生了阻抗。艾瑞克森迅速改造了家庭成員，針對每個成員採取直接的方式。正如在家族取向的治療中所常見的那樣，如果治療師能使一個家庭成員或整個家庭關係產生變化，再處理下一個成員時就會容易一些。

　　一個男人前來問診，他說：「我有嚴重的頭痛。從七歲時就開始頭痛。我強忍著頭痛度過了小學、中學、大學。儘管有頭痛的問題，但是我建立了自己的企業。我的企業盈利情況很好，但我整天頭痛。我去看過上百個醫生，拍過上百張X光片，花了數不清的錢。他們想告訴我，問題出在我腦袋裡。頭痛當然是腦袋有病，但他們說的不是這個意思，他們想說我瘋了。我最後決定來見你，因為你是家族治療師，而我的家庭的確問題重重。我希望你不會侮辱我。來這裡的另一個原因，是我發現自己對藥物有了依賴，一旦離開古柯鹼和止痛藥，我簡直沒辦法過日子。」

　　我讓他從頭講起。但令他吃驚的是，我做了這樣的總結：「你從七歲起就有頭痛了。你每天都頭痛，晚上睡覺痛，早上醒來也痛，結婚那天也痛，六個小孩出生的日子你都在痛，每個小孩學會走路時你還是在痛，當這六個小孩上幼稚園時你照樣頭痛。你是一個誠實的商人嗎？你真的認為自己是一個有良心的誠實商人嗎？」

　　他很吃驚。我說：「誠實分很多種，不只與金錢、物質有關。按你的說法，你把七歲孩子的頭痛維持了三十年。見鬼了！為什麼你不讓這個七歲小孩自己去頭痛呢？為什麼像你這樣一個成年人，三十年來，還對童年的頭痛抓著不放呢？」

　　他試圖解釋，但按我的理解，他就是對七歲時的頭痛抓著不放。我把他劈頭痛罵了一頓。

　　其實他是個守本分的生意人，為了企業名譽他必須捍

衛這一點。他必須對我表示贊同，而表示贊同的時候，很難同時發出不贊同的聲音。

他必須贊同我，堅持說自己誠信經商，這對他很重要。但是把誠信經商和抓著頭痛不放相提並論，就是無理取鬧了，但他無法辯駁。

我特意設了個局，從誠信經商下手，這樣才能有效地切入頭痛的話題。我必須這樣開始，讓患者無法反駁。

他怒氣沖沖地離開了我的辦公室。吃晚飯的時候他發現頭痛不見了。於是他以為睡覺時怎麼說也該頭痛了，一痛就得吃藥。誰知到了上床時還是沒痛，也沒有想吃藥的念頭。接著他想著早上起床怎麼說也該痛了吧，到那時候不吃藥就要死人了。結果早上起來他還是安然無恙，這使他大感驚奇。

他是在二月二十六日第一次來看我的，四月十七日他又來複診，滿面尷尬地說：「恐怕你是對的。我就是抓著童年的頭痛不放。從上次就診之後，我每天都在等頭痛，但到現在還是沒發作，於是我確定自己沒有藥癮，也沒有頭痛。」

我說，「很好，確定你沒有頭痛的確花了你很長一段時間——從二月二十六日到四月十七日。你反應很慢，不是嗎？還有，你提到了你的家庭不是很幸福。那告訴我，你對妻子強加了多少痛苦？你把你的妻子逼成了什麼樣的潑婦？你有六個孩子，其中有幾個受過你的傷害？」

他說：「大兒子不怎麼聽話。老二是個女孩，體型非常肥胖。老三是男孩，十四歲的時候還在讀一年級，光

是教他念書就花了幾千塊美金。老四是兔唇，連話也說不清楚。另外兩個還太小，無法確定對他們造成了什麼傷害。」

我說：「現在你知道了，抓著童年的頭痛不放就能帶來這麼多的傷害。你最好把老婆也帶來，我已經糾正了你不誠實的毛病，接下來要修復你對她造成的傷害。要她把那個胖女兒和還在讀一年級的十四歲兒子也帶來。」

我花了四個小時用非常粗魯的方式告訴那個女人，她是個超級潑婦，而她應該對此感到羞恥。她很震驚，並試圖為自己辯護。我不停地侮辱她。那個女孩和十四歲的男孩也試圖為他們的母親辯護。我對那女孩說：「妳站起來，轉一圈。妳幾歲？現在多重？妳不覺得自己是個醜八怪嗎？」

那女孩暴怒地離開了辦公室。我對那個十四歲的男孩說：「你現在回家，拿份報紙，從裡面抄一百個單詞。這版抄一個，下版抄一個。不要連在一起的，一百個單詞要來自一百個地方。」

然後，我轉向母親說：「至於妳，好好想想妳是怎麼從一個友善、甜美、漂亮的年輕女孩，變成了愛嘮叨、愛爭吵的罵街潑婦。妳真應該為自己感到羞恥。妳已經夠成熟了，分得清好壞。」經過四個小時激烈的談話，母親最後說：「我受夠了。」衝出了辦公室。她家在大約二十四公里遠的地方，她鑽進了車裡，我能看到汽車發動時噴出的濃煙。估計在車子開了大概二十四公里之後，電話響了，是她打來的，而且重重喘著氣。她說：「我從車庫

一路跑過來打電話給你。在半路的時候，我就知道你說得對。我一路上都很生氣，後來漸漸發現你說得有道理。那麼，我們下一次談話訂在什麼時候？」

我跟她約在第二天，並說：「把你丈夫和那個十四歲的孩子帶來。看看他抄的那一百個單詞。」

父母都到了，我說：「為了教孩子閱讀之類的，你們送他上私立學校，請心理學家，找特教老師，目前為止大概花了多少錢？」父親說：「國家負擔了一部分，因為學校委員會認為他們有責任消滅文盲，所以他們承擔了三分之二的花費。我們每個月也要支付超過一百塊美金。」

我說：「嗯，我們來看看這孩子抄了什麼吧。真有意思，他認識大寫字母和小寫字母，知道哪裡是句首，甚至抄到句尾詞還知道加個句號。我想這孩子是能夠閱讀的，只不過他自己沒意識到，你們也沒發現。如果你們把他交給我，我想他能夠讀八年級。現在是四月，學校五月就放假了。我打算用整個六月讓他意識到自己原來可以閱讀。如果到七月一號，他還看不懂八年級的課本，我就負責親自教育他。別讓他去特教學校了，順便去跟小學校長求個情，給孩子發個八年級的畢業證書吧。學校巴不得打發他走人呢。以後由我來管孩子。」然後我跟那孩子約定了一次單獨的會面。

那孩子來了，我對他說：「比爾，從這兒走到那兒，再倒退著走回來。現在再斜著走到右邊，然後左邊。朝我走來，面向我，現在再背對著我走。接下來朝著我的反方向走，也是面向我，再背對我。」當他做完這些，我說：

「現在你八年級畢業啦。你能走路，不用懷疑。你住在離這裡二十四公里遠的地方，從明天開始，你將邁出你的右腳，再邁出左腳，這樣走完二十四公里，在九點鐘以前到這裡。到這兒之後，你可以隨便坐在一間房間，喝杯水，記得帶個三明治。然後你就在這裡讀書，一直到下午四點。你帶什麼書來讀都可以，不是玩具就行。」

有一天我的治療取得了效果，下午四點鐘時他跑來找我，問：「我能再待一個小時嗎？學分數太有意思了。」他帶了他的課本來。現在，他已經上高中了。

他第一次來的時候，連玩球都不會，他從來沒學過。他甚至沒有和其他孩子玩過，只是站著看熱鬧。那年九月他升上高中，我這樣對他解釋：「比爾，現在你每天都能走二十四公里，在九點前到這裡。晚上再走二十四公里回家，你就累得可以倒頭大睡了。媽媽準備了豐盛的晚餐，你餓了就吃，吃完就睡。你可以每天都這樣做，九月、十月、十一月、十二月——也就是感恩節、耶誕節，一月到十二月的每個星期天，想這樣做多少年都可以。或者你也可以升上高中，祈禱能通過所有的考試。」

他進入了高中，以乙等和丙等成績通過考試，而且第一學期還加入了網球隊。現在他已經是高年級了。

五月的時候，那位妻子打電話告訴我，她丈夫因為生意決策失誤，頭痛又發作了。我說：「要他回家後打電話給我。」他來電了，我問：「到你辦公室有多遠？」他回答：「快十八公里。」我對他說：「每天早上早點出門，走路上班，新鮮空氣能夠治好你的頭痛。」

　　至於那個胖女兒，她結婚了。剛開始的六個月裡，她兩次離家出走，還把丈夫鎖在公寓外面，有一次她丈夫不得不強行破門而入。後來她趁丈夫不在的時候回了娘家。她媽媽說：「六個月兩次離家出走，一次把他鎖在門外，一次破門而入，這次又跑回娘家，這算是什麼婚姻?!」她媽媽把她帶回公寓，幫她打包收拾好東西。她給丈夫留了字條，說再也不想見到他。她媽媽把她帶到我這裡：「你已經幫了我們，現在也幫幫我的女兒吧！」

　　我對母親說：「妳到另一個房間坐會兒。別把門關太緊。」我轉頭再對女兒說：「跟我講講妳丈夫吧。」她大概講了四十五分鐘，告訴我她丈夫多麼優秀，她有多愛他，他們之間的爭吵只是一時之氣，除此以外生活都很甜蜜。

　　談話結束時，她媽媽走進來說：「我都聽到了，我女兒告訴你說她丈夫有多優秀。」她又對著女兒說：「這和妳跟我講的可完全不一樣啊。妳把我當傻子啊？全是我自己沒事找事。跟我回家，妳以後都不要再跟我和妳父親談論妳的婚姻，也別打電話給妳公公。妳想在我們那裡住多久就住多久，但妳得自己想法子解決婚姻問題。不管是繼續還是離婚，都跟我和妳父親沒有關係。我們讓妳在家裡吃住，除此以外，不給妳一分錢。」

　　那女孩一直心事重重，所以只聽到我要她媽媽出去，但沒注意到我囑咐她說不要把門關緊。

　　我對他們採取了很無理的態度。那位母親問：「你對我這麼粗魯無禮，我到底是怎麼了，還讓你繼續治療？」

　　我回答她：「妳碰到了麻煩，我們都心知肚明。妳無法自己開脫，而且知道自己該擺脫麻煩。就好比病人求醫，只要是醫生開的藥方，不管什麼藥都照吃不誤，所以妳才對我言聽計從。」

【第八章】 需要「斷奶」的家長

　　生命的慰藉之一，就是從過去幾個世紀至今，人類的問題仍然殊途同歸，因此我們有了一種連續感。然而為了創造變化，我們試著用新途徑去解決老問題，於是，本世紀我們有了一種全新的解決方案。在這本書，特別是這一章，主要內容就是用新方法來解決老問題。

　　就讓我們來比較一下一百五十年前，偉大的催眠師安東‧麥斯莫（Anton Mesner）和當代催眠大師艾瑞克森的解決方案。

　　下面是麥斯莫寫於十八世紀的報告：

　　　　我承擔了帕拉迪斯小姐的治療，那時候她十八歲。她從四歲起就完全失明了，但眼球可以移動。她因失明而接受救助，而且她還得了憂鬱症，伴隨著脾臟和肝臟功能失調，經常出現神智失常和憤怒。她無法控制自己的心智。

　　麥斯莫把帕拉迪斯與其他患者一起請到了家裡，並在妻子和其他人的協助下，對帕拉迪斯進行治療。

　　　　帕拉迪斯的父母目睹了她的眼睛在治療上取得進展，但這個進展影響了帕拉迪斯先生獲取利益的如意算盤……他開始擔心也許女兒的視力恢復之後，會失去補助等福利，所以他急切地表示對女兒的現狀很滿意，開始要求

帶女兒回家。帕拉迪斯的母親則支持她，她本身也表示不願意停止治療，擔心治療可能還不夠完善。父親仍相當堅持，這場爭端導致了不幸的復發。然而這並沒有影響到她眼睛的復原，她的眼病改善愈來愈明顯。當父親發現她的情況日漸好轉時……他嚴肅地警告她，並說服了母親站在他這一邊。女孩反抗著……她媽媽憤怒地將女兒一把拉了過來，說：「可惡的女孩，妳和他們串通一氣。」她憤怒地一推，將女孩的頭撞在牆上。

隨後她的父親禮貌地要求將女兒帶回家休息。麥斯莫報告：

> 第二天，我聽到她的家人聲稱，她回到家後失明再次發作。他們強迫她繼續佯裝失明。[1]

麥斯莫針對這個個案進行了思考，並總結前因後果。做為一個獨立的觀察者，麥斯莫看到了家庭其他因素對於女孩接受治療的影響。他認為帕拉迪斯的問題在於家庭，她的家人不歡迎外來的幫助，構成了妨礙治療的主要因素。

如果我們從麥斯莫的時代再向後推進一百年，會發現西格蒙特・佛洛伊德也有同樣的見解。以下是佛洛伊德的個案：

> 很多年前我對一個女孩做精神分析，因為在過去很長一段時間裡她都不願意出門，但也不願意獨自待在家裡。

1　艾倫瓦德（J. Ehrenwald），《從巫醫到佛洛伊德》（*From Medicine Man to Freud*. New York: Dell, 1956）。

猶豫了很久以後，她承認自己偶然發現了一些蛛絲馬跡，顯示她母親與一位頗為富裕的朋友之間有些風流韻事，自此以後她總掛記著這些事。說聰明也好，魯莽也罷，她透過細微點滴，向母親暗示了她在精神分析中討論的內容，並且改變了對母親的行為，堅稱只有母親才能幫她戰勝孤獨，還死守著大門不讓母親離開。母親自己以前也曾有過心理障礙，但幾年前已經在水療院康復，或者換句話說，她正是在水療院裡發展出這一段外遇，而且外遇似乎頗為美滿。女兒熱烈的要求引發了母親的猜疑，最後突然明白了女兒的暗示：她之所以生病，是想將母親囚禁在家裡，不讓她有機會和情人見面。於是，母親斷然結束了這個對自己有害的治療，把女兒送去精神病院，並且四處宣稱女兒是精神分析的犧牲品。長久以來，這個「不幸的」治療結果所引發的謠言一直糾纏著我。出於職業保密的規矩，我始終保持沉默。很多年後，我從一個最近去拜訪過那個女孩家的同行那裡得知，她母親與那個闊佬的風流韻事已經盡人皆知，而且這段曖昧關係得到了她丈夫的默許。那個女孩治癒的機會成了這個祕密的犧牲品。

和麥斯莫一樣，佛洛伊德認為年輕女孩治療的結束，是因為母親過度干涉她的治療，父親也默許，從而使女孩無法康復。佛洛伊德是這樣說的：

> 在精神分析治療中，親屬的干涉是很大的危險，更何況我們不知道該如何處理這種干涉。病人用內在阻抗武

裝著自己；我們也同意這種阻抗是必然存在的。但是我們
如何保護自己不受外來阻抗的影響呢？無論如何解釋，也
無法說服患者的親屬，也沒有任何辦法讓他們置身事外。
我們絕不能對他們據實以告，這樣的話，我們會失去患者
的信任，因為他們當然會要求他們所傾訴的治療師，要站
在他們那一邊。任何瞭解家庭分裂祕密的人，都會在精神
分析中毫不驚訝地發現：患者的至親往往寧願患者維持現
狀……這些親屬不該對治療師在專業上的努力妄加詆毀。
但是如何才能誘導這些我們難以觸及的人採取合作的態度
呢？很自然地，你會斷言患者所處的社會風氣及教化的程
度，都會對治療的前景產生影響。

儘管我們或可將大部分的治療失敗歸結於外部因素
的干擾，但這已足使精神分析這種治療方法的效果蒙塵失
色！[2]

麥斯莫和佛洛伊德都認為他們知道如何處理病人，但不懂得
如何處理他們的親屬。佛洛伊德甚至認為，如果不能妥善地處理
整個家庭，治療很可能會失敗。他們都治療了年輕的女士，也都
發現當她們有一點改善時，父母就會反對，並且將患者帶走。如
果試著解釋父母那令人迷惑的行為，不同取向的治療者所做的解

2　西格蒙特·佛洛伊德，《精神分析引論》（*Introductory Lectures on Psycho-Analysis*. New York: Norton, 1929, pp. 385-86）。佛洛伊德對於無法處理這個家庭的個人解釋相當耐人尋味。他說：「在大戰之前的幾年，各國的患者都紛紛前來求診，這使我不管別人對我故鄉的毀譽，我訂定了一個規則：凡屬生活中的重要關係，如果患者未達到法定年齡，不能獨立，我就不為其治療。然而並非所有的精神分析師都遵守這一點（頁386）。」這個規則本質上排除了那些依附於他人的患者。

釋也不一樣。麥斯莫認為帕拉迪斯小姐的父母反對他,是考慮到可能會喪失補助金,也可能是牽扯到某些現實利益。佛洛伊德則認為答案的關鍵,在於那位母親想要遮掩自己放蕩的性生活。針對同一類問題,治療者根據自己的思路不同,答案也見仁見智。

經過對本世紀數百個案例的研究發現,如果兒女有嚴重的心理問題,而且治療效果明顯,則其父母往往會有如此的典型反應。這並無法從經濟或道德的角度做出解釋,而有更為普遍的原因存在。當一個孩子到了離家的年齡,「問題」便不是孩子了,而是這個家庭所進入的危機階段。處理親屬是最基本的,因為他們才是問題之根本。這裡所提到的麥斯莫和佛洛伊德的案例,在很多家族治療師的眼中,正是當孩子長大離家時,家庭所面臨的典型問題。在這個時期,新的問題出現,舊的問題也加劇。這時治療者處理的不是個人,而是出現各種形式問題的家庭生命階段。

介入的早期重點,關注的是年輕人離開父母、建立自己獨立生活所導致的兩難困境。要使其獨立,父母就必須將自己從孩子的生活中抽離,這正是問題的癥結所在。人類是唯一具有姻親關係的動物,而且在動物界中,只有人類起先需要照顧後代,其後又要經歷角色轉換,以平等的身分與後代相處。當孩子逐漸成長並希望擁有獨立的生活時,家庭必然會發生巨大的改變。

麥斯莫和佛洛伊德都沒有意識到,「症狀」等同於人與人之間的合約,能發揮多種功能,包括保護性的功能。如果具有心理障礙的青少年在治療中得到好轉,其父母一定會出面排斥;同時,如果整個家庭的狀況無法得到好轉,青少年本身也會對進展產生排斥。他的行為愈是極端,他的改變對整個家庭造成的災難

可能就愈大。有人理解了這個觀點，採用了不同的方式去解決問題，就容易收到效果。治療者在這樣的不穩定時期，對整個家庭採取了危機處理。或者他會對父親、母親、孩子、其他親屬進行介入，或者同時多管齊下。如果治療者讓孩子住院或開藥給他，那他失敗的可能性很大；而如果聚焦於整個家庭，把孩子引向一種正常的生活方式，則非常可能成功。

艾瑞克森用許多不同的方式，來處理這個時期家庭生活中出現的危機。我們可以拿他與一位年輕女士及其父母合作的方式，跟麥斯莫和佛洛伊德的方式對比一下。他是這樣描述的：

> 一位年輕的女士在父親的陪同下來到我這裡，她患有急性精神分裂症。第一週，她的父親一直陪著她，以確保妻子不會把女兒帶回家。後來我見到了她的母親。當她的父母返回太平洋沿岸時，我把她留在了鎮裡。
>
> 那位女士很胖，尤其是大腿和臀部。同時她表現出退縮與不切實際的幻想。她的觸覺和視覺也無法協調；她能感覺到椅子扶手在哪裡，但無法很完整地看見它。
>
> 根據她所說的，自從一出生，母親就恨她，且過去常趁父親不在時打她的屁股。母親說她既醜陋又平凡，根本沒有未來，就和她那自私的父親一樣。她母親還堅持說自己以前很美，但是因為她的降生，而被毀了出眾的相貌。我的著眼點是告訴這個女孩她很漂亮，並且讓她對此深信不疑，而且她根本不需要過度飲食。同時我還表示，如果去掉脂肪，她的大腿一定很美。
>
> 我也跟母親聊了聊她女兒。她當初根本不想要孩子，

所以當她懷孕以後，她和丈夫都不喜歡這個孩子。她一再
對女兒強調她是個不速之客。事實上，當這個孩子在浴缸
裡玩耍的時候，母親嘲笑她是一個醜陋的胖子。當我與女
兒聊她媽媽的時候，我說她媽媽是個懶蟲。我問女兒，他
爸爸到底為什麼要和這樣一個打孩子、不懂得珍惜愛情結
晶的女人鬼混。當我這樣問時，女兒開始變得緊張。當
我認為她緊張到一定程度時，就開始分散她的注意力。
於是我會問：「妳手肘那樣放在椅子上，舒服嗎？」同時
觀察她的反應，然後說：「是的，妳看不見椅子扶手，但
妳的手肘能感覺到它，所以妳能夠透過手肘來享受扶手帶
來的舒適感。妳的手肘找到扶手，同時妳能找到自己的手
肘。」這樣一來，我讓她有更多的能力去感覺。

　　每當她因為母親的批評而感到緊張時，我都會分散她
的注意力。我不想讓她憤怒，我希望在她緊張之後，可以
透過自己的方式放鬆。我可以掌控她的情緒，使她放鬆，
然後加以疏導。然後我可以再用她母親的指責使她的情緒
變得更強烈，然後再分散她的注意力。我還對她說：如果
老婆拒絕房事，那麼他父親出去尋花問柳，也是天經地義
的。我讓她情緒激動，進而把她的思路引向父親的需求和
權利。她在激動的當下，認為父親擁有和任何女人做愛的
權利，其中包括她母親。事實上她父親從未有外遇，只是
母親從中挑撥，讓女兒如此相信。我先引發她的情感，然
後提及父親的權利，在我的引導下，她開始偏袒父親，按
照我的指引認同了父親的權利。要讓她認同母親卻很難，
因為母親使她聯想到的只有肥胖和一系列的錯誤觀念。但

是她父親是個好男人，當她開始捍衛父親的權利，也就是在認同父親的諸多優點。如果你開始捍衛我的權利，會發生什麼事呢？你成了我的同盟，也成為了我的一部分。

從這個例子可以看出，艾瑞克森僅僅把治療聚焦在女兒身上，而淡化了家庭的脈絡。這個女兒身陷在與父母的三角關係中，若不中斷與父母的生活，就不可能獲得自主權。在這樣的案例中，隨著孩子狀況的好轉，父母往往會中止孩子的治療，而他們自己逐漸出現問題，最後導致婚變。關鍵不在於女兒對父母的看法如何，而是當她有所改變，不再是父母之間的溝通管道，這時父母會有什麼樣的真實反應。然而艾瑞克森不僅與女兒交流、治療女兒，他也繼續維持與父母的關係，幫助他們適應女兒的改善。他是這樣描述之後的治療的：

> 我建議女孩的父親離開妻子，去另一個地方生活，然後當他的妻子變得通情達理時，他再回家嘗試與她恢復性生活。如果條件允許，他不妨每次在家逗留一、兩個星期。他妻子是一個優秀的高爾夫球運動員，也是一個在許多方面出類拔萃的伴侶。在我治療女孩的這段時間，也要她母親經常打電話給我。這位母親把我視為父親般的角色，對她說話嚴厲冷淡。每當她做錯事，就會打電話告訴我，我則透過電話鞭策她。所以，我在治療女兒時一直與父母保持著聯繫。
>
> 我對那個女孩做了很多工作，讓她認清自己的善良本質。我讚美她的身體，告訴她，雖然她的身體仍然被脂

肪緊緊包裹著，她依舊十分迷人。她從未認識到自己身體的美，所以這個話題在她看來遙不可及，我也就能夠自由地發表見解。在我的指導下，她開始自戀地欣賞自己的胸部、腹部、大腿、陰阜、陰唇、大腿內側的柔軟肌膚……等等。我對於發掘她藏在厚厚脂肪下的美麗之處非常感興趣。

如今她跟一個我也贊同的年輕小夥子結了婚，預計今年夏天就會有孩子。她問我：「我是不是應該請我媽媽來參加婚禮？」儘管她害怕媽媽會在婚禮上發飆，痛斥自己、新郎、對方家長以及父親，但她還是覺得應該請母親來。我說：「妳先跟媽媽講好，告訴她坐下安靜聽妳說。然後妳必須對媽媽強調說你們歡迎她來，並做個妳所定義的好媽媽——舉止合宜、彬彬有禮。」那個女孩照做了，而她的母親被嚇到了。最後母親表現得非常完美。

很明顯，對於這個案例，艾瑞克森著重於幫助家庭渡過一個成長期。他也關注孩子的父母，從而既治療了孩子，又不招致雙親反對。艾瑞克森一方面治療孩子的疾病，同時與孩子的父母建立了聯繫，贏得了他們的支持。此外，他還建議女孩的父親按自己的主張與母親分居，由此重整了這對夫妻的婚姻生活。在女孩好轉的過程中，其雙親很可能像其他類似個案中的父母一樣自發分居，然而艾瑞克森出面安排了分居，把女孩與父母分割開，讓她有了自己的婚姻生活。在此之後，他又讓女孩的父母重聚，這時局面就大不相同了。

不像許多家族治療師，艾瑞克森並沒有帶著這個家庭一起成

為一個所謂正常的群體。這種方法他偶爾為之，有時卻完全不使用。最初家族治療師們常常認為孩子應該和父母住在一起，一同接受治療，改善家庭溝通，達到相互理解。當這種方法失敗了，他們常會轉移戰略，帶走孩子，把他們安排在諸如公寓或宿舍這樣的地方（而不是精神病院），繼續家庭的治療。只是讓一家人在一起談話，而孩子依然留在家裡，這樣永遠無法解決孩子離家所帶來的危機。艾瑞克森會選擇將他們分開。在1958年的一次談話中，他反對讓孩子與父母在一起、「他可以學會用另一種方式對待父母」的想法。他說：「如果一個年輕人住在那樣的家庭裡，他真的能學會用不同的方式對待父母嗎？他一輩子學會的，無非都是如何以失敗的方式與父母溝通。如果這方面的失敗也能算是本事，他可稱得上是千般機巧、萬種手段了。當我幫助父母處理問題的時候，我習慣於安排孩子們離開。」

有時候艾瑞克森也會觀察整個家庭的互動，並嘗試改進孩子和父母的互動方式。當然，他更願意與孩子和父母分別交談，這類全家總動員的安排只是偶爾為之。比如為了解決一個不是很嚴重的問題，他就曾經會見了整個家庭，幫助家庭成員學會怎麼成熟地互動，學會彼此尊重。下面就是這個案例的紀錄：

> 一家三口一起到辦公室來看我，包括父親、母親和女兒。他們家其他的孩子都已經成年並自立門戶了，只有小女兒還在青春期，脾氣極為暴躁。父母的脾氣也不遑多讓，三個人都吵得很凶，根本沒法聽別人說話。
>
> 於是我讓他們先坐下，然後一個一個地發言。當一個人講話時，其他兩個人必須閉嘴。我讓父親、母親和女兒

分別完整地陳述自己的主觀想法。我不記得讓他們誰先發言，有時候我會更動他們的發言順序。但下文中女兒是最後發言的。

每個人都當眾說了自己的感受。然後我說：「好吧，讓我想想。」過了一會，我對女兒說：「妳花五到十分鐘想一想，妳腦海中想對父母說什麼，無論是好的、不好的，還是無所謂的，把妳想說的排列起來，然後誠懇、連貫、誠實地說出來。我也會看著錶，我想妳會在十分鐘之內完成所有的思考，然後妳也就知道該如何應對下一個十分鐘了。」看起來我是在讓她準備她想說的，實際上卻不是。

十分鐘過後，她說：「該說的都說了，只是他們不聽。但他們知道我說過什麼，我也是。再說什麼都沒有意義！」我對女孩說：「妳能不能去另一個房間等一下？」她走後，我對她的父母說：「她所說的與你們所想的，有沒有什麼相似之處？她說她已經把能說的都說了，但是你們不聽，再說什麼都沒有意義。」然後我又說：「你們現在安靜地想一想，五分鐘過後，你們會明白怎樣利用下一個五分鐘。」我給了女孩十分鐘，但因為她的父母是成年人，我只給了他們五分鐘。

五分鐘過後，那對父母對我說：「仔細想想我們說的那些蠢事以及無謂的爭吵，其實大家彼此毫無尊重。這個治療室裡，只有你懂得尊重別人。」

我對他們說：「你們是否需要把剛才的想法告訴女兒？」他們說女兒也應該心知肚明。

　　我把女兒叫了出來，告訴她：「妳父母覺得不如到此為止，一起回家，還說回家之後，你們三個就都知道各自應該如何改正。他們說妳很聰明，不比成年人差。」

　　我只見過這家人那麼一次。後來我透過別的管道，得知這個女孩過得很好。

　　要讓父母對孩子放手，要點之一在於斷絕父母對孩子的過分關心、照顧與保護，這些要素會妨礙父母與孩子建立平等的關係。最糟糕的不是虐待子女的父母，而是那些對子女過於放縱、過度保護的家庭。孩子在這樣的家庭中沒有機會走向獨立。在童年階段，父母給孩子過多的照顧和幫助，只會增加孩子和父母之間的依賴，進而阻礙治療。下面這個案例效果不佳，卻剛好可以用來講解這一個常見癥結：

　　　　一位醫生請我去看看他上高中的兒子，那孩子越發不服管教了。他們給他汽車、立體音響、彩色電視，零用錢方面也毫不吝惜。兒子卻變本加厲，越發自私，危及整個家庭的穩定。

　　　　我說我至少可以在男孩的父母面前跟他談談。他們帶他來見我，我叫那個男孩坐下，並且叫他閉嘴，我想聽他父母數落他的不當之處。他們勉強告訴了我他的違規行為。當他們說完，那個孩子一副相當滿足的表情。我問他：「他們說得對嗎？」

　　　　他說：「該死的完全不對，因為他們怕丟人現眼，所以省略了很多事情。我撕爛媽媽的褲子，在他們面前手

淫，我罵我所能想到的所有下流字眼，還在晚飯裡尿尿。
你知道我老頭經常做什麼嗎？他給我五塊或者十塊錢，而
我媽只知道哭。」

我說：「好吧，你的父母要我像對患者一樣對待你。
我不是你爸爸，也不是你媽媽，在體格上我們也是不平等
的。但是有一點你要知道，我的腦子絕對比你的強大而且
快速。現在如果你想做我的病人，就需要同意一些事情。
我完全不會像你的父母。他們想去度假兩個星期，那時他
們會離開，而你會成為我的病人。你會住進一間離這裡很
近的漂亮旅館裡，租金是一個月一百四十五塊美金，你可
以點任何想要的東西，可以生活得非常奢侈，但是每天你
需要和我見面一到兩個小時。我們將試試看，你是否能鎮
靜、客觀地承受我將要對你說的各種事；我想你不會喜歡
我將要和你談論的任何話題。現在，你想不想看看在你父
母去度假時，你能不能和我共處兩個星期？」

他說：「我可以試試看，但除去住宿和食物以外，你
給多少零用錢？」我說：「這個好說，我將告訴你會有多
少零用錢，絕不撒謊。你的父親不會喜歡，或許你也不會
喜歡，但你每個星期有二十五塊美金的零用錢，一分也不
會多。不許用信用卡，也不許借錢。」

他說：「好吧，聽起來很有趣。」

我轉向他的父母說：「他已經同意了，現在你們可以
開始去度假，等結束以後，看看他會怎麼樣。」然後他們
就離開了。

在最初幾天，那個男孩很認真地讀了很多書。他和我

談論他所讀的書，我們也討論將來他想做什麼。他透過做讓父母難過的事情得到快樂，但是等到父母去世以後，他還能做什麼？他能有什麼準備？他的父親又能給他留多少錢？如果沒有又會怎樣呢？

幾天後他說：「為了只有一張床的房間，花那麼多房租不值得。我準備去找個公寓，再去找份工作。」於是他找了個公寓，是與兩個年輕的小夥子合租的。他們都接近二十歲，都在努力工作，賺錢上大學。他們不喝酒，也不濫用藥物。他搬進去跟他們一起住，決定找份工作，並且找到了。

大約在他父母回來的前三天，他跟我說：「見鬼了！畢竟我對父母造成了那麼多傷害，我將來決不會有出息。我不會再來見你了。」

接下來的兩天，這個男孩怎麼也不願來找我，當然最後他還是被我逼著來了。在他父母回來的第二天，我安排他過來。他父母進來時，我對他說：「現在正式地問候一下你的父母。」他說了一個髒話。我說：「脫下你的鞋子和襪子，到隔壁房間，坐在地板上，好好想想目前的情況。」

我平和地跟他父母交談，告訴他們：「你們送來的這個『有問題』的孩子，也許還有些很不錯的地方。」我談起這個男孩做過的好事，他讀的書，他找到了工作，並堅持做了幾天。然後他意識到父母快回來了，而他將被質疑過去做過的那些荒唐事。他開始反叛，我不得不讓他參加本次治療，但我不打算再為他做治療了。」

　　他父母努力地告訴我，他本質上是個好孩子，但可能是因為他們曾經對他太慷慨、太寬容了，才導致他如此不堪。我說：「我現在無法應付他。我將讓你們用最糟糕的方式，看看你們曾經用多麼愚蠢的方式對待他。」

　　我讓男孩坐在離他脫下的鞋襪遠遠的另一邊。我跟他說：「你將跟你父母一起回家。現在站起來，撿起鞋襪，到椅子上穿好。」男孩坐在那裡，一臉挑釁。

　　房間裡悄無聲息，我等待，等待，等待，等待。最終，父親站起來，撿起鞋襪給男孩。他的妻子說道：「哦，不，不可以這樣做。」他問她為什麼？她說：「不管什麼事，你總是先屈服。你很軟弱，總是你先讓步。」

　　我對男孩說：「你現在想做什麼？我可不願和一個自作聰明但明知故犯的傢伙有什麼瓜葛。如果你想合作，我也願意跟你合作，否則你跟父母回家，仔細考慮一下空虛的未來。我想你接下來的前途是讀男性職業學校、進監獄或精神病院，這些都是為期不遠的事。」

　　他說：「嗯，我要跟父母回家，以後我會更加獨立。我不會用家裡的車，我可以步行，可以找份工作，可以廉價賣掉一些私人物品，這樣我會有自己的積蓄。」

　　我說：「好的，我想你可以回到汽車旅館去整理行李了。我要跟你父母談一會兒。」他離開後，我說：「你們剛才聽到了兒子講的話。」父親說：「我覺得很好。」母親說：「你確定他是認真的嗎？」我跟他們說：「他可以毫不費力地承諾你們全世界，而且他每次都會用充滿激情的言詞重複這些承諾，但他永遠不會去做。他的朋友裡有

癮君子、有扒手，他可能也會加入其中。」母親說：「我想不會那麼糟糕，他會信守承諾的。」

回去後，男孩沒有執行他的任何承諾，讓他的父母愈來愈操心。最終父母把他送到了州立精神病院。男孩從醫院打電話給我，問我是否願意接受他做為病人。我說我願意，但他必須先確認他會認真嚴肅地對待此事，就像我一樣。他說他在那個骯髒的地方與下賤的人在一起，吃著不乾淨的食物，在那樣的環境度過幾週後，他真的準備好了要做治療。

他父母來見我，說他們毀掉了自己的兒子。我說，你們還有另外兩個孩子，你們會放任他們嗎？他們說不會了。

後來我接到了他父親打來的電話，說他們想感謝我為他們全家所做的一切。他們準備正確地對待另外兩個孩子。這位父親還為我介紹了其他病人。

幾週以後，男孩又打電話給我，說幾天後他將出院，問我是否願意接受他做病人。我說我願意，但他應該知道我的要求。後來我空等一場，卻沒了下文。此後我再也沒有收到他的消息。

我從這個男孩子身上看不到希望。但是從某種意義上來說，從他父母身上我能看到希望。如果這個男孩完全毀掉了，那麼他們將學會用正確的方式對待另外兩個孩子。我從認識他們的人那裡得知，事實真是如此。

在這個案例中，艾瑞克森將精力主要集中在男孩身上，相較

於一般的情況，他較少處理父母的問題。他試圖讓男孩擺脫以往的模式，進入一種正常、富有創造性的生活中，但是失敗了。而在其他案例中，艾瑞克森會透過改變父母中的一方或雙方，進而改變男孩，但在本案例中他沒有這麼做。在這個案例中，並沒有提及男孩的不良行為在婚姻及家庭中的作用。艾瑞克森發現自己處在與佛洛伊德和麥斯莫相似的情形中，家庭成了治療孩子的障礙，而不是需要處理的問題。

本案例中一個特殊之處是男孩與父親之間的糾纏。通常當一個孩子出現問題時，父母其中之一會以溺愛的方式與孩子糾纏在一起，而另一個與孩子的關係則會相對遠些。治療通常是將關係不甚親密的父母移到相對中心的位置，打破孩子與另一方過分親密的關係。多數案例中，關係親密的一方是母親，她過分溺愛、保護孩子，而父親是關係較疏遠的一方。在此案例中，與孩子關係很親密的是父親，他是一名醫生。可以說父親對男孩的過分保護，與男孩對父親的保護是遙相呼應的，在此表現為男孩不願離開父親。艾瑞克森沒有以轉變他們之間關係的方式進行干涉。

艾瑞克森常常直接與孩子接觸，並成功使其從家庭脫離。有時他使用的方法，是讓年輕人審慎地看待父母，並且考慮想過什麼樣的生活。父母並沒有被忽略，而是做為孩子真正利益中不重要的部分被處理。這種方法被採用在以下的案例中。

　　新英格蘭有一家人，母親帶著女兒到鳳凰城看我。那個女孩有著不幸的經歷，她遭遇了汽車事故，當時一個朋友與她在一起。她只受了一點小傷，但是四個家庭卻因為這次事故，陷入了無窮無盡的相互控告之中。那女孩經歷

了兩次手術，但我告訴她，我覺得手術完全沒必要；她還花了幾個月的時間與精神科醫生談論她的童年，這我也認為沒必要。那個醫生把她轉介給我，因為他覺得女孩完全沒有好轉。另外她總說感到疼痛，但沒有發現任何器質性病變，這種疼痛甚至在催眠狀態下仍然存在。

她一副愁眉苦臉的樣子走進了我的辦公室，手臂用懸帶吊著，明顯地垂頭喪氣。她像一個殘障者一樣活著，離不開父母，但她並沒有真正生理上的病變。

我對她的治療主要以一種隨意的社交拜訪形式進行。我設法讓她以審慎的眼光看待父母、姐姐，思考上大學之前，在昂貴的私立學校裡她是否真的學到了什麼。之前她從來沒有真正以批判性的眼光看待過自己的生活，也沒有人生規畫。我指出汽車事故留給她的是一些擦傷和兩次沒有用的手術。她真正想要的是什麼？是要記住過去，還是去考慮接下來的五十年裡會怎樣，以及從今後的五十年裡，她想得到什麼？我告訴她未來有著種種可能，比如與父母沒有爭吵，沒有官司。她應該考慮她會喜歡什麼。她開始談論婚姻，並說她姐姐違背父母的意願，與一個年輕男人結婚，現在已經快有小孩了。她說她父母正逐漸認了此事。我問她，對於他們的女兒會長大和結婚的事實，為什麼她父母竟然是必須「認了」？

有一次會談結束時正好是復活節，我問她是否聽說過新英格蘭人喜歡冬泳。我告訴她回到旅館後，可以試試游泳。

那女孩的母親前來告訴我說：「我不知道你對我女兒

做了什麼。她正在游泳、潛水。她很開心，似乎不再是那個我養大的女兒了。」我同意她母親的話，她的確不再是這位母親以前的女兒了。

經過十九個小時的治療後，其中包括幾次連續兩小時的會談，女孩和母親回家了。在他們離開前，我告訴她母親，回家後要她父親撤銷對於那次事故的官司指控，這件事應該在法庭外解決，或者不再追究。

那女孩回到了大學。她母親寫信給我，詢問我是否願意在治療中會見其他家庭成員。我回信說，如果他們能證明那是他們女兒的意願，我將非常樂意。

後來母親來此進行了六次會談，我們談到她的另一個女兒，她的婚姻剛被這位母親接受。我問母親，當時她是否曾經有過十分不合時宜的行為，但現在已經改正了，她承認是這樣。我讓她寫下在一生中她所做的所有蠢事，她也這樣做了。我們笑談那些事情，特別是那些她自尋煩惱的事情。她離開我這兒之後，就去看了那個已婚的女兒，那是一次開心之旅。

在這個案例中，艾瑞克森闡述了他的觀點，主要是關於父母應該如何允許孩子過他們自己的生活，以及當社會環境促成的問題出現後，有什麼處理問題的方法。這個女孩在父母的內鬥以及與其他家庭的外鬥之間，寧願被他們利用，甚至到了一種身體無能的狀態，也不願意審慎地看待這個局面，讓自己走出這些糾纏，邁向自己的生活。艾瑞克森的治療是鼓勵她去面對自己想要的生活，同時也幫助她走出父母間的糾纏和羈絆。

在其他案例中，當年輕人想要脫離父母的約束，艾瑞克森也許會從父母下手，而很少處理孩子。在父母對孩子過度保護和溺愛的情況下，艾瑞克森會用明顯不同的方式處理。

> 一個年輕女孩來到我這兒，她非常懼怕父母。她的父母佔有欲極強，對女兒過度關愛。女孩上了大學，母親仍為她洗滌和縫補所有的衣服，監督她如何過週末。然而最令女孩沮喪的是，她父母在房子上加蓋了一個房間，做為她的高中畢業禮物，準備讓她結婚後也住在那裡。女孩說，她對於擴建的房間不知如何是好，因為父母希望把她永遠留在身邊，但她並不願意。女孩認為即使她結婚了，父母也會設下圈套讓她永遠不能獨立。

治療師也許會從不同的角度看待這個問題，從而選擇不同的方式進行治療。他也許會對女孩進行介入，幫助她反抗父母，但結果可能導致家庭分裂，如此一來，擴建的房間就成了父母與女兒之間感情不睦的象徵。或許他會對父母進行介入，提醒他們對待女兒的方式，就好像對一個沒有基本人權、無助的附屬物一樣地決定她未來的命運。但這樣做的結果是不管能否解放這個女孩，房子擴建的部分都將被保留，仍成為壞父母的紀念碑。但艾瑞克森不同，他針對父母採用了一種特殊的方法來解決這個問題。首先他建議女孩接受這些已發生的事，至於她的父母，他會去對付。這是艾瑞克森的一貫作風，在處理某個問題時，他願意涉足其中，並承擔一定的責任。

　　我見了她的父母，並且愉快地進行了一系列的交談。關於他們對女兒的關注和愛護，我表示慶幸。他們對女兒的未來非常期待，所以我也期望她擁有愛情、訂婚、結婚、懷孕、生育自己的下一代。在討論中，我強調與其他的父母相比，他們對於女兒這些未來的事情有更強烈參與的願望。對大多數父母而言，將女兒養大後，他們的任務也就完成了；但這對父母一直期望繼續他們的工作。即使女兒已經結婚，住進了加蓋的房間，他們也要琢磨著如何伺候外孫子或者外孫女。他們願意替女兒撫養孩子，而大多數的父母卻不願意承擔這樣的負擔。他們會徹夜警醒，等著嬰兒一哭就立即跑去照顧，為此，擴建的房間甚至沒有做隔音處理。所以我表示慶幸他們願意容忍這個小孩子的問題，就像當他們的女兒還是一個嬰兒、他們初為人父母時遇到的問題一樣。然後我們談到了他們未來的外孫開始走路，當然還是三代同堂，住在一起，小傢伙肯定會整天在他們的房間裡隨時進出。我們回憶一個初學走路的孩子會發生什麼危險，所有易碎物都要放在高處，房間要重新布置。其他的祖父母可不願意這樣犧牲他們的生活習慣。

　　於是這對父母開始表達一些疑慮，他們考慮到是否真的希望女兒和他們住得那麼近。

　　為了促進這個過程，我對母親說，她丈夫對於照顧小孩的事情考慮不周，而她也要連帶著承擔後果；我也對父親說，他妻子也許還沒準備好當外婆。他們對待女兒的不同觀點被耙梳出來，所以他們也能預料到將來對於外孫的

事，兩人想法的差異。假如女兒繼續和他們住在一起，這些都會成為將來的問題。他們都認為外公、外婆也許沒那麼好當。

經過討論，他們達成了共識，不希望女兒一家和他們住在一起。但現在有一個兩難的處境：這個擴建工程花了那麼多錢，所以他們可能不得不讓女兒住在那裡。在討論中，我們「自發地」有了一個好主意：擴建的房間可以租給其他成熟、安靜的人，而租金可以存在銀行做為外孫將來的教育費用。

後來女兒結婚了，住在離他們有一段距離的一個城市，她父母也完全同意。當她有了孩子，她父母來我這裡諮詢，問他們多久去探望一次外孫比較合適。我對外公說，如果外婆去的話，每六週或兩個月去那裡待一個下午就行，不宜過於頻繁。奇妙的巧合是，我覺得這樣的頻率也同樣適合外公。

當談到這對父母是否可能從處理女兒事情的「洞察」中獲益，艾瑞克森指出了房子擴建部分的問題。他說：「你我都可以看到房子上加蓋的房間，並想到這是一件非常讓人不舒服的東西。透過它，他們覺得能掌控女兒的未來，這個房間就是這種掌控的證據。但這對父母不這麼看，他們把這視為一個為外孫攢錢的收入來源。哪一個看法更好？有必要內疚嗎？我不相信只有透過痛苦和折磨才能得到救贖。」

由於艾瑞克森是根據家庭發展的不同階段，來考慮家庭的問題，他為這對父母假設了一個重要的轉變──進入下個階段，成

為外祖父母。當孩子應該離開原生家庭時，他常常使用這種轉化來解放孩子。

> 　　當處理佔有欲過強的父母時，我會引入這樣的威脅——「當你的兒子到了你們這個年紀，他的孩子是否也會遇到同樣的麻煩？」我實際上在告誡他們，他們將來肯定會成為祖父母。只要操作得當，他們會將心比心，根據他們真正成為祖父母時的處境，而解決他們兒子的難題。
>
> 　　當你讓他們思考如何做祖父母，丈夫會想：「她想做什麼樣的祖母？」而母親也會開始思考同樣的問題。他們之前從未看到這個問題，而你可以讓他們接受這樣的觀點，改變自己，並批判性地看待彼此。為了處理他們在做為祖父母層次的競爭和衝突，他們必須要讓女兒生個孩子。如此一來，妻子便能應對丈夫做為祖父的不足之處，而丈夫也會用同樣的方式對待妻子，和她一較高下。在預測到這樣的競爭下，父母能度過好一段時間，而孩子同時在慢慢獨立、漸漸成長。

艾瑞克森不相信僅僅向人們指出應該打破過去的行為模式，就會有實際的幫助。他通常不會建議父母改變他們的做法，反而會安排他們繼續這麼做。有時他只是轉化了衝突發生的基礎。當對來訪者催眠時，他會說：「你是願意現在就進入恍惚狀態，還是稍後再進入？」這是一種提問技巧，願意**什麼時候**進入恍惚狀態，而非**是否**願意進入。這類似於他把父母間的衝突，由他們算不算合格的父母，轉化為他們是否能成為好的祖父母。在接下來

的案例裡，他關注的是從母親變成祖母的問題。

　　一個我在治療的家庭有三個兒子，分別是二十三歲、
十九歲和十七歲。治療所關注的目標在於讓大兒子離開
家、讓二兒子獨立，以及讓老三上學後離家去和大哥住在
一起。這個家庭的最不幸之處在於父母間的鬥爭，以及這
位母親對整個家庭的操縱。父親是一個藝術家，他覺得他
從來沒有根據自己的選擇來工作，因為他的妻子掌管了他
所有的事情。

　　當我讓兒子們離開家以及到離家很遠的學校上學時，
父親開始擔心母親。我把重點放在母親身上，並指出她正
在做的是一生中非常重要的轉化——過去是好妻子、好母
親，將來要變為好祖母。我強調，她現在處在於準祖母的
位置，而不只是妻子或母親，所以她更要為準備迎接兒子
結婚生子的那一天好好努力。於是她開始為了她期望的祖
母角色努力，並盡自己所能來完成它，因為她是個凡事都
追求完美的女人。當然這只是模糊的定義，同時也是看似
合理和真實的。她開始不再那麼以母親的身分來約束和管
教兒子們，因為她不再是母親，而是準祖母。她和先生的
爭吵也變少了，因為有這個重要的任務來支持她。

　　艾瑞克森認為當母親過度地涉入孩子的生活、不肯鬆開孩
子時，她就不可能理性地解決問題。他解決這個問題的方法一直
在變化。當他直接處理母親的問題，而不是處理整個家庭時，他
趨向於用一種比較個人化的方法。有一次，他談到了以下這個問

題：一位母親緊抓住女兒不肯放手，執迷不悟。母親抱怨說女兒是一個永遠的負擔，但母親自己的行為實際上卻是讓女兒一直依附著她。當女兒在十八歲真正獨立離家上大學時，在女兒的鼓勵下，母親也決定去大學，加入了女兒的生活。女兒後來有了精神分裂症，並且需要住院治療。多年來，隨著女兒的進出醫院，母親發現既不能跟著女兒，又不能離開女兒。即使很多精神科醫生向她指出了這個問題，但她仍然沒有意識到是她無法把自己和女兒分開來。關於這個問題，艾瑞克森說他絕不會試圖讓母親意識到是她無法讓女兒離開自己。他提供了其他的替代方法。

　　我使用的方法是向這個佔有欲過強的母親提出質疑，質疑有關她女兒成長和發展的問題。我對她說：「妳想培養女兒成為一個獨立的人，妳非常想這麼做。但現在妳得幫助我理解幾件事：妳女兒似乎出了什麼問題，她好像不願意離開妳。妳女兒曾經是一個小女孩，後來她漸漸長大，進入了青春期，那麼妳是如何發現她進入青春期的呢？是她的乳房發育後，胸部晃動方式的變化引起了妳的注意？還是她的骨盆引起了妳的注意？是她洗澡時要妳拿一條毛巾給她，藉此讓妳知道她有了陰毛？是她對唇膏的態度嗎？還是她願意從妳這裡學習如何畫唇線？」

　　用這種方法，我幫助這位母親系統地回顧了女孩青春期成長和發育的全部階段，並一再強調女兒和她是完全不同的人。這樣一來，母親就認識到她不屬於女兒這一代，也不是她大學的同學。透過強調女兒的成長，母親也被確立為一個成人，一個成熟的女性。她會想到女兒陰毛和乳

房的發育，將會對另一個男人而不是對女兒的父親有著特殊的意義。

對於過度關注和控制的母親，女兒進入青春期是令人震驚的經歷。我不會幫母親去意識到自己終有一天要放手讓女兒離去。我會強調，她女兒是如何第一次對十五歲的男孩產生吸引力的，然後換成十六、十七、十八歲的男孩。我讓她認識到女兒和母親不同，對父親那樣的成熟男子沒有吸引力，她只適合未成熟的男孩。這樣就顯得母親在成熟方面高人一等，於是便和女兒劃清了界限。她不得不接受這樣的結論——女兒可能是條魚，而她是飛鳥；一隻鳥總跟魚泡在一起，有什麼意思呢？

當母親過度控制兒子時，我會讓兒子搬出家裡。當母親發現了這件事時，我會防止她對此干預。她會真的很想要兒子回來繼續和她在一起，而我會如此挫敗她——我持續地約見她，但簡單而斷然地拒絕談她兒子的生活狀況。她無論如何也不能讓寶貝回家，但是她可以和我討論除了兒子以外的一切事情，哪怕是談談我在治療中所犯的錯誤也可以。

事實上，兒子應當在十幾歲時就離開母親。在此之前他是孩子，一個沒有分化的人；但當青春期到來，他便成為了一名男性——註定將來屬於其他女性。

在另一個鼓勵母親釋放孩子的例子中，艾瑞克森是這樣幫她斷奶的：

　　有時你會發現孩子到了該離開家庭的年齡，但他做不到，左右為難。當他依附著父母時，父母想把他推開；而當他離開時，父母又拉住他。在這樣的一些案例中，我會讓父母迷失方向，如此一來，當孩子想離開時，他們就會把他推開了。

　　在一個家庭的例子中，我試圖幫一個兒子離開父母，去和他大哥一起住。我用一種特別的方法與過度關注的母親談話。她經常說我不理解她，當她說「但你不了解」時，我就立刻提到只要兒子住在家裡，她就會有機會理解他。我一次次地這麼做──當她說**我不理解**她，我就會提到一些關於她兒子住在家裡的事情；當她說我在某種程度**上的確理解**她時，我會說：「你兒子和他哥哥住在一起的想法，我還沒有決定好。」所以當**我的確理解**她時，就開始談兒子搬出去的事情。結果到了最後，母親堅持兒子應該搬出去和哥哥住在一起。她非常高興她想到了這點。

父親和母親對孩子都存在一種依附，而孩子在父母的婚姻關係中也發揮了一定的作用，因此如果孩子解放出來，有了自己獨立的生活，父母原有的關係就必須改變。父母通常認為孩子獨立的問題，和他們本人以及他們的婚姻沒什麼關係。除了兒子表現異常以外，家裡的任何事都還好──「假如山姆沒有生病，我們會很高興的。」通常孩子的問題，會被視為是他們婚姻中**唯一**的爭論焦點，也是他們生活中的唯一挫折。如此一來，父母有了關於他們一切困難的藉口，並在維持藉口這方面形成了統一戰線。艾瑞克森常常把這個表面上的問題轉化為婚姻問題，他的方法之

一是改變父母間的偽聯盟。

　　當一對彼此間有了明顯問題的夫妻來尋求幫助，但只一味強調孩子的問題時，你需要處理的是他們的聯合戰線。你得不著痕跡地去打破它。我處理這種情況的一種方法是這樣的：當先生自鳴得意地笑著的時候，我會對妻子說：「對我解釋事情時，妳得簡單明瞭。因為做為一個男人，我真的不理解妳所說的那些微妙的事情。」這個女人會怎麼做呢？她會馬上站到陣線的另一邊。做為一個女性，她想把自己從我和他先生中劃分開來，她可不同於我們這樣的可憐男性。她丈夫則開始認識到我是一個充滿智慧的男性，並且真正理解男同胞，他轉而站在我這一邊。這樣一來，我就讓他們的統一戰線解體了。

　　為了把妻子拉到我這邊，在某些點上，我不再把自己定義為可憐的、傻乎乎的男性。我成為感興趣的第三方，不被他們的爭鬥捲入。這樣我就同時站在了他們戰線的兩邊：我既在他這邊，也在她這邊。做為客觀、對他們感興趣的第三方，我能真正理解一個女人。這讓女人有機會感覺到我的另一面。她可以把我視為一個傻男人，但是不會開門見山地說出來，因為她怎麼可能把時間浪費在蠢蛋身上呢？她來找我，一定是因為我是個聰明、客觀的人。我的愚笨讓她有機會拒絕；反過來看，她也有義務接受。

　　當一個家庭的狀況惡化的時候，常常有家庭成員被送入精神病院，有時是臨時的，通常先是短期住院，然後住院時間會加

長。這樣的過程不斷重複，直到這個人成為慢性住院病人，這時住院就好像是他的一種職業了。像大多數的精神科醫生一樣，艾瑞克森是在精神病院的情境下接受訓練的；但他又與大多數精神科醫生不同，他提出了處理慢性病人的有效方法。在羅德島州立醫院和伍斯特州立醫院工作時，以及在韋恩郡綜合醫院和附屬醫院擔任精神科主任並從事研究和培訓時，艾瑞克森提出了一系列創新的方法，來解決「精神病人」的問題。有時他的目標是讓病人在醫院裡成為一個有生產力、有價值的人；有時他的目標是讓病人重返社會。通常在精神病院的環境中，病人和工作人員會捲入一種權力鬥爭中，鬥爭的結果通常都是病人的人格受辱或自我毀滅。艾瑞克森的策略通常是加入權力鬥爭，但他會利用這場鬥爭。在這個過程中，他迫使病人成為一個有生產能力的人，就像他說的：「你總是用掌管合營企業的方式，處理著病人的所需，同意他們所需要的。」在描述下面的案例之前（在這個案例中，艾瑞克森與病人周旋，最終贏得了這場生死之爭），他對於誤用善意的一段評論或許是合適的。他曾經說道：

> 通常精神科醫生以及一般醫生，總是認為他們知道對病人來說什麼是好的。我想起一個洛杉磯的千萬富翁曾告訴我：「為了見你，我已經等了好久。我想帶你一起出去吃飯，請你吃你喜歡的菜肴，隨你點，沒有限制。」我們坐在飯館裡看著菜單，我看到他們碰巧有鹹牛肉和捲心菜，就點了這個，只要一美元六十五分。那個男人很吃驚地說道：「你不是當真的。」他要服務生取消那道菜，並點了兩塊十二美元的牛排。

當服務生送來時，我說道：「這是那位先生的，他點的。現在去拿我的鹹牛肉和捲心菜吧。」那個千萬富翁斜靠在椅背上說道：「在我的一生中，還沒有人像你這樣令我受挫和驚訝的。」我說：「但是你告訴我，點我真正喜歡的東西，而我喜歡鹹牛肉和捲心菜啊。我認為這個比你點的那兩塊牛排更好吃哩。」

這涉及艾瑞克森對於個人如何選擇自己道路（和自己的食物）的看法。在下面這個案例中，我們會看到當一個人想以絕食來自我毀滅時，艾瑞克森可以做些什麼。

一個年輕人（我們暫且稱他為赫伯特）因重鬱而住院。他曾經重達約一百〇九公斤，但後來他拒絕進食，住院六個月後，他的體重降到了三十六公斤。大部分時間他都站立在角落裡不動。儘管他能說話，但他說任何事時都是帶著譏諷和否定的口氣。

由於赫伯特不願意吃東西，所以必須要為他插鼻胃管，他對鼻胃管也表現出譏諷的態度。他堅持說自己沒有內臟，沒有胃，因此在進行鼻胃時，他說由於他沒有內臟，所以他不知道鼻胃管會通到哪裡。當透過鼻胃管灌入的食物消失了，他假想那是一種「障眼法」，它們不在屋裡，也不在他身體裡，因為他沒有胃。

整個星期，每當我安排赫伯特進行灌食時，我都會向他解釋，我打算讓**他**向**我**證明他有胃，我說他也會向自己證明他能感覺到灌食，所有的證據都來自於他身上。每次

我餵他時都會重複這些，我說他會向自己證明他有胃，隨後會向我承認那些證據。證據完全出自他身上。赫伯特對此做出相當譏諷的回應：我所說的話根本沒有任何道理。

到了週末，我在灌食器裡加了一些特殊的混合物，我加了蛋酒、生的鱈魚肝油、發酵粉和醋。通常當你在進行灌食時，會先把鼻胃管裡的空氣用空針抽出，這樣只有鼻胃管最前端的空氣會進入胃中。但我把混合物放在小杯子裡，直接倒入鼻胃管，這樣就會把愈來愈多的空氣弄到了他的胃裡。

我拔出管子，赫伯特開始打嗝。我聞得到，看護也聞得到。赫伯特證明了經灌食的食物到了他的胃裡，並且自己首先證明了這點。從那以後，他不再懷疑和爭辯他有胃的事實了。接著他又說他無法吞嚥，所以不能自己進食。

他的體重增加了，於是我開始著重處理他的吞嚥問題。一週裡，每次我為他進行灌食時，總會告訴他，下週一他要吞下一些液體。我說下週一早晨，在餐廳的桌上會有一杯水和一杯牛奶，他會是第一個排隊去餐廳的人，當門一開，他就能喝下一杯液體，或許還能再喝一、兩杯。他認為我沒有常識，因為他根本無法吞嚥。不過我已經讓他有了一次自我證明的經驗，於是我又給了他一次。

週日的晚上，我透過灌食給了他一些黏稠而油膩的食物，裡面還放了很多精鹽，然後我把他整夜鎖在房間裡。第二天五點鐘，已經渴了一個晚上的他想衝到浴室裡喝水，但我知道門都鎖上了。他記起了餐廳的兩杯水，而且是放在餐廳的第一排。當餐廳門一開，他第一個衝了進

去，喝完了那些水。他告訴我：「你認為自己很聰明，是嗎？」

我對他說：「你有胃，也能吞嚥，所以我認為你應該在桌邊吃飯。」他反對：「我無法吃固體的食物。」我說：「至少你可以喝湯。不管什麼固體，都在湯裡面，它們可以和湯一起被吞下。」

我讓赫伯特坐到桌邊，直到他把湯盤裡的湯喝完，才准許他起來。他不喜歡坐在那裡，所以他就喝了。我增加了其他事情，讓他喝得快一些。在他身邊，我安排了一個病人，他不喜歡吃自己盤子裡的東西，而是偷旁人的。所以他會把髒手指伸到赫伯特的湯裡。赫伯特不得不吃，而且得吃快一點，以避免那個人的髒手指伸到他的湯裡來。喝得愈快，湯愈不容易髒。我則不斷地往湯裡加固體食物。

然後我把赫伯特送到醫院附設的農場去工作，讓他鋸大直徑的硬圓木。我告訴他鋸子很鈍，他得和一個搭檔一起鋸，但那個小夥子只是坐在圓木上，讓赫伯特幹活。天氣很冷，在寒風裡拉著鈍鋸去鋸硬木，沒人幫忙他，赫伯特很快就飢腸轆轆。我跟他說午餐會有特別的待遇，他說：「你又煮了什麼討厭的東西來虐待我、折磨我？」我跟他說這次不是折磨，一名廚師正在慶祝生日，他可以坐在她旁邊。

我讓廚師準備了所有她喜歡的食物，而且量很多。這名廚師大概有一百三十六公斤重，很喜歡吃。我讓她放了一個小桌子，旁邊放了兩張凳子，並要赫伯特坐在旁邊

看她吃。他在外面工作後餓極了，面對的都是固體食物，他說：「這真是痛苦的折磨。」廚子自顧自開心地吃著。最後赫伯特問她：「我能吃一點嗎？」她說：「自己來，愛吃多少都行。」赫伯特吃固體食物了——肉、穀物、馬鈴薯。她真是個好廚師。就這樣，赫伯特吃飯的問題解決了。這個方法來自於一個非常簡單的想法——每個人都會有這樣的經歷：看著別人吃東西時會想：「哦，看起來不錯，真希望自己也能吃一點。」

因為赫伯特認為自己不能動，我就能把他放在我希望他待的地方，且他也願意在那裡。我非常小心地不去改變，直到後期，我開始使用這個方法，讓他看別人玩紙牌。

來醫院前，赫伯特一直是個賭徒。他好賭成性，不單單是為了錢，而是他喜歡玩紙牌。他知道各種各樣的玩法，自認為是專家。因為赫伯特不能動，我就讓他站在角落裡，然後在他的面前放上一張玩牌用的桌子。我在桌旁安排了四個麻痺性癡呆的重症病人，他們真是完全搞不清楚，一個玩撲克，另一個玩橋牌，還有一個玩美式紙牌。有人會說：「什麼是任意牌？」另一個會回答：「我賭你有兩張王牌。」他們打牌毫無條理，根本不管別人出什麼，只管一昧砸不相干的牌。我對赫伯特說：「你真的需要一些娛樂活動。真可憐，你只能靜靜地站著，不能轉來轉去，不能玩牌。不過你可以看牌。」他說：「你總是想出一些折磨我的方法。」我讓他站在每個牌手的後面，這樣他就能研究他們的玩法。他說：「對於玩牌是有不同觀

點的。」

赫伯特忍受了幾個晚上，看著這混亂的牌局，然後他投降了：「如果你能找來三個好牌手，要有常識的那種，我就會玩牌。」他無法忍受對一個好牌手的如此侮辱和傷害——竟然不得不去看別人傻乎乎地打牌。

赫伯特和我有很多像這樣的交手，每次他輸了，結果都會令他進一步意識到我所言不假。他輸的次數不少，以至於他非常高興後來能夠離開醫院，而且這完全是他自己的選擇。

艾瑞克森在一九四〇年代後期從醫院辭職，開始創辦私人診所，並且在自己的辦公室用類似的方法治療他的精神病患者。儘管艾瑞克森開始讓家庭成員涉入更多，但他處理某種特殊行為的方法，仍然是接受它，這將會促成這些行為的改變。在最近的一次採訪中，有人問他處理問題的整體方法。下面是採訪節選：

> 治療師：讓我們回到青少年精神分裂症。假設有人打電話給你，說有一個十八或二十歲的孩子，以前是個好男孩，但這個星期，突然間他開始背著一個巨大的十字架在家附近遊走。鄰居和家人都很不安。你會對此做些什麼？你是如何看待這個問題的？或是一些類似的奇怪問題，你是怎麼看的？
>
> 艾瑞克森：假如這個孩子來見我，我想做的第一件事就是檢查這個十字架。我想透過一個非常小的變化

來改進它。當我對它做了最小的改變，通向大改變的道路就開啟了。很快地，我可能就會利用另一個十字架的功效了——他應該至少有兩、三個，這樣他就可以選擇每天背哪一個。一旦十字架的數量增加，就很難表現出精神病行為的模式。

治療師：你是否認為這是一個瘋狂家庭的某種表達？

艾瑞克森：我可能會認為這是一個無助的宣告：「家庭讓我變得瘋狂，他們是一個我難以背負的十字架。」

治療師：但即使有這樣的前提假設，你還是直接著手處理十字架，而不是立即針對家庭。

艾瑞克森：不，因為家庭會想保護他們的孩子，但結果造成了他身上的重擔。這個孩子已經夠孤單了，他已經有一個無法背負的十字架。他在向公眾宣布自己無依無靠，除了那個十字架。周圍的所有鄰居也會拒絕他，他非常孤單。他需要的是改進他的十字架。

治療師：你會從見他開始，而不是見他的父母。

艾瑞克森：在稍後的階段，我才可能考慮讓父母進入治療。

治療師：但父母可能會對十字架的增加做出反應，不是嗎？

艾瑞克森：喔，是的，他們會的。但我的辦公室可是個保存十字架的好地方。

治療師：大多數人會假設像這樣一個男孩，他代表了一
個瘋狂的家庭，於是會直接著手處理家庭，並
預料只要家庭發生了變化，他也會改變。

艾瑞克森：我也許可以給你一個例子。有人向你大聲求
救，你聞聲趕去，發現在大路上堆滿巨石。然
後你發現一條彎道，上面只有一塊石頭。因為
事態緊急，你必須盡快回應，所以就選擇走彎
道。這一大堆的巨石是家庭，只有一塊石頭的
彎道是這個精神病發作的孩子。你給他一個釋
放自我的空間，在這裡他不被當做異類，而是
受到尊敬。他們理應受到好的關注，而不是破
壞性的關注。你先給他這些，然後再處理這個
家庭。

　　當孩子無法從家庭中掙脫出來時，他長大後還會和父母相互
糾纏。如果掙脫家庭的過程失敗的話，四、五十歲的男女仍然會
像十多歲的少年一樣，和父母糾纏不清。有時候他們會間歇性地
避開家庭，滿腦子稀奇古怪的想法，好像與世隔絕者一樣。在其
他時候，他們緊緊地和父母糾纏在一起，無論父母或孩子都無法
得到自由。

　　曾經有人認為斷奶的過程是相互作用的，顯然不只是父母看
似善意地抓住孩子不放，孩子也同樣依附著父母。這種系統運行
著，好像雙方一分開便會有災難性的後果。對於參與其中的人來
講，這種可憐的情感關係可能持續到相當大的年齡。這裡有一個
例子，可以說明艾瑞克森的介入，至少部分地促使一個母親和她

長期有問題的兒子得以分離。

　　我曾經治療過一個七十歲的母親，還有她那五十歲的精神分裂症兒子。她是一個很強勢的女人，毫不誇張地說，她是把兒子拖來見我的。她和兒子都無法獨立活動，總是必須在一起。母親對我說，她連想在白天時去圖書館閱讀都做不到，因為她必須和兒子在一起。如果她離開他一會兒，他就會開始呻吟抱怨。

　　當著她兒子的面，我告訴母親帶著一本圖書館的書，開車載兒子去沙漠裡；然後要兒子下車，自己繼續順著沙漠裡的路開個五公里，然後坐在車裡看書，直到兒子走過來。當我給她這個建議時，她反對這個想法，認為她很難讓兒子在烈日下的沙漠裡行走。我說服她試一下，我跟她說：「聽著，妳兒子會摔倒，他會用手和膝蓋爬行，他會無助地坐在那裡，激起妳的同情。但在那樣的路上沒有路人，他只能自己走來找妳。他可能會懲罰妳，讓妳坐在那裡等他五個小時。但記住，妳有一本好書，他在沙漠裡待了那麼長的時間後，自然會餓的。」

　　母親遵從了我的建議。兒子耍賴、呻吟、使出渾身解數都無濟於事，最後他不得不走了那五公里。他母親說：「我開始喜歡上在戶外讀書了。」她兒子開始走得愈來愈輕快，以至於她讀書的時間愈來愈短。我建議當他自願走時，她可以把距離縮到一點六公里。他自願了，所以只需要走一點六公里，而不再是將近五公里。

　　他的進步令母親很震驚。她曾想把他送到醫院裡，之

所以來見我，是為了看看是否能避免讓他住院。現在她開始對兒子產生了一些希望，她想著接下來兒子是不是能開始打保齡球。她開始想幫他，但不是用老式的、溫柔的、母性的方法。

我知道這個兒子應該鍛鍊，剛開始「走路療法」的時候，我就知道應該找一些他喜歡的活動。他覺得保齡球不錯，並開始這麼做。我並不在意他是走路還是打保齡球，但我會引導他去做他想做的事。只要有了指引，具體讓病人做些什麼就不是難題。活動可以分成好幾類，比如「運動」。然後可以從某一類別的活動中選一項讓他去做，比如在炙熱的沙漠裡走路，這是一類他不會主動去進行的活動。你也可以讓他「自發地」在那一類活動中選擇另一項活動。病人不同於常人，他們會去做對自己有利的事情，享受這個過程，並成功做到這些事。病人會和這些事情搏鬥，因此你要激勵他們去做。

當我們回顧艾瑞克森處理讓父母和孩子各自放手問題的方法時，看起來他好像把治療看做是一種「全新起點的儀式」。大多數文化裡都有這樣的儀式，它的作用不僅是讓年輕人轉移到成人的位置，還要求父母像對待成人般對待孩子，這樣的文化能夠幫助家庭跨越這個階段。當一種文化缺少這個儀式時——顯然美國就是如此——便可以透過心理治療師的介入來彌補，幫助孩子從父母身邊掙脫出來。艾瑞克森對這個家庭階段的處理模式並不單一，他把這個斷奶的問題不僅僅看做是一個解放的過程，而且是一個以新方法重新組合的過程。父母不是放棄了孩子，而是有了

一個孫子；孩子也不是失去了父母，而是以一種不同於以往的方式與其聯繫。這與是否獨立無關，而是跨過了一個階段，這對於家庭生命週期的進步而言是必須的。考慮到孩子和父母的兩難，艾瑞克森避免了麥斯莫、佛洛伊德和其他人的缺點，他們把這個問題看做是一個分裂的陣營，為了幫助孩子「獨立」，治療師必須選擇站在其中的一方。在這個階段，站在孩子那一邊反對父母，會導致年輕人變得古怪、異化，並失去和家庭的聯繫；同樣地，站在父母那一邊，也會令他們失去和孩子的聯繫，而孩子是他們生命的延續。

為了闡述成功幫助年輕人和父母彼此脫離並重組的重要性，我們用印度的一種儀式來說明。他們非常嚴肅地對待這個問題，以致需要進行很多年的時間準備。

母子之間血脈相連，這是自然而真誠的事實。而在印度，這種連結更為母親賦予了宗教一般的神聖地位，這使得母親和兒子都陷入了一種錯綜複雜的危機，幾乎難以解決。這種危機可能讓母子的關係受損，甚至會毀了兒子的一生。所以雖然痛苦，仍必須要使兒子從母親那裡解脫出來。她要把這果實（phala）做為禮物（dāna），奉獻給這世界；透過一種奉獻果實（phala-dāna-vrata）的儀式（vrata）來實現母子的分離。

要做出如此大的犧牲，她必須從一些小事開始逐步做好準備。儀式開始的時間不固定，可能是兒子五歲左右，但也可以晚些。儀式持續的時間也不固定，每年大概要進行一個月的儀式活動。婆羅門家族和家族精神領袖

（guru）會監督和決定整個過程，他們決定什麼時候讓母親準備終止儀式的準備，也就是由他們決定何時母親開始進行真正的奉獻。母親起先獻祭一些自己喜歡的小果子……家族精神領袖每次到訪，都要對母親講一些女性透過犧牲一切、而獲得無上力量的神話故事；女人則靜靜地專心聽講，雙手合十，把聖潔的草捧在手心，聆聽他的教誨，並把故事銘記在心。

　　年復一年，象徵獻祭品的果實益發珍貴，祭品從果實到金屬，起先是鐵，後來是紫銅、青銅，最後到金子。這些都是鑄造首飾用的金屬……最後，終極的獻祭突如其來……婆羅門及家中親屬都會參加這個儀式，他們代表整個世界，對於他們而言，這個兒子是必須被奉獻的……父親家族中一個男性親戚也必須參加，代表世界上與母親聯繫最為緊密的部分……在這樣的儀式裡，神話和儀式結合在一起，促使母親轉型：把她從愛子身上解放出來，但她清楚地知道，兒子與她骨肉相連，直到永恆。[3]

　　儘管美國的母親和她們的孩子不可能像印度母子那樣過度糾纏，但母子的連結同樣也是非常深厚的，解脫彼此也絕不是簡單的過程。多年來，艾瑞克森嘗試了各種方法來幫助家庭渡過這個階段，繼續向前發展。他比較典型的方法是同時處理孩子和父母兩方面，他把自己做為兩代人的橋樑，改變父母，讓他們明白孩

3　亨立克・季默（Heinrich Zimmer），〈印度譚崔瑜伽的意義〉（On the Significance of the Indian Tantric Yoga），收錄於約瑟夫・坎伯（Joseph Campbell）所編之《靈性之修煉》（*Spiritual Disciplines.* New Brunswick, N. J.: Princeton University Press, 1960），波林根系列第四冊。

子終將長大成人；同時他也幫助孩子融入家庭外的同伴們。

　　根據艾瑞克森的觀點，在某些案例中，只是把孩子移出父母的家，可能無法同時解決父母間的困難。有一段時期，孩子會很難整合進入家庭外的世界，特別是對於那些限制孩子接觸外人的家庭來說，尤其如此。在這樣的情況裡，年輕人可能會自己住，但在主觀上他並不像一個自主的人。他可能會掐著手指頭算：「我已經離開家七十二天又二十三個小時了。」

　　通常在求愛期時，孩子和同伴們會相處融洽。當孩子剛剛開始接觸父母以外的其他人，而求愛期還沒有到來時，中間還要加上一個過渡階段。艾瑞克森指出了推動孩子進入另一種生活的方法。

　　　　當你幫孩子離開父母，你也開始了讓他辨識新環境裡各種人的過程。舉個例子，我最終讓一個家庭的女兒搬了出去，住進了自己的公寓。當她在公寓裡睡覺時會有這樣的感覺：她還在家裡，父母住隔壁。她說自己知道這不是真的，但感覺又是那麼地真實。她幾乎能聽到父母打鼾，聽到他們在床上翻身。她還沒有真正離開父母。

　　　　我處理這個問題的方法是讓女孩去觀察，看看她的房東夫妻有多少地方和她的父母不同。她開始說房東夫妻是粗人，英語說得很差，人貪婪又小氣。很快她有了這個概念：「他們考慮得不周到，但的確不會來煩我。」我在這裡找到了切入點，年輕人開始認同其他人。這是一個認同兩種不同類型人物的簡單問題。房東太太很高，體重超重，而房東先生有鬍子。這時女孩不再把他們僅僅看做是

物理上的實體，而是活生生的人。

他們首先要意識到的現實，便是自己已經與其他人建立了某種關係。年輕人與其他人建立的關係愈多，與父母間的關係就會愈成人化。如果同時父母開始發展他們自己的興趣愛好，年輕人也不會那麼強烈地再和父母糾纏在一起了。

【第九章】 老年的痛苦

　　儘管許多人可以優雅而有尊嚴地處理和面對衰老和死亡，但並非總是這樣。對治療師來說，處理老年的問題可能更加困難。在這個階段，人們無法寄望於改變未來，而應該學會樂天知命。隨著文化愈加強調年輕人的價值，並貶低老年的作用，老年人的問題在逐漸增加。他們的閱歷與智慧已不再是寶貴的財產，他們發現在這瞬息萬變的年代，自己愈是過時和多餘了。隨著年齡的增長，那些以往可以忍受的家庭問題和症狀，也變得愈發難以忍受了。

　　艾瑞克森究竟如何緩解老年人的痛苦，使他們接受死亡？在揭露答案前，讓我們先來看看艾瑞克森親自記載的一個案例。在這個奇妙的個案中，患者長期為某一問題所苦，而這個問題在老年階段變本加厲，而「惡人」艾瑞克森成功地消除了這一症狀。

　　一位老年男性來見艾瑞克森，希望消除幾乎已伴他一生的電梯畏懼。多年來他在某座大廈的頂樓工作，不敢坐電梯，只好每天爬樓梯上下班。現在年紀大了，爬不動樓梯，所以他希望可以消除這種畏懼。

　　艾瑞克森已經可以非常嫻熟地運用催眠來消除這類症狀。如果患者曾有一次搭電梯而不會恐懼的經驗，他就可以繼續乘坐電梯了。通常艾瑞克森會運用催眠，給予一個催眠後暗示，使患者的注意力從對坐電梯的恐懼中分散出來。比如他會建議這個人在前往某地的路上，把注意力集中於自己的鞋尖，而他的目的地就

是某棟大廈的頂樓，他必須搭電梯到達那裡。由於乘坐電梯時，他需要全神貫注於鞋尖，精力已被分散，他就可以泰然處之了。一旦這次成功，將來自然水到渠成。

但對這個希望消除電梯畏懼的老人，艾瑞克森並沒有使用催眠，而是用了類似催眠後暗示的方式來分散他的注意力。這位老者非常正統和拘謹，他妻子也是如此。他過分拘謹的特徵，促使艾瑞克森採取了下面這樣的策略：

當這位老先生問我是否可以幫他消除電梯畏懼，我告訴他，我可能會從另一方面嚇壞他。他說除了電梯畏懼，他什麼都不在乎！

在他工作的大廈，電梯是由一個女孩在操作，她答應和我配合，覺得這很好玩。我跟著老人進入電梯，他並不害怕走進去，但一旦電梯啟動，他就萬分恐懼。於是我選擇了一個電梯不忙的時間，讓他在電梯裡進進出出，然後在某一刻要女孩關閉電梯，上升半層，然後停在那裡。他開始喊叫，而我說，糟糕，電梯女郎想吻你呢！他萬分震驚地說：「我已經結婚了啊！」女孩說：「我不介意！」她向前靠近，他步步後退，大喊：「啟動電梯吧！」於是女孩又開始操作電梯，到十四至十五樓時她又把電梯停下，說他說：「拜託你，讓我親一下吧！」他說：「好好操作妳的電梯！」他要求電梯繼續上升，而不是停在這裡。姑娘說好吧，我們下到底層，再重新開始！於是她開始讓電梯下降。他喊道：「不是下降，應該上升！」他害怕再來一遍。女孩於是又上升半層，然後對他說：「你答

應要坐我的電梯上下班！」他說：「只要不吻妳，什麼都行！」於是他毫無恐懼地搭電梯上樓了，此後再也沒有過電梯畏懼症。

艾瑞克森療法的特殊之處在於運用催眠處理痛苦，他會指導那些痛苦的臨終病人放鬆身心。有這樣一個痛苦不堪的病人，只能靠藥物維持生命，但藥物卻使她無法正常生活。她就要去世了，來找艾瑞克森尋求幫助。下面就是艾瑞克森處理這種困難個案的簡要方法。

這位女士的子宮癌已經到了末期，為了能順利進食、正常睡眠，她接受了麻醉，處於半靜呆狀態（narcotic semistupor）。然而她憎恨現況，無法接受以這種狀態與家人共處度過餘生，於是家庭醫生建議她試試催眠。艾瑞克森接到電話，並指示在他去見她的那天停止麻藥注射。停止麻醉是為了避免藥物影響他的工作，並保證患者可以對治療做出活躍反應。以下是艾瑞克森的報告：

　　我花了四個小時對她進行系統性的指導，向她發出這樣的指令：「忍住痛苦，進入恍惚狀態，身體變得麻木，各個部位都感到疲勞。儘管感到疼痛，卻能熟睡，也能舒服地進食。」生命即將終結，現實迫使她毫不猶豫地接受我的指令。我還訓練她對丈夫、女兒及家庭醫生做出同樣的催眠反應，以便我不在的時候，催眠作用也可以在新出現的事件中得到強化。像這樣的長時間催眠只要一次就可以了。後來除了週末使用一點藥物，她完全停止了麻醉治

療。她可以輕鬆地和家人待在一起，連續一週共度夜晚的快樂時光。六週後，她與女兒聊天時突然陷入昏迷，兩天後就去世了，其間她的意識一直沒有恢復。

艾瑞克森的報告中常常介紹到這種方法，有時也會有各種變化。他可能指導患者產生身體麻木感，也可能指導患者產生從身體脫離和解離的感覺，有時還會指導患者改變時間觀念。比如針對一位臨終階段的老年腫瘤患者，他就採用了這樣的方法：

　　這位患者忍受著持久的抽動性劇痛，每十分鐘就有一次痛苦襲來，難以忍受。我指導他感覺到自己的身體沉重異常，就像笨重的鉛砣，感覺困倦難耐，摒棄一切只留下沉重。隨著這些體驗的增加，他的身體會在他「神志清醒」的狀態下入睡。為了對付不斷發作的尖銳疼痛，我讓他盯住鬧鐘，等著下一次疼痛到來。對於這個患者來說，恐懼中的這幾分鐘似乎很長，但對於實際發生的疼痛來說，這種等待相當於一種放鬆。以這種方式，預期與痛苦被分離為不同的體驗。然後我指導他透過催眠產生時間錯覺，從而使主觀上的時間流逝變慢。逐漸地，他覺得兩次疼痛的間歇延長了，這也就等於延長了沒有疼痛的時間，同時也縮短了現實中感覺疼痛的時間。我還教他進行針對疼痛的催眠性遺忘，使他不再回味先前的痛苦，免得一痛未消、一痛又起。每當尖銳的疼痛到來，他立即啟動遺忘反應，以至於下次疼痛的發生成了意料之外的體驗。因為疼痛來得始料未及，持續時間就顯得很短，幾乎是一閃而

過。患者告訴我，他的疼痛幾乎一去不返，只是身體感覺
虛弱和遲鈍，其中兩天甚至完全沒有痛楚。幾週後，他漸
漸進入昏迷狀態，安詳離世了。

一位名叫喬的患者，在他的治療過程中，艾瑞克森採用了
另一種獨特的方法。喬是個花匠，他種花、賣花，非常熱愛自己
的工作，朋友和家人也都很尊敬他。喬的右頰長了腫塊，外科醫
生原本想動手術切除，但發現那是個惡性腫瘤。喬得知自己大約
只能再活一個月，這讓他非常絕望、痛苦異常。麻醉劑對喬的痛
苦緩解有限，因此他的一位親屬找到了艾瑞克森，希望試一下催
眠。艾瑞克森勉強答應去看喬，他聽過描述後，猜測自己也許也
無力回天。患者用藥過度，已導致了一些中毒反應，他甚至不喜
歡聽到「催眠」這個詞。此外他的一個孩子曾做過精神科住院醫
生，他宣稱催眠沒什麼作用。艾瑞克森對這個病例的治療是這樣
描述的：

> 有人把我介紹給喬，他禮貌性地問候我，我懷疑他甚
> 至不清楚我的來意。我發現手術切除了他的半邊臉和一側
> 頸上的大部分組織，暴露的部分慘不忍睹。由於實施了氣
> 管切開術，喬也無法講話，只能透過寫字和人交流。他睡
> 得很少，護士須全天看護。在床上他顯得很忙碌，不停記
> 錄著數不清的家事和生意帳。疼痛持續地折磨他，他無法
> 理解，為什麼醫生不能像他伺候花一樣，有效處置他身體
> 的痛苦。
>
> 我被介紹給喬之後，他在紙上寫：「你想要什麼？」

儘管我懷疑自己是否能幫到他，但我還是覺得如果我能真誠地瞭解並幫助他，他本人和在側房傾聽的家屬都會舒服一些。我對他採用了我稱為「點綴技術」（interspersal technique）的催眠，就是以隨意的方式交談，但對某些詞或短語著重強調，以便催眠指令發揮作用。

我對喬說：「我想和你談話，我知道你種花，是個花匠。我喜歡種花，曾在鄉間有個農場，現在也喜歡花。我希望你可以舒服地坐在椅子上和我交談。我要和你談很多事，但不是關於種花的，**班門弄斧的話你不愛聽**。我說得**舒服**，希望你也能**聽得舒服**。今天我要對你講講種番茄的事，你也許覺得這個話題**很奇怪**，為什麼要**討論種番茄**？把番茄播種到土裡再長成植物，讓人們**感覺到一種希望**，它的果實讓人**滿足**。它的種子需要水的滋養，由於有充足的雨水，**這並不很難**，這帶來平和安詳，以及開花結果的愉悅。喬，你知道嗎，那顆小小的種子慢慢膨脹生長，發出小芽，上面有細細的纖毛。可別小看那纖毛，它可是番茄生長必不可少的存在，它促使種子變成植物，衝破地面，結出果實。

嗯，喬，**你可以聽我說話了**，我接著談，**你繼續聽**，但要注意你可以**學到什麼**。這是紙和筆，你可以做紀錄。但是，說到番茄，它長得很慢。成長的過程**看不見、也聽不著**。首先它會從花莖上長出一片像是小葉子的東西，就像一縷細細的髮絲。葉子上面也有這樣的『髮絲』，就跟纖毛一樣。番茄植株有了纖毛，一定**很舒服**吧，如果你能像株植物那樣感覺的話。你可能一點也**看不見、感覺不到**

它在生長，不過，一片又一片的葉子偷偷地長出來了。可能——我們真像是在講童話故事——可能這株番茄在生長的時候，真的感到舒適或安詳。它每天不斷地成長又成長，喬，看一株植物生長，但不觀察它的成長，也不去感覺到它，是那麼地舒服。我們只知道一切變得更好了一些，這裡長點，那裡長點，葉子和枝條向各個方向很舒服地伸展著。（我將以上這些話重複了好幾次，或是某個詞、或是某個片斷，一邊謹慎地變換用詞，一邊重複催眠指令。過了一段時間，喬的妻子躡手躡腳地走進來，遞來一張紙條，上面寫著：什麼時候開始催眠？我沒看紙條，她只好將字條湊到我和喬的面前。我繼續不間斷地重複對番茄植株的描述。而當喬的太太發現喬已進入恍惚狀態，根本沒覺察到自己的存在，就悄悄退了下去。）

很快，番茄會在什麼地方開出小花蕾呢？是在這根枝條？還是那一根？那無關緊要，每根枝條都會開，整個番茄植株都會開滿可愛的小花蕾。喬，我在想，番茄是否能感覺，真正感覺到一種舒服。你知道的，喬，植物是一種了不起的東西，它如此美好，如此愉悅，我們不得不把它想像成一個人。這是多麼了不起的植物！小番茄正在舒服地成形，儘管還很小，但長大後吃起來肯定很爽口！紅紅的，真惹人喜愛！吃到肚子裡，美呀！就像一個口乾舌燥的小孩喝到了甘甜的飲料！喬，番茄的感覺，就如同天降甘霖，沖刷萬物，那感覺多好啊（停頓一下）！

喬，你知道的，番茄只在一天中的某個時刻最為茂盛。我相信番茄會為這樣的每一天感到舒適滿足。喬，你

知道的，番茄的滿足一天只有一次。全部的番茄都是這
樣！」

（喬突然從恍惚狀態中醒來，好像失去了方向
感，在床上翻來覆去，揮舞雙手……這可能是對巴比妥
〔barbiturates〕藥物中毒的反應。喬下了床，圍著我轉了
幾圈，但好像沒看見我，也沒有聽到我說話。我用力捉住
了他的胳膊，然後又迅速鬆開。我叫來護士，她為喬擦了
擦額頭，換了衣服，用吸管餵了他一點冰水。然後喬讓我
扶著他回到扶手椅那裡坐下，我裝作對他的胳膊感到好
奇，並待在他旁邊。他突然抓過紙和筆寫下：講啊！接著
講！）

「好的，喬。我在農村長大。我認為番茄的種子真
了不起！想想吧！喬，想想吧！那粒小種子正在休息睡
覺，非常舒服，非常優美，它會長出好看的植株和葉子！
那葉子、那植株，看起來多美呀！看到番茄種子，你真的
會感到愉悅！想想那了不起的植物吧！它可以睡，可以休
息──很舒服地休息！喬，我要去吃午飯了，然後我再回
來接著講。」

儘管痙攣性的中毒症狀還是出現了，但喬也明顯進
入一種願意接受的狀態。並且儘管我班門弄斧地演奏了一
曲荒謬外行的「番茄狂想曲」，他還是很快學到了許多有
關番茄種子和植物的事。喬並不在乎這些關於番茄的林林
總總，他只想從痛苦中解脫。他想感到舒服，想睡覺，這
是喬腦中的第一需求。他迫切地想從我的胡言亂語中找到
對他有價值的東西。有價值的東西就在那裡，所以喬會不

加批判地接受那些東西。喬從催眠的恍惚狀態中被喚醒，幾分鐘後，我小心翼翼地問他：「想喝點什麼嗎？」恍惚狀態的誘導已經不再困難，用兩句話就可以使其出現。「想想吧，喬，想想……」以及「多麼安穩地、舒服地睡著！」我植入的概念非常無意義，但這正是喬所需要的，他很快就接受了這些。

　　護士告訴我，午飯期間喬終於可以休息一會兒了，然後由於中毒症狀的再度發作，休息被打斷了。到了我回來的時候，喬正不耐煩地等著我。他想為我寫點什麼，由於很不耐煩，他寫出來的東西很亂，他仍神經質地反覆寫著。一位親屬幫助我讀出這些字，喬所寫的那些東西，是關於他的過去、他的生意、他的家庭、他「恐怖的上一週」、「恐怖的昨天」。但他沒有抱怨，沒有要求，不過他希望知道關於我的資訊。隨著症狀的逐漸緩解，我們勉強可以比較舒服地交談了。於是我建議他別再走來走去，坐到先前坐過的扶手椅裡。他馬上坐進去，用期待的眼光看著我。

　　「你知道的，喬，我可以跟你談更多有關番茄的東西，而且我這樣做的話，你很可能會睡著——實際上你睡著時，還有非常美的鼾聲呢。」

　　（這種開放式描述的特徵是散漫和平淡無奇。如果患者能像喬那樣快速回應，那就達到效果了；如果患者沒有回應，那你說的只是一些雞毛蒜皮的東西，實際上也無關緊要。如果喬沒有立刻進入恍惚狀態，可以做一點小小的變化，比如說：「要不然，我們談一談番茄的花吧。你大

概看過花生長的慢鏡頭吧？慢慢地開，給人**寧靜的感覺**，**非常舒適**，多麼美麗，看起來多麼舒服。看到這樣的情景，你會感到**無盡的寧靜**。」）

喬告訴我，那個下午儘管中毒症狀反覆發作了幾次，他還是感覺好極了。其間我還中斷了催眠，以瞭解喬的學習程度。

晚上我離開時，喬熱誠地和我握手。他的中毒症狀已經緩解了不少，他已不再抱怨，不再那麼痛苦，似乎有點輕鬆愉快的感覺了。

喬的親屬希望我能給點催眠以外的建議，我向他們保證這些都給過了，奧妙就在我不斷非常詳細地重複番茄成長的過程。然後我強調：「喬，你知道的，每天的滿足感。滿足，每天只有一次。」

一個月之後，大約十一月中旬，我又應邀去看喬。到了他家裡，我聽到了相當遺憾、但並非不幸的故事。我離開喬之後，他的感覺一直很好。但醫院裡搬弄是非的人，開始對喬的催眠治療說長道短。一些實習醫生、附近居民、醫院職員到這裡來看喬，發掘關於催眠的笑料，極盡所能地詆毀催眠術。他們的小動作使喬非常憤怒，他知道我不像他們，沒做任何污辱人的事。很慶幸喬能淡然應對，他對醫院人員的干擾置之不理，從而延續催眠療法的效果。幾天後，喬離開醫院搬回家中，只僱了一個護士，不過護士已經不需做多少工作了。

在家裡的那段時間，喬變胖了，人也有精神多了。他很少感到疼痛，即使出現疼痛，用一點阿司匹林或二十五

毫克德美羅（Demerol）就可以控制住。喬很開心可以和家人待在一起。

喬再次見到我時顯得很高興，但我注意到他的目光有些小心翼翼，所以我非常謹慎，盡量以非正式的方式和他交流，也避免露出任何催眠的痕跡。

在喬的家裡，在顯眼處掛滿了一位親戚才華洋溢的畫作。我們隨意聊著關於喬病情好轉、體重增加。我費盡心思才擠出一些簡短的回應，用以掩蓋相關的暗示。喬很願意坐在我旁邊聽我講話。儘管我的語氣已經非常輕鬆，但還是難以讓喬不起疑心。他似乎沒有發現我的疑慮，但我還是希望能盡量謹慎。於是我把話題引向我們上次的會面。

「喬，還記得我們上次的會面嗎？」

於是喬不知不覺地用相當輕鬆的語調，生動地談起了那一次的會面。他講得很簡單：「我們當時談的是番茄，好像那時候恰好可以談番茄，**談論一粒種子、一棵植株，真是太開心了！**」從臨床的角度來看，喬目前的狀態可看做是初始訪談的正面效果得到了重現。

那天，喬非常用心地「監督」我享用午餐，我們坐在泳池邊，喬眼睛一眨也不眨地監督著烤牛排的過程。我們四人愉快地進餐，喬是最高興的。

午餐後，喬自豪地向我展示他那多得數不清的植物，很多都是稀有植物，就種在他家後花園。喬的夫人把那些植物都標上了拉丁文和常用名，當我可以認出一些罕見植物，並做出一些評價時，喬會特別高興。假裝出來的興趣

並不能打動喬，使喬動心的是我真的對種植植物很有興趣。他將我們共同的興趣視為友誼的連結。

下午喬主動坐到我旁邊，顯然這時我談什麼他都願意聽。於是我開始「長篇大論」，其中包括一些心理學方面的治療建議——怎樣保持輕鬆、舒適，怎樣緩解疼痛，怎樣跟家人一起享受天倫之樂，怎樣享用美食，怎樣欣賞周遭的一切美好事物等等。

所有這些指導以及其他類似的建議，都是在不經意間潛移默化地進行的，東一句西一句，涵蓋了不同的話題，以免喬「分析」或「理解」這些點綴在言談中的指導。當然，為了更巧妙地偽裝催眠，我需要很多話題。儘管是否需要如此小心，還有很多爭論，但我寧願不冒那麼大的風險。從醫學的角度講，惡性腫瘤的病情會不斷惡化，但儘管如此，喬的身體狀態卻愈來愈好，比一個月前有了明顯的改善。當我要離開時，喬邀請我以後再來。

喬知道十一月下旬到十二月上旬，我要外出做學術報告。非常意外的是，就在我要出遠門之前，我接到了一通長途電話，電話是喬的妻子打來的，她說：「喬在這裡，想與你說句話，他要說了……」首先聽到的是氣喘吁吁的聲音，喬緊握住話筒，突破氣管插管的限制，努力發出了兩聲「你好」。喬的妻子告訴我，他們祝我旅途愉快。我們進行了友好的短暫交談，喬的妻子把喬寫在紙上的話唸給我聽。

後來，我收到了喬和他的家人寄給我的聖誕卡。再後來，我接到喬去世的消息，他妻子告訴我：「雖然不能幫

助喬延長生命，但催眠給了他很大的幫助。一月初，他變得愈來愈虛弱，但是仍然很開心。二十一日，喬安詳地離開了我們。」這距離他發病只有四個月。

這個番茄的故事，是艾瑞克森對那些容易對直接暗示產生阻抗的個案，採取間接暗示的典型案例。

下面要介紹一個間接暗示的生動例子。通常催眠都是一對一地進行，但這個案例卻是一對二的。

梅沙鎮的一位醫生轉來一名女患者，她非常聰明，有英語博士學位，還出版過好幾本詩集。她得了子宮癌，並轉移到骨髓，病情嚴重而無法根治，放射治療也沒奏效。她疼痛難忍，注射止痛藥也無效。她不相信催眠可以緩解疼痛，但醫生還是建議她來找我，看看我能否做點什麼。

我去了她家，進門後向她做自我介紹。她躺在床上，十八歲的女兒陪在旁邊，是一個很甜美的女孩，非常關心媽媽。醫生已經告訴這位患者，她剩下的時日不到一個月。她說還有兩個未了的願望想在生前完成：一是看到女兒在六月出嫁；二是看到兒子六月從大學畢業。她說：「我不知道怎麼配合催眠；說實話，我不相信有什麼方法可以幫我擺脫病痛，包括催眠。」

我說：「妳認為催眠對自己無效，癌症的劇痛讓妳難以相信有任何方法能夠止痛。但眼見為憑，請妳看看坐在妳身邊的女兒吧！仔細看好，別遺漏任何細節。妳不會喜歡看到即將發生的一切，但正是因為不喜歡，所以妳才會

相信。妳愈不喜歡，親眼目睹之後才愈覺得真實。眼見為憑，眼下妳要見證的就是絕對的真實。」

　　然後我轉向女兒：「妳想幫助媽媽，可是我想妳之前從沒進入過催眠狀態吧。妳想花多長的時間都可以，但我覺得妳希望媽媽看到妳盡快進入催眠狀態。妳一定要仔細、完整地回應我的暗示，如果妳發現沒有進展，就放慢節奏慢慢來。現在請妳看房間對面這幅畫上的任意一點，目不轉睛，全神貫注。妳的呼吸節奏在變化，眨眼速度也與以往不同。

　　「從妳腳背上的脈動可以看出，妳的心跳在減慢，眼皮在慢慢合攏，很快它們就要闔上，不再睜開。如妳所知，眼皮已經闔上了……一直闔著；妳很想深呼吸一下，然後沉沉睡去，然後再深深吸氣，享受一下沉沉的睡意。再來一次深呼吸，妳會高興地感覺到自己此刻跟我待在一起，非常舒服，非常愜意，儘管妳不能動，只能緩慢呼吸，或許能察覺到自己的心跳，發現妳已不再吞嚥。現在全身放鬆……整個身體的感覺都消失了，完全意識不到刺激。妳的身體對物理刺激完全沒有反應，就像妳感覺不到晚間睡的床單、白天穿的衣服。然後妳的感覺將全部消失，麻木如同大理石雕像。儘管我告訴妳，房裡只有我們兩個，但如果我偶爾把頭轉向別處，或對著其他方向講話，妳是聽不見的。現在，孩子的母親，我希望妳認真地看著我，看著我做……」

　　我把女孩的裙子掀到大腿處，母親突然以為我有什麼不良企圖，**那正是她不喜歡的**！我告訴她可以眼見為憑，

可以相信，但絕不會喜歡。然後我把手從裙子移開，重重地拍了女孩大腿一下。那位母親看了看女兒的表情：她沒有任何反應。

我說：「難以置信，不是嗎？我們再試試胳膊。」我又拍了拍女孩兒的胳膊。

母親問：「妳感覺到了嗎？」女兒不回答。

我對母親說：「我跟妳講話的時候，她根本聽不見我。」

我又轉向女兒：「這個房間裡只有我們倆，聽到的話，請點頭示意。」女兒點了一下頭。

我再轉向母親：「需要的話，我們可以重複好多次，直到妳相信剛才看到的為止。因為妳相信眼見為憑，我們只好這樣。」我又「啪」地一聲拍了一下女孩的大腿，那聲音很重，非常討厭，母親還在觀察孩子的表情。

我對女孩說：「睜開眼睛，告訴我，妳看到了什麼？」

「看到了你。這裡只有我們倆嗎？」

「是的！看得見妳的手嗎？」

「看得見。」

「那麼好吧，現在看妳的手，然後向下看，告訴我看到了什麼。」

「看到了上衣、裙子、大腿、膝蓋，還有我的腳。」

「妳願意看一些妳喜歡的事嗎？」我又拍了一下她的大腿。

「沒什麼感覺，有什麼事不對勁嗎？」

「沒什麼不對的，但妳看到了我在做什麼。妳相信自己看到的嗎？妳知道我拍了你的腿，但妳並沒有感覺到。所以我希望妳醒來後，向母親說明妳感到很舒服，並準備進入恍惚狀態。我希望妳醒來後注意一下妳的大腿，妳將看到一些讓妳困窘的事情，但是妳無可奈何。妳會發現妳將需要要求我這麼做。」

我叫醒了女孩，她告訴母親她準備進入恍惚狀態，然後她說：「我的裙子怎麼掀開了？我沒辦法把它放下來，我不知道該怎麼辦。你可以幫我嗎？我不想露出我的腿。」

我說：「妳媽媽看見了一件令人驚訝的事情，因為眼見為憑。妳知道，我不認為妳的大腿有任何感覺。」

「那裙子怎麼掀開了？顯然你把我催眠了，我的腿被麻醉、手也動不了。真是難以置信！」

「妳可以告訴妳媽媽，我拍妳大腿的時候，妳感覺不到。」

「我真的不知道這是怎麼發生的，但是，我肯定你使勁地拍了我的大腿，我卻感覺不到。媽媽，我希望妳相信這是真的，因為我真的很想快把裙子放下來。」

母親說：「好吧，我相信！」

於是我把女孩的裙子放下，並說：「把眼睛閉上一會兒，當妳再次睜開眼睛的時候，就忘記了剛才發生的事情。妳媽媽會告訴妳一些剛才發生的事情，但是妳不會相信。做幾次深呼吸，然後醒來吧！」

母親問：「妳不記得剛才他在妳裸露的腿上肆無忌憚

地拍嗎？」女兒說：「他沒碰我的腿。」媽媽看到了女孩著急的表情，也聽到了女兒急切的聲音──眼見為憑、耳聽為憑、心知為憑。

我們的第一次見面持續了將近四個小時。下一步，我讓女孩坐在椅子裡，想像自己在房間的另一側，體驗一下自己好像真的就在那裡似的。我背對著她講話，她可以聽到我說話，但是當我面向她實際的位置講話的時候，她反而聽不到了。媽媽一直注視著這一切。然後，我做著彷彿拍打她大腿的假動作。我告訴這女孩，關於發生在她身上的事情，她可以向我提問。

她說：「我能聽見你在說話，聽見你啪啪地拍我大腿的聲音，但一點也不感覺痛。」

我說：「這就對了。任何時候，當我希望把妳的感覺從身體移出來，移向房間的其他位置，妳能允許嗎？如果可以的話，妳能把這些教給妳媽媽嗎？好的，我現在要把妳的感覺從背部取出，然後再移向房間的另外一側。」

她試圖把自己的背靠向椅子，但她無法在身體上確定方位。

我問：「那麼，需要我到妳後面，幫妳測試一下嗎？或者只需要我指導妳放鬆關節，慢慢地向那邊靠？」

真是個純潔、聰慧的天真女孩！於是，我把她的感覺從背部轉移了出來。我接著說：「我現在再讓妳的感覺回到妳的身體，妳會發現自己已經幾乎全醒，所以妳可以理解自己醒來的感覺，也可以理解處於恍惚狀態時的體驗。在恍惚狀態中，妳會有最好的理解。那麼，當妳醒來

的時候，妳可以回憶，可以和我談話，也可以向我提問。現在，我要轉移妳的身體——除了頭、頸、肩和手臂，我要把妳下半身轉移到房間的另一側，放在床上；把妳的頭和肩膀放在輪椅上，以便妳可以推著輪椅從這個房間走出去。」於是，我們透過催眠，完成了把頭和肩膀放在輪椅、把身體的其他部分放在床上。

我接著說：「妳媽媽正看著這一切，她可以理解。妳可以問問她，能不能理解？」

媽媽回答：「我理解！」

透過這個過程，這名母親到疼痛感可以隨著她的身體轉移，把它們放在床上；而她的上半身可以離開起居室，到外面的客廳去看電視。

我在上午進行催眠。晚間護理的護士告訴我，母親晚上睡得很好，「奇怪的是她會離開房間去看電視，每當我想跟她談這件事的時候，她就說請別打擾！」

我對母親說：「妳不介意我告訴護士，妳遵醫囑把身體留在床上、上半身卻坐輪椅去客廳看電視吧？」她真的就這樣跟護士說了。護士問我：「那是什麼意思？」

「那說明她已被徹底催眠，感覺不到疼痛，只顧著欣賞電視節目。當然，廣告除外！」

七月的某一天，她在起居室接待朋友，正當大家談興正酣的時候，她突然陷入了昏迷狀態，兩小時後就去世了。她六月份的兩個願望都實現了——她透過幻覺性的場景看到兒子從大學畢業，而女兒也在她的床邊結了婚。

　　艾瑞克森認為他的工作除了有助於臨終關懷，也可以盡可能地幫助那些身體嚴重受損、但性命一時無礙的人。有時候，他會用比較溫柔的方式實現這個目標；另一些時候，他也會強行突破。艾瑞克森認為，他的方法很適合下面這樣的非正統個案。我覺得這個案例也很適合當做本書的結尾，因為艾瑞克森使用了不尋常的治療策略。他的報告是這樣的：

　　　　一位住在加州的女士寫信告訴我，她丈夫由於中風幾乎完全癱瘓，也不能講話，她問我是否可以帶他來見我。這封信很懇切，我答應了，尋思著大概可以安慰這位女士，幫她接受自己的困境。

　　　　她帶著丈夫來到我工作的鳳凰城。在旅館中安頓好後，她就和丈夫一起到了我這裡。我讓兩個兒子把她丈夫抬進來，然後把那位女士請到辦公室和我單獨交談。她丈夫已經五十歲了，一年前中風。一年來他都在大學醫院的病床上無助地躺著，醫生當著他的面對學生們說：這是末期患者，已經全癱了，不能講話，唯一能做的就是等死。

　　　　這位女士對我說：「我丈夫是德國普魯士人，自尊心非常強。他靠自己創立了一間企業。他非常活躍，也是一個狂熱的讀者，什麼書都看。他剛愎自用，喜歡支配別人。可是現在他躺在病床上，已經一年了，被人餵食、被人擦洗，被人像孩子一樣哄著。每次我去看他，都可以從他的眼中看出羞辱和極度的憤怒。醫生告訴我病情已經到了末期，我問他是否也知道病情，他緊閉雙眼，毫無反應——這是他唯一的交流方式。」

　　這位女士向我說明狀況的時候，我意識到，我不僅僅需要安慰這位女士，也要為她丈夫做點什麼。我仔細地思索這情況：一個普魯士男人，急躁，剛愎自用，高智商，喜歡競爭，已經非常鬱悶地在病床上待了一年；他的妻子，一個非常勤勞的人，要把他放到車子裡，開車從加州趕來，把他從車子搬到旅館裡，再從旅館到車子上，再到我的診所。我的兒子要搬起他來都感到很困難，但她卻可以把他搬來搬去的。

　　於是我對女士說：「妳帶著丈夫來尋求幫助，我將盡心竭力幫助你們。我想和妳丈夫談談，妳可以在場，但請不要參與我們的談話。妳將無法理解我在做什麼，也無法理解我為何要這麼做。但是妳能夠理解我現在的陳述：妳需要做的，就是不動聲色地靜靜坐在這裡。無論怎樣，什麼都不用說，也不用做。」她同意接受我的要求。之後當她很想介入時，我便用目光制止她。

　　我面前這個坐在椅子裡的男人顯得很無助，除了眼睛可以眨一眨，身上其他地方都動彈不得。我開始以一種粗魯的方式對他講話，我是這樣講的：「哈，原來是普魯士人啊……上帝詛咒納粹！傻瓜！普魯士人都是信不過的傻瓜！自以為是的、無禮的豬玀！他們自認為擁有整個世界，實際上卻在毀滅世界！可惡的豬玀！怎麼罵都無法消氣！不配活著！最好能把他們從這個世界清除！」

　　從他的眼睛裡，我看得很清楚，他真的氣壞了。我繼續說：「你靠別人的救濟維生，被別人餵，讓別人替你更衣，讓別人伺候你，幫你擦身子，剪指甲……你算什麼東

西，哪有資格享受這些？你還不如一個智障的猶太佬！」

我盡我所能地講了很多髒話，甚至說：「你他媽的是個只能躺在那裡靠救濟過活的人渣！」過了一會兒，我又說：「好了，我還沒機會想清楚你應得的所有羞辱。你明天再回來吧，好讓我用這些時間，好好想想明天和你再見的時候要罵你什麼。你明天會回來，是吧？」

他狂暴地、惡狠狠地回答：「不！」

我接著說：「你已經有一年不講話了。我所做的只是罵你是隻納粹豬玀。現在你終於講話了。好吧，那就請你明天再來一趟吧，來這兒好好地認識**真正的**自己！」

他大喊：「不！不！不！」

我不知道他從哪裡來的勁兒，奮力自己站起來，把妻子推到一邊，一瘸一拐走出我的治療室。妻子想去追趕，但被我阻止了：「請坐，他頂多就是摔倒在地上。如果他能跑到妳的車那裡，妳會開心死的。那不正是妳想要的嗎？」

她丈夫跌跌撞撞地衝出去，連滾帶爬地鑽進了轎車裡。我兒子看著他，隨時準備幫他。

普魯士人的性格很有特色。他們剛愎自用、專制、對視為羞辱的事情異乎尋常地敏感。我曾經對普魯士人做過治療，他們非常需要被尊重，自我形象中充斥著自滿。這個普魯士人已經在飽受羞辱的窘境中生活了一年，我的所作所為，活生生地再現了他這段時間的羞辱生活。

我對這位女士說：「明天上午十一點把妳丈夫帶到這兒來。現在妳可以開車把他送回旅館、送入房間、放到

床上──做妳每天為他做的事。晚上妳要回自己的房間睡覺。走前記得告訴他，妳已經約好明天上午帶他來見我，然後頭也不回地走出去。第二天早晨妳照例餵他吃飯、幫他穿衣。到十點半時，妳就說：『我們現在去艾瑞克森的診所。』然後妳自己出去，把車開到門前，引擎不要熄火。當妳看到門把在轉動時，幫妳丈夫走出來，坐到車裡。」

第二天早上他們真的來了，他是走來的──在妻子的攙扶下。進入診所後，我安排他坐到扶手椅裡。我平淡地說：「你昨天能從這裡跑出去，甚至還大喊一聲，真了不起！現在的問題是，我不知道怎麼做才能使你願意談話、走路、享受生活、享受讀書的樂趣。我不願意再用昨天的極端方式刺激你了。但問題是你完全不相信自己，我真的不願意只靠刺激來幫助你。我真誠地希望我們成為朋友，讓我們試著開始，看看能不能幫你恢復一點正常的活動。」

從他的表情可以看出他還在猶豫。我對他說：「你可能發現了，我透過羞辱你來激發你講話的能力；但你可以對一個愉快的提問回答『是的』。想想你這一年來的無助生活，再想想我們在一起短短的時間裡發生的變化，你該考慮繼續接受我的幫助。你可以說好，也可以說不好，一切由你定奪。」他猶豫一會兒，嘴裡冒出：「行。」

在我這裡待了兩個月後，他就要返回加州。儘管癱得很厲害，但他已經可以蹣跚地走路，胳膊能進行一點活動，也可以含糊不清地講幾句話，還能讀點書了──當

然，因為他的手還沒有完全恢復，因此書本常掉在地上。

　　我問他如何從治療中獲益？他說：「是妻子帶我來做催眠的。自從那天你激怒我之後，我總有一種感覺，就是你一直在對我催眠，讓我做我能成功的事情。我對自己說，如果我能徒步二十四公里，就可以信任我自己，儘管那很累。但沒想到我做到了。」

　　他問我，他是否可以回到原來的工作崗位，哪怕短時間也可以。我同意他回去，做些盡可能簡單的工作，只要自己滿意就可以。他接受了我的建議。

　　之後近七年間，我定期地接到他們夫妻的來信，他們度過了一段快樂時光。後來信件漸漸減少，最後失去了聯繫。大約十年後，那位女士再度寫信給我，告訴我她丈夫中風再度發作，這次他完全癱瘓了。她問我是否願意再為他治療，幫他恢復健康。考慮到他的年齡，我覺得已經回天乏術。我回信給她，指出他已經超過六十歲了。第一次中風給了他巨大的打擊，這次發作也使他連續幾天喪失意識，狀況更加糟糕。至此我也無能為力了。

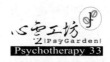

Psychotherapy 33

不尋常的治療：
催眠大師米爾頓‧艾瑞克森的策略療法
Uncommon Therapy: The Psychiatric Techniques of Milton H. Erickson, M.D.
著—傑‧海利（Jay Haley）　譯—蘇曉波、焦玉梅

出版者—心靈工坊文化事業股份有限公司
發行人—王浩威　諮詢顧問召集人—余德慧
總編輯—王桂花　執行編輯—裘佳慧
特約編輯—黃素霞　內文排版—冠玫股份有限公司
通訊地址—106台北市信義路四段53巷8號2樓
郵政劃撥—19546215　戶名—心靈工坊文化事業股份有限公司
電話—02）2702-9186　傳真—02）2702-9286
Email—service@psygarden.com.tw　網址—www.psygarden.com.tw

製版‧印刷—彩峰造藝印像股份有限公司
總經銷—大和書報圖書股份有限公司
電話—02）8990-2588　傳真—02）2290-1658
通訊地址—248新北市新莊區五工五路2號（五股工業區）
初版一刷—2012年9月
ISBN—978-986-6112-54-6　定價—460元

Uncommon Therapy: The Psychiatric Techniques of
Milton H. Erickson, M.D. by Jay Haley
Copyright © 1993 W. W. Norton & Company
Complex Chinese Edition Copyright © 2012 by PsyGarden Publishing Company
Published under arrangement with
W. W. Norton & Company through Bardon-Chinese Media Agency
中文譯稿經由王素琴女士授權心靈工坊文化事業（股）公司使用
ALL RIGHTS RESERVED

國家圖書館出版品預行編目資料

不尋常的治療：催眠大師米爾頓‧艾瑞克森的策略療法／傑‧海利（Jay Haley）
著；蘇曉波、焦玉梅 譯. -- 初版. 臺北市：心靈工坊文化, 2012.09.
　　面；　　公分. -- (Psychotherapy；33)
譯自：Uncommon Therapy: The Psychiatric Techniques of Milton H. Erickson, M.D.
ISBN 978-986-6112-54-6 (平裝)

1. 催眠療法　2. 家族治療

418.984　　　　　　　　　　　　　　　　　　　　101017522